毛进军经方医学全书

经方辨治法度

——古代经典核心名方临证指南

毛进军　著

中国中医药出版社
·北京·

图书在版编目（CIP）数据

经方辨治法度：古代经典核心名方临证指南 / 毛进军
著 .—北京：中国中医药出版社，2020.9（2021.2 重印）
（中医师承学堂）

ISBN 978 – 7 – 5132 – 6269 – 9

Ⅰ . ①经… Ⅱ . ①毛… Ⅲ . ①经方—辨证论治 Ⅳ .
① R289.2

中国版本图书馆 CIP 数据核字（2020）第 103152 号

中国中医药出版社出版

北京经济技术开发区科创十三街 31 号院二区 8 号楼
邮政编码 100176
传真 010-64405721
保定市中画美凯印刷有限公司印刷
各地新华书店经销

开本 710×1000 1/16 印张 20.5 字数 314 千字
2020 年 9 月第 1 版 2021 年 2 月第 2 次印刷
书号 ISBN 978 – 7 – 5132 – 6269 – 9

定价 79.00 元
网址 www.cptcm.com

社 长 热 线 010-64405720
购 书 热 线 010-89535836
维 权 打 假 010-64405753

微信服务号 zgzyycbs
微商城网址 https://kdt.im/LIdUGr
官方微博 http://e.weibo.com/cptcm
天猫旗舰店网址 https://zgzyycbs.tmall.com

如有印装质量问题请与本社出版部联系（010-64405510）
版权专有 侵权必究

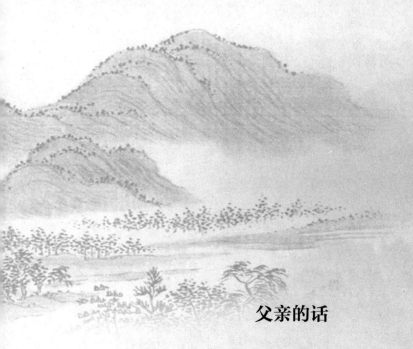

父亲的话

　　你当医生，是治病救人的，要知道疗效是最重要的。要想提高治病的疗效，就必须多读书，多思考，多总结，看病时还要勤做一些记录，要踏踏实实做学问，永远不要想着走捷径。你记住，在这个世界上没有不吃苦就能轻易得到的东西。将来能把你治病的经验、体会和教训都写出来，提供给别人参考，就是一件善事。

——题记

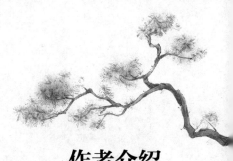

作者介绍

毛进军，教授，河南省驻马店市第四人民医院中西医结合科主任中医师。河南省驻马店市名中医，河南省驻马店市仲景医学学会会长，世界中医药学会联合会古代经典名方临床研究专业委员会副会长，世界中医药学会联合会古代经典名方临床研究专业委员会"《伤寒论》六经（法）脉证病机辨治"学术团队带头人，国内实力派经方临床家。

毛进军教授对医圣张仲景《伤寒杂病论》经方医学有深入的学习、研究、思考和实践，并有独特的见解和丰富的临床经验，临床疗效突出，在国内中医经方界有一定的知名度。在经方医学的研究和应用中立足临床实战，在临证实践中思考总结形成了独特的伤寒六经（法）脉证病机辨治学术思想："六经为法，方证为宗，胃气为体，津血为用，法重主机，方机相应。"六经（法）辨证独重核心病机，擅长应用纯经方辨治外感、内伤杂病及慢性疑难重证，辨证察机精准，见效快且疗效好，屡起沉疴痼疾。

撰写出版有《经方启示录》《思考经方》《经方心得》《经方活用心法》等经方医学专著，书中学术观点力求契合仲景思维，有独特的见解和丰富的临床经验，在中医经方界有较高的知名度。多次应邀去北京、香港、台湾、上海、重庆、石家庄、长春、长沙、广州、珠海、郑州、西安、厦门等地的中医药院校及大学附属医院或经方研修班（论坛）讲学，深受好评。

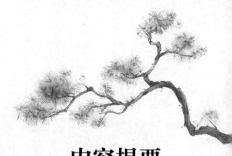

内容提要

　　本书是作者长期深入学习研究《伤寒》经方医学，探索和应用古代经典名方辨治法度的思考、创新和经验。全书分上下两篇，共六章。

　　上篇为经方医学（古代经典名方）理论篇，共五章。内容一是作者对经典和经方医学临证法度的思考和心得，以及对一些疑难问题的解读；二是选取临证最常用、治疗范围最广，并经作者长期临证实践检验证实疗效最确切的30首古代核心经典名方，详尽地阐明了这些经方的六法（病）归类、所治病证的脉证等体征，特别是切中肯綮地点出了每一首方证的病机和核心病机，使医者应用时能够做到有章可循，有法可依。

　　下篇为经方医学（古代经典名方）临证篇，共一章，选取了作者临证中有启发意义的医案三十七例，解析六经（法）脉证、方证病机的辨治思路与法度。作者在医案解析中比较详尽地谈了对经方法度的认识、理解、感悟和经验，深入浅出，观点独到，"授人以渔"，旨在启迪读者的经方医学辨证思维，拓宽临证用方思路。

　　全书勤求古训，博采众长（方），旁征博引，重点阐释经方医学辨治法度及古代经典名方辨证察机的治疗要点，关键在于突出病机与核心病机的思辨，扩展了古代经典名方的临证应用范围，具有新颖性、独到性、可操作性和临床实用性。

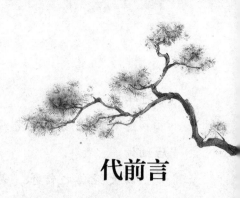

代前言

感恩大师勉励　笃志铁杆中医
——感悟国医大师邓铁涛教授的教诲

　　2014 年 7 月，我的《思考经方》出版后，曾给国医大师邓铁涛教授寄去一本，因为邓老长期以来呕心沥血，一直在为振兴中医鼓与呼，忧心中医事业的发展，鼓励中医传承和研读经典，做铁杆中医，我对他老人家是非常敬佩和景仰的。我寄书的初衷，一是想跟邓老谈谈我对当前中医读经典、做临床以及对中医教育等现状的一些看法；二是想请邓老放心，在当今中医西化较重、学术浮躁、忽视中医经典学习和传承的大环境中，还有像我一样的后学在潜心读经典、思考经典、笃信经方。本来并没有奢望邓老能够回信，我知道，邓老毕竟年龄大了，还有临床、指导教学等很多工作要做，不会对素不相识的医生写的信予以回复也在情理之中。

　　没有想到的是，当时已经九十多岁高龄的邓老在不到两个月的时间里，连续给我亲笔写来两封信，对我予以肯定和勉励。

　　第一封信是 2014 年 8 月 9 日写来的，信中内容全文如下：

毛进军同志：

　　您好！蒙赐《思考经方》大作，已安收，谢谢！信悉，大作容后细读。

　　四大经典之传承，是中医药学发展的根本，你努力钻研《伤寒论》，通过虚心学习，信心实践，临床心悟，可喜可贺！衷心祝愿继续按此坦途进军，以取硕果。耑此奉复。祝秋安。

　　　　　　　　　　　　　　　　　　　　　　邓铁涛

　　　　　　　　　　　　　　　　　　　　　　2014.8.9

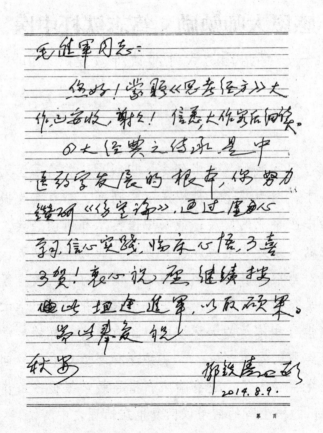

邓铁涛教授 2014 年 8 月 9 日的回信

　　看到邓老的来信，我深深感到邓老如此德高望重的大医，还这样虚怀若谷、谦逊有加地给后学以鼓励，当时真的令我非常感动。

更没有想到的是，邓老又于2014年9月13日写来了第二封信，信的全文如下。

毛进军同志：

您好！你7月26日来信及大作《思考经方》早已收到，由于年老事烦，现在才回信，请为原谅！

你的大作是经临床实践，不断思考的心悟之作，值得表扬。证明中医后继有人，在正确的道路上前进。我们老一辈可以放心。真知实学之医圣之作，不能以时过了一千八百年时间作为中医发展之与时俱进之障碍也。对大作致以祝贺，希继续为中医药之腾飞而努力。嵩此。祝秋安。

邓铁涛

2014.9.13

广州中医药大学
Guangzhou University of Chinese Medicine

毛进军同志：

您好！你7月26日来信及大作《思考经方》早已收到，由于年老事繁现在才回信，请恕！

你的大作是经临床实践，不断思考的心悟之作，值得表扬。证明中医后继有人，在正确的道路上前进。我们老一辈可以放心。真知实学之医圣之作，不能以时过一千八百年之时间作为发展之与时促进之障碍也。对大作致以祝贺，希继续努力中医药之腾飞而努力。嵩此祝秋安

邓铁涛
2014.9.13.

地址：广州市番禺区广州大学城外环东路232号广州中医药大学   邮政编码：510006
地址：广州市三元里机场路12号广州中医药大学   邮政编码：510405
总机：大学城 020-39358233   三元里 020-36588233   网址：http://www.gzucm.edu.cn

邓铁涛教授2014年9月13日的回信

看完信后，我心情非常激动。一位中医泰斗为中医经典传承发展而殷切寄希望于我们中医后学的拳拳之心，殷殷之望，跃然纸上。

邓老的这些话，对我读经典、勤临证，做一名真正的铁杆中医有重要的激励作用。特别是邓老指出，不能厚今薄古而将医圣古经典视为中医发展的障碍，更应当努力弘扬和传承四大经典这个中医的根本。

四大经典，特别是张仲景及其临床经典《伤寒论》《金匮要略》，可以说是中医具有卓越临床疗效的大智慧之著，是实战学术的巅峰之作，诚如邓老所说的那样，是"真知实学之医圣之作"。书中创立的三阴三阳六经（病）辨治大法和经方，历经一千八百余年，救治了无以计数的患者，屡经临证实践检验而至今疗效不衰，实可谓"历久弥新"，无超越者。《伤寒论》六经（病）辨治法度充分体现了中医治病的整体性和宏观性，其中蕴含的严谨而又圆融的辨治法度，可操作性强，极为切合临床实际。

医圣张仲景是中医临床学术的典型代表，《伤寒论》和《金匮要略》是中医临床学术的根基。在张仲景之前，虽然中医临床学术知识和技能已有几千年的历史，但多零星地散见于一些典籍中，或是口耳相传的经验和知识，没有任何一位医家清晰明了、系统地论述过中医辨证论治学术体系。只有张仲景《伤寒杂病论》的问世，才使中医告别了没有规律、没有方法可循的经验医学，有了"方法俱备"、系统的辨证施治准则，以及临证应用经方的法度。

张仲景以前的中医临床术全由张仲景来总结，张仲景以后的中医临床术全赖张仲景以开启。正如明代医家方有执在《伤寒论条辨》中所说："昔人论医，谓前乎仲景，有法无方；后乎仲景，有方无法。方法俱备，惟仲景此书。然则此书者，尽斯道体用之全，得圣人之经。"张仲景被历代称之为中医临床学术承先启后的医圣是当之无愧的。

中医是世界上唯一保留最完整、最系统、最广为流传而至今仍在应用，且服务人数最多的传统医学。其学术之所以能够流传而没有衰落，正是因为有《伤寒杂病论》系统而科学的辨证施治思想和方法的支撑。

这么好的一部临床学术经典，为什么现在潜心研读并用于临床的医生那么少呢？中医疗效为何不尽如人意呢？

我认为，一是《伤寒杂病论》为经方派的临床学术，言简意赅，虽详于方证而略于说理，不论病因而重于证候反应，但其辨治法度蕴含于条文之中，长期以来被理论掺杂着来解读，就很难学懂，难以应用；二是不少医者的中医功底本来就不深，不潜心研读经典，不明了经方法度，又加之受"古方不能治今病"的影响，怀疑《伤寒论》经方药味那么少，那么简单，能治病吗？三是学风浮躁，中医"西化"现象严重，一些中医医生进入临床后对中医没有自信，不注重中医的辨证思维而热衷于寻求捷径，倾向于以西医的医理、药理思路来开中药。这些现象不能不说是中医经典传承的伤痛。

邓老曾在多种场合中说过，中医是一门博大精深的科学，是中华文化的瑰宝，要继承和发展中医，就一定要培养大批的"铁杆中医"。

什么是"铁杆中医"？就是具有深厚的中华文化基础，立足于中医经典，既善于继承又勇于创新的人才。他们必须有深厚的中医理论知识，熟练掌握辨证论治方法，能运用中医思维和治疗方法为病人解除疾苦。中医一定要端正思想，端正学风，树立中医理论自信，道路自信，疗效自信，这样才能将中医事业发扬光大，济世救人。

邓老在广州"第六期全国经方临床应用高级研修班"上讲过一段话，我认为说得非常精辟："我们当中医，就一定要坚定信念，一定要有以中医事业为己任的思想……要学好中医，就要认真研读古籍……因为经典是中医的'根'，是后世各家之源头，必须下一番工夫……不经一番寒彻骨，哪得梅花扑鼻香？中医整体水平的提高，中医事业的发展，还需要每一位中医人长期不懈的努力。"

在从医的道路上，我将永远不辜负父亲对我的殷切期望，永远牢记邓老的谆谆教诲。我这一生所追求的就是不断地"博学之，审问之，慎思之，明辨之，笃行之"（《中庸·第二十章》），海纳百川，兼收并蓄，博采众长，知行合一，不断地完善自己，继续努力钻研《伤寒论》等经典，在《伤寒》经方医学的坦途上进军，做一名通晓经典、善用经方、有济世救人能力和本领的"铁杆中医"。

毛进军

2020 年 6 月

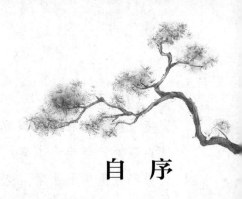

自　序

亘古中医，圆融自然，经典名方，至臻至善，护佑炎黄子孙，至今疗效彰显。

以《黄帝内经》（以下简称《内经》）《伤寒杂病论》《神农本草经》（以下简称《本经》）为代表的古代中医经典理论与经典名方学术体系，是一种将天地自然与人体有机结合的、具有高度系统化和逻辑化的、整体而圆融的认知体系。这个体系自诞生之日起，就已经臻于完善，延续了几千年，救治无数代人，其临床价值、研究价值、普适价值、推广价值不可估量。中医要复兴与发展，首先必须有疗效，而疗效必当从中医经典名方中来。

我们唯有传承好中医经典学术，临证回归到经典法度，会用经典名方去辨治疾病，才算是抓住了中医的根，走对了中医的路，才能去谈发展中医，才能在继承的基础上创新，从而真正地振兴中医。

古代经典名方也属于经方的范畴。广义的经方是以《伤寒杂病论》为代表的经方医学体系，狭义的经方是历代医家在《伤寒杂病论》经方方药配伍法度基础上所创制的每一首具体的方剂。古代经典名方之所以称之为"名方"，就是因其自古至今历经临证实践检验而卓有疗效。这些经典名方以《伤寒杂病论》经方为代表，还包括南北朝医家陈延之《小品方》、南北朝时宋齐间医家释僧深《深师方》、唐代医家孙思邈《备急千金要方》《千金翼方》及唐代医家王焘《外台秘要》，及自唐以降历代医家所创制的经典名方。

2018 年 3 月 31 日，世界中医药学会联合会古代经典名方临床研究专业委员会在珠海成立，旨在联合全球中医同仁，以《内经》《伤寒杂病论》经典为圭臬，以古代经典名方为指南，致力于探求医圣张仲景经方医学之法度，交流古代经典名方临证应用之经验，启迪经典名方临证辨治之思路，拓宽经典名方临证应用之范围，激励更多中医探赜索隐，承传经典，济世救人。

古代经典名方专业委员会的成立，给热爱古代经典名方的"铁杆中医"们建立了一个良好的传承、学习和交流古代中医经典道术的国际平台。作为中医经方医学的实践者，我倍受鼓舞，同时也感到传承古代经典名方任重而道远。

所以，我不揣浅陋，勉图蚊负，在繁忙的临证之余，花费心血撰写出这部经典名方临证应用专著，甘愿为弘扬仲景经方医学、光大中医经典名方付出一份心力。衷心希冀诸位同仁能够真正热爱古代中医经典道术，得以启迪经典名方辨证思维，拓宽经典名方用方思路，掌握经典名方辨治法度，提升临证疗效，造福于一方苍生。

本书为什么起名《经方辨治法度——古代经典核心名方临证指南》呢？

我认为，应用经典名方治病救人重在如何辨证察机，重在用方法度，而不应是泛泛地、缺乏论理过程地、缺乏依据而逻辑思维不清地、简单地谈一个方子能够治疗多少病的经验。仅仅凭经验而治病用方，或机械地套病套证而用方，往往是深入学习经典名方的瓶颈和障碍。只有切实地掌握经典名方的原理与辨治法度，才能使我们在中医辨治的大道上愈走愈明。所以，本书的主旨就是重点阐述如何临证审证察机而辨治思维逻辑清晰用方的辨治法度。

本书第五章共选取了临证常用、治疗范围广泛，并经长期临证应用而疗效最为确切的 30 首古代核心经典名方，详尽阐明了这些经方的六法（病）归类及所治病证的脉证等体征，特别是依据长期临证实践总结，切中肯綮地道出每一首方证的病机和核心病机，使医者应用时有章可循，有法可依。这种辨证察机施方的究竟法门，目前屈指可数，得之如果能够理解之、悟透之，当可为明白医，能大幅提升临证疗效。

本书分为上、下两篇共六章，上篇为"经方医学（古代经典名方）理论篇"，共五章；下篇为"经方医学（古代经典名方）临证篇"，共一章。

本书是我长期研读、思考和临证应用《伤寒论》《金匮要略》等中医经典所形成的独特的《伤寒论》六经（法）脉证病机辨治的学术思想和核心经方的辨治法度，以及用经方临证所辨治医案的详细解析。初心是想指明《伤寒》经方医学的学习方法和路径，启迪经方医学辨证思维及临证圆通应用经方辨治的思路，拓展经方的临证应用范围。

本书立足临床实战，崇尚实效，不尚空谈，认识独特，见解新颖，力求契合仲圣思维，不仅论"道"，而且谈"术"。道乃古代医经、经方医学理法之枢要，弥纶经典名方之法度；术乃中医临证之方技，涵盖遣方用药等思路与技能。通篇秉承仲圣"勤求古训，博采众方""精究方术"之劝勉，践行孙思邈"大医精诚""博极医源"之训诫，力求"授人以渔"，毫不保守地阐扬应用中医经典道术的法度、经验和体会，旨在启迪医者对《伤寒论》六经（法）脉证、方证病机的辨析思路，提高医者应用古代经典名方的辨治能力。

我在做学问、做临床方面，崇尚"知行合一"，严谨求实。无论在哪里用经方、讲经方，都讲求认真和实事求是。我平时怎么读经典、怎么学经方，临证就怎么用经方；临证怎么辨证、怎么用经方，讲学时就怎么讲经方；是纯经方就讲纯经方，是如何依据证机合方或加药，就怎么讲合方或加药的法度，从来都是原汁原味，没有任何虚假，从不加任何修饰。绝不会是台上讲经方，临证却不用经方；台上看似讲纯经方，医案却是一个经方的影子加一大堆药，或合三四个方子的"伪经方"。我认为，这是一个治学态度是否严谨的问题。我讲课力求让人家学了就明白，听了就会用。

在临证和做学问上，我力求对得起自己的良心，对得起病人，对得起渴望学习经方的医生，低调做人，高调做事，致力临床，尽心传承，"岂能尽如人意，但求无愧我心"，这就是我永远不变的初心。

由于学识有限，不足之处，殷切期望读者不吝赐教，予以指正，以便在今后的学习、思考、研究和临证中进一步加以改进和提高。

毛进军

2020 年 6 月于忠和斋

声　明

重点声明：对于书中所记载医案的药量及用法等不可按本书照抄照搬！

我在书中所举的医案里，方中所用的药物，特别是所用的部分峻药，如黑附片、吴茱萸、半夏、麻黄、细辛、桂枝、肉桂、干姜、柴胡、大黄、生石膏等药物的使用都是写明剂量的，但这些用法都是我依据患者所患病证的病机、病情的轻重、患病的时间长短和患者的体质状况等证据而斟酌应用的。虽然符合《伤寒论》《金匮要略》经方应用法度，但有些用药剂量比现今《中国药典》的规定稍大一些，这也都是我长期临证积累的用方用药经验，大家可以参考，但绝不可盲目照抄照搬使用！

因为患者体质存在着个体差异，病情轻重有所不同，证候变化不同，医生个人的辨证思路不同，望闻问切等审证角度和认识的不同等诸种因素，遣方用药要以《伤寒论》的理法为原则，辨证后以方药的配比和剂量具体来定，切不可将您辨治的患者与本书中所举的医案对号入座而照抄照搬本书医案中的方药剂量。具体用药剂量请参考《中国药典》规定来用。

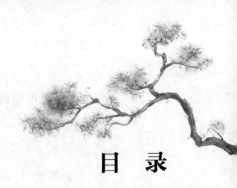

目 录

上 篇
经方医学理论篇

导 语

　　本篇主要阐释我在长期研读、思考和临证应用《伤寒论》《金匮要略》经方医学中所形成的《伤寒论》六法脉证病机辨治学术思想以及核心经方的辨治法度，以指明《伤寒》经方医学的学习方法和路径，启迪经方医学的辨证思维，开启临证圆通应用经方辨治的思路，拓展经方的临证应用范围。

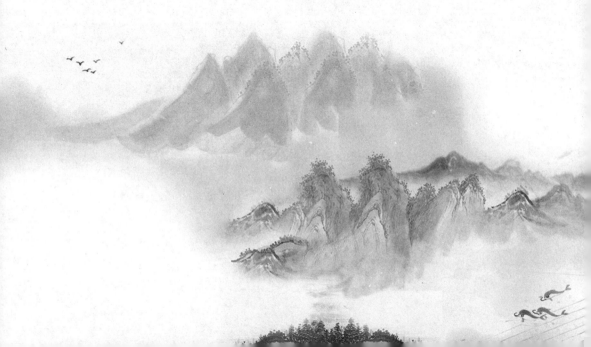

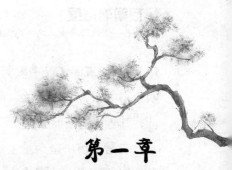

第一章
《伤寒》六法思路启　脉证辨治重病机

第一节　对《伤寒杂病论·张仲景原序》的思考

2018 年 3 月 31 日，在珠海市举办的世界中医药学会联合会古代经典名方临床研究专业委员会成立大会暨首届国际古代经典名方高峰论坛开幕式上，广东省中医药局的一位领导讲话时，将《伤寒杂病论·张仲景原序》（以下简称《原序》）熟背如流。可见这位中医界的领导在中医经典上所下的功夫之深，令我由衷地敬佩。他在大会上背《原序》是有一番良苦用心的，意在激励中医师们要重视经典，下功夫熟读中医经典，传承好医圣仲景《伤寒论》经方学术，应用好古代经典名方，为民造福。

《原序》赞叹扁鹊诊疗道术之精湛，感喟时人（医）逐名弃本之积弊。从宗族横遭病灾的不幸中，张仲景立志发愤勤求古训，博采众方而著活人之书。他激励后学精究方术，见病知源，疗疾救厄，保身养生。全篇文以载道，微言大义，意蕴深远，苦心可鉴，实乃警世（医）之千古名篇。

尽管有学者认为《原序》并非完全由张仲景所作，后半部分为王叔和所撰；也有学者认为《原序》是伪作云云，但我个人认为，从《原序》立意和《伤寒杂病论》全书论辨的内涵析解，这篇《原序》应该是张仲景本人所写，并非后世篡改或伪作。理由如下：

一是"序"的形式在西汉时已经出现，如西汉司马迁《史记·太史公自序》、东汉班固《汉书叙》等。张仲景著述这么一部重要的医书，肯定是会阐明全书的宗旨和纲领的，所以，写这篇序言是必然的。《原序》披心腹，见情愫，其哲思精当而又蕴义深远的语言，完全符合《伤寒论》大论要义。

二是《伤寒杂病论》条文以三阴三阳病脉证并治来论辨，涉及方证、针灸、穴位等内、外辨治法，虽"察证候而罕言病理，出方剂而不言药性"（岳美中《岳美中医话集》），但条文中蕴含古经典道术的理法精华，如三阴三阳构架参《阴阳大论》等经典；辨治脉法参《平脉辨证》；药性配伍参《胎胪药录》；针、穴参《素问》《九卷》（《灵枢》亦称《九卷》）……条文用证象直观描述的方法，蕴含古经典理法的精义，通过脉证并治的程序，达到方证、药症与病机相应而施治的目的。

清代医家王孟英曾在《潜斋医话》中言："古之医师，必通三世之书：一曰《神农》本草；二曰《灵枢针经》；三曰《素女脉诀》。脉诀可以察证，针灸可以去疾，本草可以辨药，非是三者不可言医。"由此可知，张仲景在《原序》中说"乃勤求古训，博采众方，撰用《素问》《九卷》《八十一难》《阴阳大论》《胎胪药录》并《平脉辨证》，为《伤寒杂病论》，合十六卷"，可谓是精通三世之书，术超三世之医。

我有个习惯，每周都要将《原序》认认真真地重读一遍，边读边思考，为的是鞭策自己不断地读、悟《伤寒论》，不断地思考经方，不断地总结经验教训，将经方更加精准地应用于临床，而每读一遍《原序》，便有一种新的感悟。

《原序》首先是阐释《伤寒杂病论》的学术渊源。

一、关于辨表及治表的法度

《原序》说："余每览越人入虢之诊，望齐侯之色，未尝不慨然叹其才秀也……"由此可见，扁鹊是仲圣非常佩服的古代名医，而扁鹊最经典的理念就是"使圣人预知微，能使良医得早从事，则疾可已，身可活也"（《史记·扁鹊仓公列传》）。扁鹊最拿手的本事就是将病邪控制在表，不可任其入里，一旦入里，治疗将很棘手。

《史记·扁鹊仓公列传》中有一这样段描述：扁鹊过齐，齐桓侯客之。入朝见，曰："君有疾在腠理，不治将深。"桓侯曰："寡人无疾。"扁鹊出……后五日，扁鹊复见，曰："君有疾在血脉，不治恐深。"桓侯曰："寡人无疾。"扁鹊出，桓侯不悦。后五日，扁鹊复见，曰："君有疾在肠胃间，不治将深。"桓侯不应。扁鹊出，桓侯不悦。后五日，扁鹊复见，望见桓侯而退走。桓侯使人问其故。扁鹊曰："疾之居腠理也，汤熨之所及也；在血脉，针石之所及也；其在肠胃，酒醪之所及也；其在骨髓，虽司命无奈之何。今在骨髓，臣是以无请也。"

这就是扁鹊分层治病的重要理念。而关键在于见微知著，疾病在腠理（表）时就要抓紧控制，以防传变。

扁鹊的这些治表、防止病邪深入的理念被张仲景发挥得淋漓尽致。整部《伤寒论》共有 398 个条文，仅太阳病篇就有 178 条，占整部书一半以上。这些条文基本上是论述如何治表，如何辨治因误汗、误吐、误下等误治造成的变证坏病，反复告诫我们避免误治而引邪入里，教我们如何"观其脉证，随证治之"，以达到"阴阳自和者，必自愈""上焦得通，津液得下，胃气因和，身濈然而汗出而解"等里邪出表之目的。所以辨识表证并不是一件容易的事，需要我们下功夫在临证中学习和总结。

《伤寒论》中论述误治而使表邪入里，或致坏病的条文有 77 条，其中太阳病篇就有 66 条之多。由此可见医圣用心良苦。他是反反复复地告诫我们千万不能给人误治了，医术不精，医理不明，误治害人害己。为什么我们要扎扎实实读经典呢？就是要当一个明白医，防止给人家误治。

对于外感病证我们不要小视，更不要误治，可现在临床上对外感误治者可以说非常多见。为什么现在无论年老人、年轻人甚至是小儿，患了感冒，或经久不愈，或麻黄细辛附子汤证多见，原因就是不少人经常初患感冒就被误治，滥用抗生素，滥用寒凉药，滥用肾上腺皮质激素退热等，久而久之，使人体正气亏虚，表邪入里，阳证治成阴证，表证治成里证，治成坏病。

作为一名中医师，如何明辨表证，如何使病证在表时就及时予以截断，防止表证传里，是需要下一番功夫的。

仲景感伤于因病邪凶猛、生命夭亡而莫能救助，"乃勤求古训，博采众方，撰用《素问》《九卷》《八十一难》《阴阳大论》《胎胪药录》并《平脉辨证》"。

从这段话中可以看出，张仲景的三阴三阳六"病"，也就是现在我们所谓的"六经"，是参考了《素问》的提法，并非与《内经》毫无关联。因为当时《内经》已是医者必备之书，张仲景作为一代名医，不会不看的。如《素问·热论》说："夫热病者，皆伤寒之类也。""人之伤于寒也，则为病热。""伤寒一日，巨阳受之，故头项痛，腰脊强。二日阳明受之，阳明主肉，其脉侠鼻络于目，故身热，目痛而鼻干，不得卧也。三日少阳受之，少阳主胆，其脉循胁络于耳，故胸胁痛而耳聋。三阳经络皆受其病，而未入于脏者，故可汗而已。四日太阴受之，太阴脉布胃中络于嗌，故腹满而嗌干。五日少阴受之，少阴脉贯肾络于肺，系舌本，故口燥舌干而渴。六日厥阴受之，厥阴脉循阴器而络于肝，故烦满而囊缩。三阴三阳，五脏六腑皆受病，荣卫不行，五脏不通，则死矣。"

张仲景的《伤寒杂病论》借鉴了这种天人相应、简洁明了、概括全面而又意蕴深刻的三阴三阳的称谓，但扬弃了其中脏腑、经络理论的基本内核，依据临证实践，创造性地将三阴三阳建立成一个整体而圆融的阐释人体生理、病理与调治的框架体系，是为"六法阴阳动态调控体系架构"，将三阴三阳病证的发生、发展、传变与方、药、病机辨治的整个体系融为六大辨治"法度"，使三阴三阳六病（证）的辨治更加具体化，更加理论自洽，更加完善，更加契合于临证，这是自古中医临床创新的巅峰之作。

二、关于《胎胪药录》的思考

《原序》中说，《伤寒杂病论》撰用的参考书之一是《胎胪药录》，原书已经失传。我也曾多方查找资料以求证，但找不到与之相关的任何信息。姑且以《胎胪药录》这本书的名称来推测内容，从《尔雅》的训诂辞义来看，应该是秦汉以前最早的一部陈述中药原始性味、药症的经典专著。《尔雅》曰"胎，始也"，根源、根基之意。"胪，叙也"，陈述、传语之意。这就说明，"胎"并非妇人、胎儿、孕产用药之意。"胎胪"二字也并非玄奥而不可捉摸，"胎胪"之胎为根源，胪乃陈述，可以说"胎胪药录"就是"药物根源的述录"，即是屡经临证实践检验而疗效卓著的中药性味、药理、药症根源的传述录。张仲景

《伤寒杂病论》经方药性配伍的基础，就源自于《胎胪药录》。

《胎胪药录》虽然佚失，但其内容极有可能记载于《本经》中。《本经》成书于战国或秦汉时期（医史界公认成书于东汉末年），是我国现存最早的药学专著，其最大特点是药物性味简洁明了，主治症针对性强，没有一丝的玄奥艰涩之言，至今仍指导着经方药物的临证实践，堪称中药经典之源。正如清代医家徐灵胎在《医学源流论·医学渊源论》所说："然《本草》起于神农，则又在黄帝之前矣。可知医之起，起于药也。"在《医学源流论·本草古今论》中又说："本草之始，昉于神农，药止三百六十品。此乃开天之圣人，与天地为一体，实能探造化之精，穷万物之理，字字精确，非若后人推测而知之者。故对症施治，其应若响。仲景诸方之药，悉本此书，药品不多，而神明变化，已无病不治矣。"

纵观《伤寒杂病论》中经方配伍特点，剂型的确立、毒性药物的运用以及服药时间等，基本上都有《本经》所记述的药物分类、气味及主治等特色内涵。由此可以推知，《本经》中所述的中药性味、药理、药症多源于《胎胪药录》，应该是与《胎胪药录》一脉相承的。

三、关于《伤寒杂病论》与《汤液经法》《本经》的渊源

《伤寒论》核心汤方源自于《汤液经法》，药物配伍基础源自于《本经》，这在《原序》中为什么没有提及呢？这是因为《本经》《汤液经法》与《伤寒论》写作的年代相差不远，《本经》所述药症应该是来自当时的名著《胎胪药录》。当时的医者治病都是依《胎胪药录》所述的药性、气味、药症而用药的，《胎胪药录》是当时的医者普遍认可的名著，所以《原序》只提经典名著《胎胪药录》而未及《本经》是正常的。

《汤液经法》是一部以道家思想为指导的著作，出自黄老道家之手，其中主要内容在于服食补益和养生延年。但其中也有部分重要汤方，不少医者也都用之来对症治病。而张仲景选取其中部分汤方，但避道家称谓，并赋予三阴三阳六病辨证施治的内核，完善了这些汤方的应用法度。

所以，《汤液经法》《本经》在当时还称不上是经典，所以序言中不会提

到。而《素问》等书年代早于《汤液经法》和《本经》，在汉代已经是医家共同的医学圭臬了，所以序言会提及。

可以说，《伤寒杂病论》创造性地建立了三阴三阳六经（病）辨治体系，其学术思想借鉴了《内经》"三阴三阳"名称的基本概念（而病变非同一体系），圆融了《本经》药症配伍治疗法则，升华并完善了《汤液经法》部分重要汤方的辨治法度。

四、关于治学态度的思考

在端正治学态度方面，《原序》说："怪当今居世之士，曾不留神医药，精究方术，上以疗君亲之疾，下以救贫贱之厄，中以保身长全，以养其生，但竞逐荣势，企踵权豪，孜孜汲汲，惟名利是务，崇饰其末，忽弃其本，华其外，而悴其内，皮之不存，毛将安附焉？"

这些人不关心医药，不研究解决疾病的方法以造福于苍生，而是追名逐利。我认为这番话从现在看来，不仅是针对当年那些以士大夫和学士自居的人追逐荣华富贵的行为所进行的批评，还对我们现今中医界的学风也有很深刻的警示意义。

当今，相当一部分中医也心态浮躁，急功近利，不思进取，不潜下心来做学问，总希望走捷径，找到一条医道速成的秘诀。譬如说现代提倡的所谓"中西医结合"吧，这只能说是一个发展和创新中医的良好愿景，而中医、西医是两套截然不同的解读生命、健康和疾病的学说体系，中西医真正有机地结合和整合，在目前的认知水平和科技条件下是很难达到的，是任重道远的。不少人不明白这一点，总认为学了一点儿西医知识，临床上吊瓶林立，再按照西医的理论思维方法来开点儿中药作为点缀，就算是"中西医结合"了，以至于一部分中医医生在西医知识上是半瓶醋，在中医理论上是醋半瓶，没特色，乏疗效，从而使不少病人对真正的中医缺乏了解和信任，误以为只有西医能够治疗急症、重症，中医只能调理慢性病，只能是西医的辅助。甚至一些中医人也持这种观念，让那些诋毁中医的言论至今还大有市场。如此下去，忽略和抛弃中医经典理论的根基，基础不牢，不会辨证施治，又怎么会有好的疗效呢？又怎么能够复兴中医？怎么能够达到中西医真正结合的目的呢？

在重视读经典、真正以中医功底扎扎实实地临床方面，《原序》中说："观今之医，不念思求经旨，以演其所知，各承家技，终始顺旧，省疾问病，务在口给。相对斯须，便处汤药，按寸不及尺，握手不及足，人迎趺阳，三部不参，动数发息，不满五十，短期未知决诊，九候曾无仿佛，明堂阙庭，尽不见察，所谓窥管而已。夫欲视死别生，实为难矣。"这些话真可谓一针见血，振聋发聩。

现在有一些医生，不去研读经典，不是用经典理论来充实自己的学术，而是靠背几个汤头，看几篇医案，学一点儿所谓某某"流派"的皮毛就自诩为某某派"大师"、某某派"名师"、某某派什么"神"。经典不明，根基不牢，名头靠包装，疗效靠自吹，理论靠"忽悠"，看病靠堆药，不会真正的望闻问切，处方遣药没有整体观念。心中没底，拿不准，就开大方、杂方，动辄药味三十味左右，甚至四五十味，见一个症状就加一味药，头痛加点儿医头的药，脚痛加点儿治脚的药，见所谓细菌或病毒感染就清热解毒，见血压升高就平肝潜阳，见心脑血管病就活血化瘀等等，处方成了药物的堆砌，偏离了中医整体而严谨的理论和思辨法度。方无章法，药无定见，想像大撒网一般面面俱到，却一面也顾不到，甚至还伤人胃气，这样的疗效是会大打折扣的。

五、中医的疗效在于经典

实践证明，中医的疗效在于经典。谁重视经典，谁下苦功夫研读并不断地践行经典，或在继承经典的基础上创新，谁就能将中医发扬光大，就能做到辨治准确，对患者一诊（望闻问切）便知，出手即效，这样才是一个名副其实的明白医。

纵观中国医学史，不懂经典，就不能成为医学大家，或明白医；不会用经方，就不能治大病和疑难病。扁鹊学经典、用经典，成为起死回生的一代神医。张仲景谙熟经典而成为一代医圣。历代中医伤寒大家，以及现代的经方大师胡希恕、国医大师邓铁涛等"铁杆中医"的辉煌成就和学术思想，无不受到中医经典理论的熏陶和启迪，并能发扬光大，自成一体，成就一家，造福一方。

唐代医家孙思邈在《备急千金要方·论大医习业》中说："凡欲为大医，必须谙《素问》……本草药对、张仲景等诸部经方……并须探赜，若能具而学之，则于医道无所滞碍，尽善尽美矣。"这就是说，要学好中医，当一名好中医，必须潜心苦读圣贤经典，打牢中医经典的基本功，不断学习，多读、多思考、多临证，努力使济世救人的医道臻于至善至美。但学好中医经典，是需要有对中医疗效的自信，投入对中医的全身心的热爱，以能吃苦的意志和耐力来学的，是不能有一点儿浮躁心态的。只有秉承张仲景"勤求古训，博采众方"的精神和毅力，深入地苦学，多感悟，才能学有所获；只有多做临床、多总结经验教训，才能有所成，正如张仲景在《原序》中所说："自非才高识妙，岂能探其理致哉！"传承好《伤寒论》和《金匮要略》等经典，会用、善用经方治病，"虽未能尽愈诸病，庶可以见病知源"，切实做到济世活人。

第二节　经方医学法度的启迪

唐代医家孙思邈在《备急千金要方·论大医精诚》中说："张湛曰：夫经方之难精，由来尚矣……故学人必须博极医源，精勤不倦。"由此可知，自古圣贤都认为要想成为能治病救人的精诚大医，必须博极医源，精勤不倦地学习和应用经方，但又感叹经方难学难用、难以精通。

的确，学用经方如果找不对路子，厘不清思路去正本清源地去读经典，是难以明明白白地将经方应用于临床的。

我在长期的经方医学临证中，没少读书，也没少临证，也没少困惑，屡屡遭遇到经方辨治的诸多"瓶颈"，曾苦苦地思索过《伤寒论》经方学术的理法如何能清晰明白而精准地应用于临床。

自从通过阅读并深研冯世纶教授倾心撰写的有关胡希恕先生方证辨治学术体系的系列著作，如《中国百年百名中医临床家丛书·中医临床家胡希恕》《胡希恕讲伤寒杂病论》等书后，顿感醍醐灌顶，耳目一新，极大地启迪了我的临证思维。我深深地感到，胡希恕先生的"六经八纲方证辨证、整体通治"的独特学术观点真是至道不繁，的确是契合临证实践的，是应用经方医学辨治病证的究竟法门。

自从接触到胡希恕先生的学说后，我就一直在研究、应用仲景学说的道路上依据临证实践不断地更新思路，结合《伤寒论》《金匮要略》原文，深入思考胡希恕先生学术观点的精义，这也算是"私淑"胡希恕先生吧。在研读的过程中，我不断地将其用于临证，反复实践，又在实践中反复思考、拓展和总结，力求不断地完善自我，目的就是追求临证辨治的细化和精准。

通过长期精勤不倦地攻读《伤寒论》《金匮要略》等经典著作，在临证中不断地汲取和应用以胡希恕先生、冯世纶教授等经方医家有关方证辨证学说和经验的基础上，我的学术观点逐渐在临证实践中得到验证，疗效提升很快，也逐渐形成了自己的经方医学辨治学术思想体系，即"六法脉证病机辨治"，简称"六法病机辨治"。

"六法病机辨治"学术思想体系大致分为辨治心法与辨治机要两个部分。

第三节 六法脉证病机辨治心法

辨治心法："六经为法，方证为宗，胃气为体，津血为用，法重主机，方机相应。"

一、六经为法

《伤寒论》三阴三阳各篇的篇首均题为"辨某某病脉证并治"，这个"病脉证"，就是一个辨证施治的整体系列，这个系列的核心就是辨治法度。

所谓"法度"就是规范、规矩，正如《管子·中匡》所云："今言仁义，则必以三王为法度，不识其何故也？"清代学者、书法家钱泳在《履园丛话·碑帖·唐砖塔铭》中也说："古人用笔，一挑一趯，皆有法度可寻也。"由此可见，自古修身、治国、治学、治人都当有法度。

我认为，传承和应用仲景经方学术，一定要尽可能契合《伤寒论》三阴三阳六病（证）辨治法度，尽可能接近张仲景"病脉证并治"的系统思维。三阴三阳六病，这个"六病"实际上就是阴阳六大类病证系列的集合，当涵盖三阴三阳病、脉、证、病机、证机传变与转化、方证、药症辨治法度七大层次，这整个七大层次都为三阴三阳六病系列所涵盖。但这不仅仅是"六病"，应当理解为"六法"，"六法"涵盖这七大层次。

通常我们所说的"六经"一语，源自《内经》经络理论，自从宋代医家朱肱在《南阳活人书》中以经络立论，首创《伤寒论》传足不传手之说，以足"六经"来解《伤寒论》六经方证发生与演变的机理后，后世沿袭至今。这虽对羽翼《伤寒论》的解读有一定的贡献，但在某种程度上影响了对《伤寒论》经方学术的准确理解与应用。

为什么将"六经"称之为"六法"呢？刚才已经说了，"六法"能涵盖三阴三阳六"病"系列的病、脉、证、病机、证机传变与转化、方证、药症辨治法度七大层次，是一整套辨治法度系统。六经之"经"非经络之"经"，"经"在古代是指编织的竖线。《说文解字·纟部》说："经，织从（纵）丝也。从'纟'，'坙'声。"由于经线是编织的枢纽、关键，"经"就引申为常行的义理、准则。《吕氏春秋·察传》云："辞多类非而是，多类是而非。是非之经，不可不分。"高诱注："经，理也。"《易经·上经》陆德明释文："经者，法也。"

《伤寒论》条文虽简约但蕴含病机于内，方证虽直观但法度森严，方药虽简略但配伍严谨，可以说六经就是三阴三阳六大辨治的法度（准则）。所以，仅将六经理解为"六病"，是不足以概括仲景辨治深义的，"六经"不仅指六病，更重要的是涵盖"病脉证并治"的辨治法度。这个"治"，必然有各层次的病机指导，将六经称之为"六法"，这个"六法"就能涵盖"病脉证病机"的整体辨治法度体系，是符合仲圣思维的，屡经临证检验，也是卓有成效的。

《伤寒论》第97条说："血弱气尽，腠理开，邪气因入，与正气相搏，结于胁下，正邪分争，往来寒热，休作有时，默默不欲饮食，脏腑相连，其痛必下，邪高痛下，故使呕也，小柴胡汤主之。服柴胡汤已，渴者属阳明，以法治之。"

这一条就是说用少阳法，柴胡证服了小柴胡汤后，如果出现了"渴"，说明少阳病邪又传入阳明了，就要以阳明法来辨治了。这个"以法治之"的"法"，就是法度，不仅在第97条出现，应当是《伤寒论》全书的一个整体辨治法度。

但因三阴三阳六病多以"六经"来称谓，自古已经约定俗成。所以，我在书中或平时还多是以"六经辨证"来称谓，但作为临证辨治指导的"六经"，在我的思维程序和辨治构架上就是"六法"。

二、方证为宗

"宗"乃宗旨、主旨之意。辨证察机遣方治病，证候病机是靶点，最终遣方用药就是要对准这个病机靶点，这就是治病的宗旨和最终目的。

胡希恕先生倡导方证辨证，他认为"方证是六经八纲辨证的继续，亦即辨证的尖端。中医治病有无疗效，其主要关键就在于方证是否辨的正确……辨六经，析八纲，再辨方证，以至施行适方的治疗……"（冯世纶教授《中医临床家胡希恕·辨证施治概要》）

刘渡舟先生也谈到："'证'的精微之处，古人称为'机'……临床辨证，应先"抓主证"。证，是决定全局而占主导地位的，所以主证是纲，纲举而目张……主证是辨证的核心，只有抓定主证，才能突出辨证的重点……认识疾病在于'证'"，治疗疾病在于'方'，方与证乃是伤寒学的关键。"（刘渡舟《方证相对论》，北京中医药，1996，19（1）：3-5.）

这些伤寒大家尽管学术体系不同，但重视方证的理念则是一致的。因为不论如何辨析病证，审察病机，辨证施治的最终着眼点是落实到方药的适应证（机）上来，最后都要选出能够针对证机的、最适合的方药来治病，自古至今，概莫能外。

三、胃气为体，津血为用

"体"的内涵是最根本的、内在的、本质的意义，"用"是"体"的外在

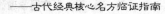

表现、表象。

胃气是人后天之本，是化气生津、生化营血的中枢，治病切记不可伤及胃气津血。津血包括营卫气血，是《伤寒杂病论》贯穿全书的重要理念。我在临证中深切体会到经方医学辨治重视胃气、津血的重要性，清代医家陈修园深谙《伤寒杂病论》之书的真机就是胃气和津液。他在《医学三字经·伤寒瘟疫第二十二》中说："存津液，是真诠。"又在《医学三字经·虚痨第三》中说："建中汤，金匮轨。"并注曰："俾饮食增而津液旺，以至充血生精，而复其真阴之不足。"

"保胃气""存津液"是《伤寒论》全书的精髓，是经方医学辨治的最重要环节，也是应用经方的高层次境界。不少医家也多有认为"保胃气""存津液"重要，但多是泛泛而谈，没有解释辨证施治如何来保胃气、存津液。

因为我临证遣方用药处处注重顾护胃气、津液，所以在这个方面有一定的体会，有一定的理论依据和认知深度，现在谈谈我的认识。

1. 关于保胃气

"胃气"就是胃受纳运化水谷精微的功能，为后天之本。关于保胃气，《伤寒论》多有阐述。

如"胃气弱"，《伤寒论》第280条说："太阴为病脉弱，其人续自便利，设当行大黄芍药者，宜减之，以其人胃气弱，易动故也。"这就明确说明了胃气虚弱不可误用下药。

如"胃气强"，《伤寒论》第247条说："跌阳脉浮而涩，浮则胃气强，涩则小便数，浮涩相搏，大便则硬，其脾为约，麻子仁丸主之。"这个胃气强不是胃气充盛的正常状态，而是阳明热邪亢盛而伤及胃津。

如"胃中虚"，《伤寒论》第158条说："伤寒中风，医反下之，其人下利，日数十行，谷不化，腹中雷鸣，心下痞硬而满，干呕，心烦不得安。医见心下痞，谓病不尽，复下之，其痞益甚，此非结热，但以胃中虚，客气上逆，故使硬也。甘草泻心汤主之。"此"胃中虚"，为误下而致胃中津气虚而不制下焦，水饮逆乱。

如"胃气不和"，《伤寒论》第29条说："伤寒脉浮，自汗出，小便数，心烦，微恶寒，脚挛急，反与桂枝欲攻其表，此误也。得之便厥，咽中干，烦燥, 吐逆者, 作甘草干姜汤与之, 以复其阳; 若厥愈足温者, 更作芍药甘草汤与之, 其脚即伸。若胃气不和, 谵语者, 少与调胃承气汤; 若重发汗, 复加烧针者, 四逆汤主之。"这里的"胃气不和", 是因为伤寒误汗而胃津伤有热, 胃中又有停水, 误用桂枝汤后更伤津液而手足逆冷, 所以用甘草干姜汤恢复胃气、生养津液。厥愈足温后, 又出现"谵语"(大便干)时, 是因为胃津尚未完全恢复, 病证由阴转阳, 致使胃气不和而有轻微里结了, 不能再过攻下, 只能以证机转化而用调胃承气汤少少服之, 以调和胃气。

如"胃中不和",《伤寒论》第157条说:"伤寒汗出, 解之后, 胃中不和, 心下痞硬, 干噫, 食臭, 胁下有水气, 腹中雷鸣, 下利者, 生姜泻心汤主之。"这里的"胃中不和", 就是伤寒误汗后, 水热互结于胃中成痞, 中焦气机升降失常, 气夹水饮上逆、下趋。

如"胃中干",《伤寒论》第71条说:"太阳病, 发汗后, 大汗出, 胃中干, 烦躁不得眠, 欲得饮水者, 少少与饮之, 令胃气和则愈。若脉浮, 小便不利, 微热消渴者, 五苓散主之。"此条里的"胃中干"为太阳病汗出太过后致津液受损而造成胃中干燥(胃津伤), 胃气不和, 气结水停于中焦, 气化不利而致小便不利、微热而消渴, 甚或水逆。

综上所述, 经方医学"胃气"的病机概念有多种: 胃气虚(受纳腐熟运化水谷功能减弱, 寒热皆可致), 胃虚寒(温煦腐熟功能减弱, 偏于寒), 胃津虚(濡润运化功能减弱, 偏于热), 胃中干、胃气强(热邪亢盛损伤胃津, 偏于热), 胃气不和、胃中不和(寒热互结, 阴阳气机升降失和)。胃气虚为病机的根本, 胃虚寒、胃津虚、胃气强、胃中干、胃气不和、胃中不和最终都会伤及胃气。胃气立极于中焦, 是人身气机升降的枢纽, 气血津精生化的本源, 胃气一伤, 不仅不能气化生津血, 而且中焦枢纽失于制约, 下焦水饮会逆乱上犯。

"胃气"内涵不一, 但不论如何理解, 其内涵都存在着一定的联系, 都是以胃的消化吸收功能为基础的。

经方医学理论中的胃气就是全身的中枢, 其内涵的要点是后天之本, 谷气, 胃气(津)。

什么意思呢? 就是说胃气为人身后天之本, 胃气功能主运化水谷之气, 关系到饮食消化, 人体正气的强弱, 营卫气血的生成运行输布, 基础就是水谷之气。胃气与津液同源，胃气如果健运充沛，津液就化生有源，也就是说，吸收的水液可以顺利化生为津液，这种津液就是化生营血的重要基础物质，通过三焦通路，畅达三焦上下表里内外，可润养五脏六腑、四肢百骸、经络血脉。

胃气是能源，是根本，胃气的功能一靠真阳温运，二靠津液润养，不能过寒，亦不可过热。

一部《伤寒》大论，可以说是处处顾护胃气，处处告诫我们不能误下、误吐、及误汗而伤及胃气（津），《伤寒杂病论》经方中有不少使用炙甘草、大枣、姜（生姜或干姜）、人参、白术、黄芪、麦冬等补中、温中、养胃、健运、养津的药物，其目的就是保、养、建立、调理胃气。

张仲景确立了一个"建中""理中"的理念，这就是辨治病证的重要法度。建中就是建立中焦胃气，理中就是治理补养中焦胃气，使胃气不至虚衰，中焦胃气不能寒，也不能过热，胃气充沛健运则人体气血生化有源，阴平阳秘，精神乃治；胃气虚损或衰败，则人体阴阳失衡，百病丛生。

《伤寒论》和《金匮要略》中的经方绝大多数都药物简练，一般不超过10味药。除配伍严谨，方药靶点作用准确以外，其最重要的一个配伍精义，就是防止药味过多、过杂、过乱而伤及人体胃气。自古有"是药三分毒"之说，中药是以偏性（毒）来纠正人体病证阴阳之偏的，药物进入体内的第一道门户就是中焦胃中，而胃气立极于中焦，如果用药不慎，最易伤及胃气，影响人体自我修复机能的恢复。

2. 关于存津液

人体内70%都是水，我们中医治病，实际上就是调水、治水。人体的水包括水饮和津液。通俗地讲，水饮是一种病理产物，是没能被气化为津液能量的冷水。津液是温煦濡养人体、有能量的温水。调治病证的目的就是化水饮为津液能量，帮助人体自我修复。

"存津液"是整部《伤寒论》的辨治真机，也是经方辨治的重要法度。胡希恕先生提出津液为"阳气"，这是深刻理解《伤寒论》内涵的一个独特的理念，将《伤寒论》中许多难以理解的问题解决了。胡希恕先生说："'太阳病，脉浮紧，无汗，发热，身疼痛，八九日不解，表证仍在，此当发其汗。服药已微除，其人发烦，目瞑，剧者必衄，衄乃解。所以然者，阳气重故也，麻黄汤主之.' 这个阳气呀,古人这个阳气,不一定就指的有热,后世不就都搁上热了,不对的。他是认为这个气分和血分分成阴阳的,凡是气分,体液也是属于气分的,古人说这个气就是指的津液……阳气就指的精气,精气指的什么呢?就是血液、津液,脉外的津液、脉内的血液都叫作精气,就是养人的精气啊。(《胡希恕讲伤寒论》)"

《伤寒论》可以说是一部胃气、津液大论,全书主旨就是论津液的生化、升达与输布,《伤寒论》的条文中,很多都体现了顾护津液的重要性。遣方用药处处告诫我们不能误汗、误吐、误下而伤及胃气津血,处处提示我们时时要顾护胃气津血。阳气为人体少火,有热量,气为运行着的津液。气在少火的作用下可入血化生营血,气即津血,阳气就是阳(少火)之热力存在依托于津液营血之中的热水能量,循行温煦濡养周身。阳气(卫气营血)的阴阳和合的常态与虚实疏滞、转化敷布的病态就形成了三阴三阳的生理和病理状态。

《伤寒论》第97条云:"血弱气尽腠理开,邪气因入……"这是说津血不足,腠理不固,邪入少阳。

《伤寒论》第230条云:"阳明病,胁下硬满,不大便而呕,舌上白胎者,可与小柴胡汤,上焦得通,津液得下,胃气因和,身濈然汗出而解。"这是说少阳阳明尚未阳明实热结实,可与小柴胡汤和解表里,通利三焦,疏津滋胃。

《伤寒论》第29条云:"伤寒脉浮,自汗出,小便数,心烦,微恶寒,脚挛急,反与桂枝欲攻其表,此误也。得之便厥,咽中干,烦躁吐逆者,作甘草干姜汤与之,以复其阳……"这是说表里津亏、里虚导致津液过多流失,津液流失更致里虚,病在里而证候反应于表。在表的水饮与风邪相搏,看似中风表证,但非中风表证,不可用桂枝汤攻表,攻表则更伤津,所以用甘草干姜汤温中固里补津。

由这些论述可知,存津液在经方辨治法度中也是非常重要的一环,我们辨治外感内伤的任何病证,在遣方用药时,心中都要有保胃气、存津液的理念。

综上所述,我们辨证(病)察机时要力求精准,开方用药时要谨遵仲景法度,配伍严谨,药忌繁杂。切不可滥开大方,动辄几十味药,诸药杂陈,章法不明,伤脾败胃,以热益热,以寒增寒,使虚虚,使实实,以偏致偏,影响疗效。

因为中药是以药毒（药物的偏性）治病，是药三分毒，胃气首当其冲，所以遣方用药一定要处处要顾护胃气。

津液就是阴阳相抱的阳气，这个阳气在外抗御外邪，是为卫气津液，因为卫气存在于津液中，津液又可入血化为营血以濡养五脏六腑、四肢百骸；在里濡养激发脏腑功能为胃气，胃气是生化营卫气血的枢纽。

所以说，在经方医学里，胃气和卫气津血是密不可分、阴阳和合、互生互用的。胃气为卫气（津）营血化生的本源（体），卫气（津）营血是胃气的具体功用（用），胃气在外抗邪化生卫气津液之用，在里温煦濡养维持五脏六腑功能化生营血之本。也就是说，胃气是营卫气血化生的本源。

四、法重主机，方机相应

经方具有实践性、科学性、时效性和可重复性，潜力巨大。《伤寒论》之学不仅在于审证察机用方的法度，而且在于其经典名方的药简效宏。

"方机"一词见于日本汉方医家吉益东洞的《方机》一书，其非常重视仲景之方，曾在《类聚方·自序》中对仲景方独具卓识："张氏之为方也，虽复稍后扁鹊，而其药剂之富，法术之存，盖莫古焉。而医之学也，方焉耳，吾亦何求？疾医之法，其可以复焉。"实际上，吉益东洞所谓的"方机"是用方的基本证候要点，也是具体的方证罗列，以指导治疗。

如《方机》中论述"小柴胡汤"条："小柴胡汤：柴胡半斤（八分），黄芩、人参、甘草、生姜各三两，大枣十二枚（各三分），半夏半升（六分）。右七味，以水一斗二升，煮取六升，去滓，再煎取三升，温服一升，日三服。以水二合四勺煮，取一合二勺，去滓，再煎取六勺。往来寒热，胸胁苦满，默默不欲饮食，心烦喜呕者。胸满胁痛者。身热恶风，颈项强，胁下满，或渴或微呕者。胸下逆满，郁郁不欲饮食，或呕者。发潮热，胸胁满而呕者。寒热发作有时，胸胁苦满，有经水之变者。产妇四肢苦烦热，头痛胸胁满者。产妇郁冒，寒热往来，呕而不能食，大便坚或盗汗出者。发热，大便溏，小便自可，胸满者。发黄色，腹痛而呕，或胸胁满而渴者。胸下硬满，不大便而呕者。"

由此条可见，所治之证条理分明，井井有序，涵盖甚广，确有裨于应用。

但如此罗列证候，没有用方的病机贯穿以提纲挈领，仍然是囿于对证施方之窠臼。

所以我认为，"方机"应当是针对脉证病机施方的机要，所有证候应统领于方机之中，方能用方精准和拓展用方思路。

六经（法）辨治，最关键的环节在于辨病机，辨病机的层次而用方是《伤寒论》经方法度的关键所在。《伤寒》经方医学的病机就是三阴三阳六病脉证发生、发展和传变的机理和基本规律，是施方的靶点，也就是六病脉证发生、发展和传变的最终关键节点，或症（证）结所在之处。经方所谓的"通闭解结"，就是根据主要病机而选最合适的方药来"通闭解结"，以恢复人体阴阳某个阶段或层面的平衡，"反之于平"，就达到了治疗的目的。所以"方机"所指，不仅仅是简单的方证相应，或方证病机相应，更重要的是方证与主要证候的核心病机相对应。

《伤寒论》条文虽然没有提及病机的概念，但方证条文里处处都隐含着病机，如《伤寒论》第 97 条"血弱气尽，腠理开"，即为血少津亏，卫表不固，必有表，复有里的病机。

《伤寒论》第 280 条："太阴为病，脉弱，其人续自便利，设当行大黄芍药者，宜减之，以其人胃气弱，易动故也。"即为太阴病胃气虚弱的脉证病机。

《金匮要略·辨血痹虚劳病》云："虚劳里急诸不足。"即为津虚血燥而血痹的病机。

胡希恕先生曾说过："中医的辨证施治是于患病机体一般的规律反应的基础上，而适应整体、讲求疾病的通治方法。中医以一方常治多种病，而一种病常须多方治疗。"这个适应整体通治疾病，一方治多病或一病用多方的辨治理念，就要立足于明辨病机上。

我临证在六病（法）辨证时特别注重脉证、方证病机的层次，并依据证候的主要矛盾进一步辨识核心病机，力求建立高层次的经方辨治方法，精准地针对脉证病机靶点用方，这样能切实地做到辨证察机而用方精准。实践证明，辨六经（法）脉证病机而用方，不论外感、内伤杂病还是慢性沉疴痼疾，都能做到用方简明精准，提升疗效。

第四节 六法脉证病机辨治机要

经方医学辨治须明白核心证机：气、血、水、火、食证，以及这五类核心病机所致之表里互见、寒热错杂、虚实夹杂的病证。

人身生机为阴阳和合之体，必如《丹溪心法·能合脉色可以万全》中说："有诸内者，必形诸外。"生理现象为气、血、水、火、食通调平衡之精、气、神的顺象，病理征象为气、血、水、火、食乖乱逆反之精、气、神层次不一的逆象，可出现表里互见、寒热错杂、虚实夹杂之象。

所以，经方医学临证的重要辨证眼目就是除了辨明三阴三阳六病（证）的归属、合病（证）、并病（证）外，还要察明三阴三阳六病（证）的气、血、水、火、食证的虚实寒热夹杂或错杂的病机。

我在长期的临床上发现，病人来就诊，大多都是寒热夹杂或错杂的病（证）。哪怕只是一般的感冒，也多数不是单纯的表证、寒证或（和）热证，都有寒热的错杂或夹杂。临床遇见的不少病证都呈现或半寒半热，或半虚半实，或半表半里；或寒热往来，或寒多热少，或热多寒少；或虚多实少，或实多虚少等病机。

胡希恕先生曾在"论食水瘀血致病"中说："食、水、瘀血三者，均属人体的自身中毒，为发病的根本原因，亦中医学的伟大发明。（冯世纶教授《中医临床家胡希恕》）"这个理念非常重要。

实际上，人活着全靠气、血、水、火、食来维持生命。而很多病证也都是气、血、水、火、食邪致病，也就如胡希恕先生所说的"人体的自身中毒"，如气机郁滞或逆乱等；血瘀，或血痹，或津血虚等；火（热）郁，或火（热）结，或火（热）扰等；水饮内停，或水饮逆乱，或水饮（湿）滞表等；宿食，食滞，或食毒等。而气、血、水、火、食邪所致的病证大都属虚实夹杂、寒热错杂之证。所以，在经方医学辨治过程中，必须重视气、血、水、火、食证这些核心病机。

我在临床实践中对《伤寒论》的辨治精髓，总结出了四句话：保胃气，存津液，调气机，平逆乱。这四者是相辅相成的。

保胃气、存津液已在前面阐述。

"调气机"就是疏调气机以活血通脉、促脏腑气化。人体疾病的根本原因就是脏腑虚损、瘀血水饮、心理失衡（怒恨怨恼烦郁忧）等导致的三阴三阳气机失调（气乱、气郁、气滞、气结等）。张仲景的用方法度主要着眼点之一就是调气机，通闭解结，气机条达则一身之阴阳气血运行及脏腑气化功能俱畅。

"平逆乱"就是平冲降逆以升清降浊、阴阳平衡。《广雅释言》："逆，反也。"《广韵》："逆，乱也"。人体病证多见虚实寒热错杂、水火痞结逆乱、阴阳气机升降逆乱、阴阳不交、上下不和、气逆、水逆、火逆等。所以，在《伤寒论》中多有"逆"的阐述，如"知犯何逆，随证治之"（第16条），"服之则厥逆，筋惕肉𥆧，此为逆也"（第38条），"火逆下之"（第118条），"以医吐之所致也，此为小逆"（第120条），"但以胃中虚，客气上逆"（第158条）等等。这些论述中的"逆"字，不仅指坏病及所病之处，更重要的是指所患证候的病机之"逆乱"。

少阳病和厥阴病多见虚实寒热错杂、阴阳气机不和、水火痞结逆乱，所以我临证最为重视少阳病和厥阴病的辨治，探索了柴胡法、前胡法、泻心法、乌梅法、大小阴旦法类方的辨治法度和拓宽临床应用范围和方法。

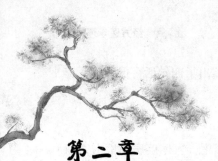

第二章
《伤寒》研读明纲要　　正本清源多思考

第一节　　《伤寒论》基本纲要

一、阴阳属性

《伤寒论》第 7 条云："病有发热恶寒者，发于阳也；无热恶寒者，发于阴也。发于阳七日愈；发于阴，六日愈，以阳数七阴数六故也。"

作为一位中医师，辨证当首明阴阳，这第 7 条讲的就是这个问题。

辨阴证、阳证的基本原则是，发热的属阳证，无热的属阴证，辨别之要点在于发热与不发热。

这一条所说的"发于阳"，原则上是发于太阳；"发于阴"，原则上是发于少阴。因为只有表证才会发热恶寒并见。太阳、少阴皆为表证，太阳为阳之表；少阴为阴之表。

但这一条可以拓展理解为阴证、阳证的纲要。阴阳是六经（病）、八纲辨证的总纲。

表热实证皆属于阳，如六经（病）中的三阳之病：发热恶寒并见者属于太阳病；发热不恶寒者属于阳明病；寒热往来者属于少阳病。这些都属于三阳病的阳证性质。

里虚寒证皆属于阴，如六经（病）中的三阴之病：无热恶寒者属于少阴病；无热虚寒者属于太阴病；厥热往复者属于厥阴病。这些都属于三阴病的阴证性质。

这种分类只是阴阳通常的证候格局，而常中之变还是非常多见的，对此应当活看。

如《伤寒论》第 3 条："太阳病，或已发热，或未发热，必恶寒，体痛，呕逆，脉阴阳俱紧者，名为伤寒。"此"未发热"并非"无热"，而是在太阳病初起，寒邪侵犯人体，正气奋起抗邪时有一个相争积热的阶段，可能会出现一个短暂的未发热的过程。但恶寒、体痛、呕逆和脉浮紧诸症已现，之后发热是肯定的，所以仍为阳证，不能将此看成是病发于阴。

《伤寒论》第 301 条："少阴病，始得之，反发热，脉沉者，麻黄附子细辛汤主之。"此条为少阴伤寒证，也就是表阴证，不发热为其常。"反发热"系少阴表虚寒证中表邪比较明显，卫津束表而发热，是常中之变。少阴病机能沉衰，人体虽弱，但也会有低层次的抗邪反应能力，只要正邪交争就会有一定程度单的发热，只是热度低一些而已。

《伤寒论》第 276 条："太阴病，脉浮者，可发汗，宜桂枝汤。"太阴外证中风，脉阳微浮阴涩，脉浮就意味着外证中风，提示有一定程度上的发热存在。

《金匮要略·腹满寒疝宿食病脉证治》第 6 条："夫中寒家，喜欠，其人清涕出，发热色和者，喜嚏。"《金匮要略·五脏风寒积聚病脉证并治》第 13 条："脾中风者，翕翕发热，形如醉人，腹中烦重，皮目瞤瞤而短气。"在这些证中表有虚寒证而微热者，可用桂枝汤治之。

我们临证察机必先别阴阳，既要掌握疾病的一般规律，又要知道疾病的特殊变化，知常达变，方为明医。

"发于阳，七日愈，发于阴，六日愈"，是对疾病愈期的一种基本预测。

"阳数七，阴数六"是指病为阳证者，在阳数之期可愈；病为阴证者，在阴证之期可愈。这是一个古代有关疾病发生发展与痊愈的时间节律问题，虽不可拘泥，但也不可不研究。

六和七为阴阳之数，是比较奇妙的，也是天地自然相通应的。

为什么阳数为七，阴数为六呢？这就牵涉到古代医学和中国哲学的聪明和智慧了。

《易经·系辞》里讲，天代表阳，地代表阴，奇数是阳数，偶数是阴数；河图数里也说，阳数七，阴数六。

人身以水火立极，水为阴，数为六；火为阳，数为七。天一生水，地六成之；地二生火，天七成之。阴阳二者是相辅相成、相抱相互生成的。生数为天地万物始生之数，成数乃天地万物成就、终止之数。所以"天一生水，地六成之"，就是说水生于阳数一，而成于阴数六；"地二生火，天七成之"，就是说火生于阴数二，而成于阳数七。

有了生数之后，物质并不是稳定的，因为只有生数而没有成数，"则阳无匹阴无偶"，就是说没有阴阳的匹配，由气化而生成的形是不稳定的。所以，必须要有阴阳相配合，于是就有了"天一生水，地六成之，地二生火，天七成之"之说。"天一生水"是阳数，"地六成水"是阴数；"地二生火"是阴数，"天七成火"是阳数。有了这样的阴阳相互匹配，水火就能够由气而化成了具体的、固定的、看得到摸得着的、形而下的物质形状。

这是怎么得来的呢？就是水的生数"一"加上土的生数"五"，合起来就是六，六是阴数；火的生数"二"加上土的生数"五"，合起来就是七，七是阳数。为何要加土的生数呢？因为土居于中而化生万物，万物生长离不开土，土必生生不息方可化生万物。水火为阴阳之征兆，皆以成数六、七为代表，以此类推，水、火、木、金、土的生数分别是一、二、三、四、五，成数为六、七、八、九、十。

只有土是以生数为代表。因水、火、木、金始生之后，即向着成数进展直至终止，然后再有下一个循环，而土则没有终止、生生不息，所以《金匮要略·脏腑经络先后病脉证》说："四季脾王不受邪。"脾土每季之末如三、六、九、十二月末的十八天都须健旺主时。由此还可知，中医辨证施治处处顾护胃气是多么重要。

《素问·阴阳应象大论》曾说"水火者，阴阳之征兆也"，所以水和火最能代表阴阳的特性。因此《伤寒论》就以水的成数六来代表阴数，火的成数七来代表阳数，这就是"阳数七，阴数六"的原意。

明白了什么是"阳数七，阴数六"，就可以理解张仲景所说的"发于阳，七日愈，发于阴，六日愈"只是对疾病愈期的一种基本预测。太阳病一般是指病为阳证者，在阳数之期愈；病为阴证者，在阴证之期愈。病发于阳，阳数七，够七天了，阳数足了，病就好了；病发于阴，阴数六，够六天了，阴数足了，病就好了。如果在这个期间不好，病要么是传变了，要么是病情复杂或治之不当，进入了下一个周期，待机体自我修复。这是古人对外感病阴证、阳证自然病程为什么是六天、七天可以自愈的一个基本的认识。

实际上，有许多疾病的病程都有明显的自然节律，如外感风寒即感冒，它就属于自限性疾病。一般的发热不用过于恐惧，也不用去过度地治疗，不要滥用抗生素和激素去强行退热。只要没有发生合并症和并发症，一般情况下，多休息，多喝水，靠机体自身的抗邪能力，到了一定的时间，就可以自己康复。机体与感冒斗争的规律基本上是 6～7 天，所以，患了感冒，治疗要 7 天，不治疗 7 天也会自愈。若 7 天不愈，那就不再是感冒而可能是合并了支气管炎、肺炎、脑炎、心肌炎等疾病。再如咳嗽是常见的一个症状，绝大多数咳嗽会在 7 天内自愈，如果咳嗽超过 7 天，就应彻底检查一下造成久咳不愈的病因。

张仲景《伤寒杂病论》里曾多处具体地提出了疾病传经的时间节律问题。其在不少条文里都涉及了时间节律问题，如"伤寒六七日""伤寒八九日""伤寒十三日不解"等，早就深知这种发病、传变和愈病的时间规律，这也都早于现代的时间医学。

现代的时间医学也充分证实了这一规律。

目前的冠心病、脑卒中的发病高峰，也遵循 7 日时间节律的特点。据有关专家调查，我国城市居民心脑血管病的发病时间，每周的星期一是一周中发病率最高的一天，这与世界各地的 7 日一高峰节律是相同的。

多数人手术后拆线的最佳时间是手术后第 7 天。器官移植中令人棘手的排异现象，也遵循着 7 天一个周期的规律，常发生在手术后的第 7 天、第 14 天、第 21 天或第 28 天。

一种疾病首次急性发作，要判断它是否转为亚急性或慢性，也常以 7 天为界限，如急性心梗超过 7 天，常预示着急性期已过，疾病可能趋于稳定。脑卒中超过 7 天，也预示着急性期已过，疾病可能处于稳定期恢复阶段，也可能转为亚急性期、慢性期或后遗症期。

中、西医一般开处方，也多是以 7 日为 1 个疗程，这也是考虑到了疾病变化的时间节律。

有句俗话说得也有一定的道理："药过十三，医必不沾（沾，有'行、好'之义）。"为什么说开方在十三味以内的医生"沾"（行），而开方在十三味以上的医者"不沾"（不行）呢？实际上，十三之中含六和七阴阳之数，药味在阴阳之数内排列组合，就说明这个医者看病能明阴阳，开药组方章法明晰。超出了这个阴阳之数，基本上说明这个医者不明阴阳，胸无定见，诸药杂投，没有章法。当然，对这个说法不能绝对看待，有些大方也确实疗效很好，说明这种疗效好的方子是辨证准确的前提下，方药以六、七之数的倍数组合的。

二、自愈机能

《伤寒论》第 58 条："凡病若发汗，若吐、若下、若亡血、亡津液，阴阳自和者，必自愈。"

中医是道，是人与天地自然万物及人自身脏腑、气血、阴阳的和谐之道；中医是中庸医学，着眼整体，全局战略，整体思辨，纲举目张，给病邪以出路，使里邪出表，阴证转阳，阴阳自和，即"致中和""反之于平"，力助人体自我修复能力。

无论任何病证，治疗的目的都应当达到阴平阳秘，阴阳平衡协调方可治愈。或以汗法，或以吐法，或以攻下法等，方证病机相应了，就会阴阳和合而自愈；若汗吐下法不当而误治，致使津血伤耗者，如果患者体质好、正气较足，只要不再继续误治，待机体的正气来复，阴阳自和，必能不药而愈。这一条主要提示一个重要的问题：人体有个自我调节机制，只要体质好，临床有些病是可以自愈的，切不可过度治疗或误治。

三、寒热真假

《伤寒论》第 11 条："病人身大热，反欲得衣者，热在皮肤，寒在骨髓也；身大寒，反不欲近衣者，寒在皮肤，热在骨髓也。"

这一条，可看作是整部《伤寒论》六经（病）脉证辨证施治的重要纲领之一。

辨证首明阴阳，这一条就是要医者学会明辨阴阳的格拒，而辨阴证、阳证，最终要落实在辨清寒热上，认清什么是寒证，什么是热证。因为阴阳二者，也是物极必反，寒极生热，热极生寒，临证施治必须辨清寒热的真假，《景岳全书》说："寒热有真假者，阴证似阳，阳证似阴也。盖阴极反能躁热，乃内寒而外热，即真寒假热也；阳极反能寒厥，乃内热而外寒，即真热假寒也。假寒者最忌寒凉，假热者最忌温热 。"辨明阴阳寒热真假最为重要，因为医之所系，生命攸关，一旦误辨，祸不旋踵。

所以，张仲景在《伤寒论》第 11 条中就是要教给我们这个非常明确的辨证方法。

这个真假寒热病机的辨别方法，在于透过现象看本质，不为表面现象所迷惑。

病人身有大热，反而还要穿很多衣服，或以覆被等方式暖身，这就是反常现象，说明病人的这个"身大热"是体内阴寒凝滞，逼阳气浮越于外所致，这个"热"就是外部的假热，而病机实质却是内有真寒。"骨髓"一词用得非常精确，"骨髓"在身体的最深处，这么用词是强调病变的实质在体内最深处。

病人身有大寒，反而还不愿穿衣盖被，身体裸露在外才感到好受一些，这也是反常现象，说明这个"身大寒"是体内阳热郁滞，不能透达于外所致，这个"寒"是外部的假寒，而病机实质是内有真热。

医者临证必须熟记并掌握运用此条的精神实质，明辨寒热真假，且不可犯"虚虚实实"之戒，如何辨别呢？

真寒假热、真热假寒容易混淆人们的视线，亦幻亦真，就像《红楼梦》中第一回的一副太虚幻境联中所说的那样："假作真时真亦假。"这是说世上的人将假的东西都当作真的了，真的东西反而把它当作假的了，中医治病如果也是这样，就会误治了。

病有错杂，证有真假，绝对要有一双火眼金睛，辨析清楚。不少疾病在发展的过程中，特别是在危重阶段，人体阴阳逆乱，寒热错杂，病证往往出现一些假象，掩盖疾病本质的真相，使医者真假莫辨，无从下手。

实际上，假象究竟和真象不同，只要有一定的理论功底，看病再耐心、细心和认真一点儿，仔细观察分辨，是能够透过现象抓住本质的。疾病中的假象多出现于四肢、头面、体表，而脏腑、气血、津液方面的变化多反映疾病的本质。正如明代医家张介宾在《景岳全书·传忠录》中所讲："寒热有真假者，阴证似阳，阳证似阴也。"

1. 真寒假热证的辨析

真寒假热：内有真寒而外见假热的证候，阴寒太盛，逼阳上越、外出而外现假热。多见于面色的改变，可见面红不是通红，也不是潮红，而是面红如妆的戴阳证（阴盛格阳，格阳于上），或游移不定；内有真寒，可见精神萎靡，形体倦怠，形寒肢冷，小便清长，大便稀溏，口虽渴，但喜热饮，饮量不多；身虽热，但喜近衣取暖；脉迟，或脉虽大，但无力，舌淡，舌苔白润或水滑。

真寒假热证产生机理是阴盛格阳，表热里寒，阴阳难以转化。格阳于上则面红，口渴；格阳于外则身热，脉大。

正如明代医家张介宾在《景岳全书·传忠录》中所论："盖阴极反能躁热，乃内寒而外热，即真寒假热也。假热者，水极似火也。凡病伤寒，或患杂证，有其素禀虚寒，偶感邪气而然者；有过于劳倦而致者；有过于酒色而致者；有过于七情而致者；有原非火证，以误服寒凉而致者，凡真热本发热，而假热亦发热，其证则亦为面赤躁烦，亦为大便不通，小便赤涩，或为气促咽喉肿痛，或为发热，脉见紧数等证。昧者见之，但认为热，妄投寒凉，下咽必毙。不知身虽有热而里寒格阳，或虚阳不敛者，多有此证。"

2. 真热假寒证的辨析

真热假寒：内有真热而外见假寒的证候，如身大热而四肢凉，感到很冷但却不愿意穿很厚的衣服或盖被子。内真热则可见身热恶热，但胸腹灼热，烦渴喜冷饮，咽干，小便短赤，大便燥结，脉数，或脉虽沉，但取之有力，舌红，苔黄而干燥少津。根据其阳热闭郁而致手足厥冷的特点，又把它叫作"阳厥"，也就是里实热至极时，大实会闭阻气机，阳盛格阴，出现一派寒象。正如《景岳全书·传忠录》中所说："阳极反能寒厥，乃内热而外寒，即真热假寒也。假寒者，火极似水也。凡伤寒热甚，失于汗下，以致阳邪亢极，郁伏于内，则邪自阳经传入阴分，故为身热发厥，神气昏沉，或时畏寒，状若阴证。"

四、传变征兆

《伤寒论》第4条："伤寒一日，太阳受之，脉若静者，为不传。颇欲吐，若躁烦，脉数急者，为传也。"

这一条就是根据脉证来辨识太阳病是否已经传变。

伤寒一日，就是说得了外感伤寒，风寒之邪在表，也就是发生了太阳病。由于个体差异，感邪的轻重，人体正气的强弱以及治疗是否正确等因素，有的人病情变化得慢，有的人病变发展得快，可以根据脉证来判断病邪是否有传经的可能性。

脉若静者，如果脉象比较平静，变化不是特别大，特别快，就是如病情初起时的一般浮紧或浮缓，病情比较稳定，脉证相符。说明邪轻浅而易解，病势还不重，不至于传入他经，所以为不传，经过对证治疗可以很快痊愈。如服用一点发汗药物，如轻症者可以用一点儿生姜葱白汤等，稍重些的有汗用桂枝汤，无汗用麻黄汤，外寒内饮用小青龙汤等，就会痊愈。

如果出现了恶心得较重，心中非常烦乱而总想呕吐，患者常主诉心里难受，光想干哕，这就是出现了柴胡证"心烦喜呕"的证候，那就是邪气传变到少阳了。

如果出现了躁烦，就是邪传到阳明了。阳明病的显著特征是痞、满、燥、烦、实，先谈谈燥、躁、烦这三个基本概念的意义。

燥，是有火的，比较干。《说文》："燥，干也。"《易·文言传》："火就燥。"《释名》："燥，焦也。"燥是客观的，有火热之象，就是干，缺少水分，如燥热、干燥。

躁，一般形容主观感受，有性急，不冷静之意。《说文》："躁，疾也。"

《管子·心术》:"躁者不静。"躁是主观的,有性急,不冷静之意,如躁动、躁狂、烦躁不安。

烦,从页,从火。从"页"表示与头部有关;从"火",表示发烧。"烦"本义为头痛发烧,有急躁,烦躁,烦闷之意。《说文》说:"烦,热头痛也。"烦指烦躁,如《素问·生气通天论》:"烦则喘喝。"烦指热,如《伤寒论·辨太阳病脉证并治》中说"伤寒发汗已解,半日许复烦",指内热心烦。如《杂病源流犀烛·烦躁健忘源流》说:"内热心烦曰烦。故烦者,但心中郁烦也。"

因为热邪传入阳明,为里阳证,人会燥热,并急躁,烦躁不安。胡希恕先生说:"躁者乱也,比烦更甚。"会感到口渴,在这些症状的基础上,脉又由浮紧变为数急,一般数者为热证,急是脉象更快,那就是太阳之邪传入阳明之征象。

第4条讲的一是太阳病传变的特征,二是不传。不传的标准是什么呢?

《伤寒论》第5条:"伤寒二三日,阳明少阳证不见者,为不传也。"这就是说,太阳病过了两三天(此为约略之词,指数日),如果要传到他经,必然会见到如第4条的一些征兆。如果没有发现传至少阳、阳明病的趋势或见证,即没有见到"颇欲吐,若躁烦,脉数急",既不见身热、汗自出、不恶寒反恶热、躁烦、口渴、脉大等阳明脉证,又不见口苦咽干、心烦喜呕、目眩、脉弦等少阳脉证等证候,那就是不传,仍然可以应用太阳病的方证来辨治。

本条的主要意义是提示医者辨证须灵活并紧扣病机,因为临床常见外感风寒如感冒、上呼吸道感染,病一两天就由表传里的,也有病了多日病邪仍在太阳而不传里的。总之,医生要详辨证候趋势,观其脉证,知传何经,随证治之。

五、随证施治

《伤寒论》第16条:"太阳病三日,已发汗,若吐、若下、若温针,仍不解者,此为坏病,桂枝不中与之也。观其脉证,知犯何逆,随证治之。"

这一条是教我们逐机施治的方法。

太阳病发病三天,已发汗,但汗不得法,不是微汗而是大汗,病没有解,又采用了吐，或下，或温针的方法，而病仍然不解，或病情恶化了，这时病邪就不在表了，形成坏病了。何谓坏病？柯韵伯言："坏病者，变证也。"就是原来的表证一误再误，不仅病证不愈，而且病情发生变化，病已不属于太阳病表证的范围，发生变证了，这就不可再用桂枝汤解表了。

太阳病变证的主要特点有三：一是由太阳病变化而来，但已不属于太阳表证。二是不属于传经之变，不能明确归入六经病本证。三是证候复杂，变化多端，变证之间不具有规律性的联系。

"观其脉证，知犯何逆，随证治之"，此话虽是针对太阳病误治而造成的变证或坏病而说的，但更重要的是此段话在临床上具有广泛的指导意义，是中医辨证论治全过程的基本原则，也是辨证论治的方法学。

这句话有两层含义，一是明白何种误治逆治之法所致；二是明白误治后病情的转归变化，是津血损伤过度而变为虚证，或病邪内陷而变为阳明病，或变为阴寒重证等。对于变证（坏病）的治疗，"观其脉证，知犯何逆"是辨识过程，"随证治之"则是施治过程。

"观其脉证"就是运用四诊手段，进一步收集汗、吐、下诸法治疗后已经发生了变化的具体病情资料，详细观察分析其临床表现和脉象，看其属于哪一经的病证。

"知犯何逆"就是见病知源，见证知机，运用中医相关理论与方法对四诊资料进行客观、科学的分析，进而察明已经发生了变化的这一新病证的病性、病位、病机的认知过程，并最终得出中医"证"的结论。在综合辨证依据，辨明病机后，随"机"应变，决定治法方药。

"随证治之"就是据证立法，审证察机，依机选方，因方施治的具体治疗过程。

临证中，医者唯有"观其脉证，知犯何逆，随证治之"，才能在动态中准确把握其病证变化之本质，也才能在治疗过程中真正做到随证察机，以机立法，方随法出，方证病机相应。正如明代伤寒学家方有执在《伤寒论条辨》中所说："即不可名以正名，则亦难出其正治。故但示人以随机应变之微旨，斯道之一贯，斯言尽之矣。"

对于"随证治之"，胡希恕先生总结得最为精当，他说："此四字体现了贯穿全书的辨证论治的精髓，不可轻看。从这里也可以看出，只要是呈现桂枝汤证者，就可以使用桂枝汤，不必一定是太阳中风证才可使用。"这里也提出了临证拓宽应用经方范围，以及圆机活法应用经方的思想。

六、辨机转方

《伤寒论》第 100 条："伤寒阳脉涩，阴脉弦，法当腹中急痛，先与小建中汤，不差者，小柴胡汤主之。"

这一条主要是通过"腹痛"一症，谈小建中汤与小柴胡汤病机转化而治的问题。

这个证是营卫（津）不足于外，津血不足于中，而痹阻不通于下，正所谓"邪高痛下"。

得了伤寒，阳脉涩，浮取脉气往来艰涩不畅，主津伤血痹；沉取脉气紧张，主气机阻滞和水饮内停，并主疼痛，涩脉与弦脉兼见，主气机不畅、津伤血痹不通而痛，兼夹水饮。

"阳脉涩"，为在表的卫津不足。"血弱气尽腠理开"，邪气入里，中焦胃气不振，三焦气机失畅，水谷不能化生输布津液，在表则卫津不足，在里则津虚血痹而腹中拘急疼痛。所以病机为中焦胃气虚、津液伤而表里津血俱虚，先以小建中汤建立中焦胃气，调和营卫阴阳，温通津血，使胃气津液得以荣养则表证得解，腹痛得愈。

"阴脉弦"，为在里（三焦）的气机阻滞和水饮内停。如果用小建中汤后腹痛未得彻底好转，还出现有柴胡证如呕等脉证，那就不是小建中汤证了，而是太阳中风表虚证之病邪入于少阳了。这种"腹中急痛"就是三焦气机郁滞，中焦胃虚不制下焦而水饮逆乱所致，正符合小柴胡汤证的"血弱气尽，腠理开，邪气因入，与正气相搏，结于胁下。正邪分争，往来寒热，休作有时，默默不欲饮食。脏腑相连，其痛必下，邪高痛下，故使呕也"的证机。所以再转用小柴胡汤，疏通表里三焦气机，养胃补津制下，调和气血津液，降逆化饮则腹痛自止。

这就是典型的辨证察机，随机转方的法度。

在这一条中，小建中汤证与小柴胡汤证的脉象是基本相同的。一是少阳病脉弦细；二是少阳病血弱气尽不充于外，也可见到阳脉涩。所以说，这个脉证既可见于小建中汤证，又可见于小柴胡汤证。因此，小柴胡汤也可以治疗腹痛。这就提示我们临证要详细明辨病证的转化细节。

七、表里治法

1. 里证不急者，先表后里

《伤寒论》第164条："伤寒大下后复发汗，心下痞，恶寒者，表未解也。不可攻痞，当先解表，表解乃可攻痞。解表宜桂枝汤，攻痞宜大黄黄连泻心汤。"

伤寒攻下后，表证未解，当先解表，今反大下，是为误治。表证误下，邪热内陷，结于心下而为痞。又复发汗，虽汗而表未解，仍恶寒，又伤耗了津液，出现了阳明里热而欲结为里实之证，此为有表复有里。在既有表证，又有里热实的情况下，必先解表，然后再治疗痞证。解表用桂枝汤微发其汗，表解后再予以大黄黄连泻心汤清热消痞。这个痞就是"心下痞，按之濡，其脉关上浮"这个痞证，是阳明的气结阳痞，用大黄黄连泻心汤。而太阴的气滞阴痞用半夏厚朴汤。大黄黄连泻心汤应有黄芩，黄芩也有散结的作用，但泡水不易泡出有效成分。

2. 里证危急者，先里后表

《伤寒论》第91条："伤寒医下之，续得下利清谷不止，身疼痛者，急当救里；后身疼痛，清便自调者，急当救表，救里宜四逆汤，救表宜桂枝汤。"

外感太阳伤寒，如果兼有里证的，应当先解表，表解后再治里证，这是常法。若表没解，是不能用攻下法的，用下法就是逆治。

如果误下，不但表证不解，而且邪会入于太阴，造成里虚寒证，出现下利不止，排泄出来的大便完谷不化，这个里证是比较重的，因为表没解还会有身疼痛的症状，这时是一个里虚寒盛而表还没解的证。但必须注意，这条的里证较重、较急，有阳虚欲脱的趋势，必须救阳为急，先温里而后解表。如果先用汗法来解表治疗身疼痛，就会加重伤津损阳，有亡阳之变，必须高度重视。

所以，对于既有表证又兼里证的，如果里证比较急重，就以急重的里证为先，救命要紧！

这一条为我们定下一个救命的法则：对于里虚损阴寒盛的危急重证，心中必须有一个定见——不论何种情况，首先救里为急！祛阴寒，回阳气而救里的最佳方子就是四逆汤。

一旦阳回，清便自调了，里证已经缓解，而仍有身疼痛的表证存在，这是里和而表未解。这时候就可以治疗表证了，用桂枝汤调和营卫，解肌（表）温中养津。

3. 表里同病者，表里同治

《伤寒论》第40条："伤寒表不解，心下有水气，干呕、发热而咳，或渴，或利，或噎，或小便不利、少腹满，或喘者，小青龙汤主之。"

这一条主要讲的就是表里同病的证治，太阳伤寒表实兼里有饮邪。

伤寒表不解，心下有水气。这就是说，外感风寒之邪侵袭了肌表，导致太阳伤寒表实证。这个证应当有发热恶寒，头痛身痛，无汗，脉浮紧等诸症存在。此病人素有体虚里寒，又得了太阳伤寒，内里的虚寒水饮也不化津液，就会停在心下，也就是胃脘的部位，外邪袭表多出现发热。用麻黄汤过汗解表，不但表不解，而且又因发汗后激动里水，出现了水邪所导致诸种证候。

这个"水气"，就是广义的痰饮之邪。大家都知道，痰饮（水）之为病，变化多端，临床表现可见咳、喘、悸、眩、呕、满、肿、痛八大症。

小青龙汤证就是表邪没有解，里有水饮之邪为患的证。

水饮内停，与风寒之邪相搏，冲逆于上焦的肺，会出现咳嗽，或喘息，痰量多而清稀色白；水饮聚于心下，表不解而里不透，中焦气机升降失职，水饮上逆会出现干呕；外有表邪会有发热。饮邪可随三焦气机的升降出入而变动不居，随停聚部位不同而造成各种病变，症状复杂，变幻多端，会出现一些或然证。

"或渴"，水饮为患，一般不渴，但水饮内停，不能化气生津，津液不滋就会口渴。但毕竟是寒饮为患，虽渴但不能多饮，且喜热饮。

"或利"，水饮多，趋于肠间就会下利。

"或噎"，水饮壅塞于肺胃的通道，阻碍气机就会有咽喉噎阻感。

"或小便不利，少腹满"，水饮聚于下焦，气化失职就会小便不利，气机不利就会小腹胀满。

总之，一切证候都与水饮内停有关，病机的关键就是外有风寒束表，里有虚寒水饮停于中、上焦。所以用辛温解表，温化水饮的小青龙汤来治疗。

小青龙汤证表里同病，还有一个条文，即《伤寒论》第41条："伤寒，心下有水气，咳而微喘，发热不渴，服汤已，渴者，此寒去欲解也，小青龙汤主之。"

这一条仍然是论述太阳伤寒兼内停水饮的，也是紧接着上一条讲的，上条说渴，而这一条说不渴，这一条的主要证候特点是不渴。这个渴与不渴可以作为判断疗效的一个指征。

"伤寒，心下有水气，咳而微喘，发热不渴"这是说外感风寒之邪不解，内有水饮停聚于心下，这个外邪与里饮相互搏结，凌犯上焦表位的肺，则出现咳而微喘。

发热仍是伤寒表证没解。外有表证，内有心下停饮，水饮为寒邪，可以渴，也可以不渴。

上一条说的是渴，是因为水饮停聚较重，不能化气升津液上滋而口渴。

这一条水饮停聚较轻，是寒饮不化，外邪并没有入里化热伤津，所以虽然发热但不渴，这个不渴，就是口干而不欲饮，也就是寒饮不化这个病机的临床常见的症状。

"服汤已，渴者，此寒去欲解也。"这一条的不渴也是小青龙汤证，而服用了小青龙汤后，出现了口渴。这个口渴不是病象，而是服用了温化寒饮的小青龙汤后，寒饮被温药所化，外寒解而里饮消，气化恢复趋于正常时，上焦一时的津液未及，所以会有口渴出现。

这个口渴是寒饮被阳气温化而产生的口渴，是药物有效，病势欲解的好现象，不是寒邪入里化热的趋势，我们临证必须细辨。

综上所述，对于这个渴与不渴，要辩证地看待：如果本来不渴，服药后出现了口渴，这是寒饮将去，病去欲解的一种征象；如果本来有口渴，服药后反而又不渴了，这是寒饮渐消，气化津生的征象。

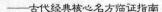

八、服药忌口

《伤寒论》第12条"桂枝汤"方后注中特别指出："禁生冷、黏滑、肉面、五辛、酒酪、臭恶等物。"这段话应当视为一个中药忌口的经典法则。关于服中药后忌口的法则，也是相当重要的，现在的不少医者对此已经不太重视了。这是张仲景在桂枝汤中的一个重要示例。

实际上，这个方后注的忌口法则，不能仅仅认为是指服"桂枝汤"后的禁忌，《伤寒论》和《金匮要略》上所有的方子服用时，甚或服用任何中药时，都应当遵循这个经典的忌口法则。

自古以来的中医治病开方后，都非常重视告知病人服药后要注意忌口，这个环节是密切关系着中药的疗效的。而现在的不少医生基本上就不重视向病人交代这个忌口法则了。服中药不遵守忌口法则，会使药物过偏，伤损胃气，甚或产生毒副作用等而影响药效。

忌口，实际上就是指治病服中药时的饮食禁忌。所谓"禁生冷、黏滑、肉面、五辛、酒酪、臭恶等物"，就是说在服用中药期间，应忌食一些影响疾病康复的食物：

（1）忌食比较生硬、油腻等难以消化的食物。如肉类、油脂及油煎、油炸的硬固食物等易加重脾胃负担，助湿生痰。

（2）忌食性味属于寒凉的食物，特别是各类寒性水果如西瓜、香蕉、柚子、梨等。这是因为一是患病后一般脾胃比较虚寒，服药期间吃这些水果会加重虚寒；二是这些水果甘味黏腻又可助湿；三是这些水果的寒凉偏性会打乱药方中药偏性的作用格局，影响药效。有人说我将水果加热吃总可以吧。加热也不行，因为这些水果的本性就是寒凉的，怎么加工也是这个偏性。自古以来，明白的中医看病开药都特别注重交代病人忌食水果之类的寒凉食品。

（3）忌食辛辣类食物，或辛热发散性食物，如小蒜、大蒜、韭菜、葱、辣椒、芸苔、酒等。

（4）忌食发物类食物。所谓"发"，即此类食物易于动风生痰助火，如鱼类、虾、蟹（特别是海鱼、海虾、海蟹），以及马肉、驴肉、狗肉、羊肉、猪头肉、动物内脏、动物乳类及其制品，腐败变质或具有特殊刺激性的食物等。病人服药期间吃这些食物，一是难以消化，伤损胃气；二是此类食物含有异体蛋白，易引起过敏反应，尤其是过敏性体质者更属于禁忌，临床曾多见吃海产品虾类出现过敏反应者，有的甚至很严重；三是多食会促生痰湿，导致疾病加重。

（5）忌喝茶叶，特别是浓茶。因为茶叶里含有鞣酸，与中药同服时会影响人体对中药中有效成分的吸收而降低疗效。

服中药为什么要忌食这些食物呢？

一是因为药食同源，中药来自于自然，且许多食物也有一定的药性。中医治病是以草木金石药物寒热温凉的不同属性，来治疗疾病的寒热虚实，纠正人体阴阳的偏盛偏衰。中药方剂药物寒热温凉的配比是有法度的，而服药期间如果再吃进一些有寒热偏性或发散性味的食物，会干扰中药在体内发挥纠正阴阳失衡的功效。

二是因为生病期间，往往脾胃功能比较虚弱，再食生冷油腻，将更伤人体的后天之本，影响胃气的充盛。有胃气则生，无胃气则危，胃气盛则有助于药力发挥作用，胃气损伤，非但不能运化饮食，而且不能运载药力，会导致病情加重或延缓疾病的康复。所以治病及饮食都要时时以固护胃气为第一要义。

三是一些荤腥食物，如鸡、羊、猪头肉、鱼、虾、蟹、蛋、牛奶等高蛋白食物，以及腐败变质或具有特殊刺激性的食物，都是俗话所说的"发物"，会诱发旧病宿疾，或加重病情。

张仲景在《伤寒论》桂枝汤方后注中不仅提出了这个"禁生冷、黏滑、肉面、五辛、酒酪、臭恶等物"的经典忌口法则，而且在论中很多方剂的服药注意事项里也都强调"如桂枝法"。这就是在反复谆谆地告诫我们在为病人开中药时一定要要求病人严格遵守忌口法则，只有遵守这个中药忌口的经典法则，服用中药才能达到预期的疗效。正如清代医家章杏云在《饮食辨录》中所说："病人饮食，藉以滋养胃气，宣行药力，故饮食得宜足为药饵之助，失宜则反与药饵为仇。"也就是说，服中药时，饮食得当，可以促使药效更好地发挥；如果饮食不当，反而会抵消药效或起到相反的作用，甚至产生严重的后果。

第二节 关于读经典

我们要敬畏古圣以及古圣所作的《内经》《伤寒杂病论》《本经》等经典。特别是《伤寒杂病论》这部活人之书，自诞生起已经达到巅峰，历经临证实践而学术生命不衰，是经得起历代临证实践检验的经典临床学术，是一千八百多年来历代医家将最佳临床证据、丰富的临床经验和患者的具体情况这三大要素紧密结合在一起的最安全、最有效的循证医学。

汉代以后的中医大家，没有不精通《伤寒杂病论》者。历代各大学术流派，如金元四大家以及明清的温补学派、温病学派等学术流派学术思想的创立，无不受到《伤寒杂病论》的启迪，后世所创方药，大都是在经方的基础上加减化裁、并经临证实践确有实效者。实践证明，不懂《伤寒论》，则难以成就中医名家或明白医，难以治疗沉疴大症（证），这可以说是中医界的共识。正如清代医家徐灵胎在《慎疾刍言》中所说："一切道术，必有本源，未有目不睹汉唐以前之书，徒记时尚之药数种，而可为医者。"

《内经》《伤寒杂病论》等中医经典学术，可以说一诞生就臻于完善，后世难以超越，这也充分证明了我们中华传统文化、哲学思维及科学思辨的大智慧和超前意识。对于中医经典理法和技能，我们只能努力地去传承并深入地学习、研究、思考和应用。在对《伤寒杂病论》的学习和实践中，可以有各种的理解和解读，但这种理解和解读应尽可能契合张仲景临证的原创思维，目前是不太可能去奢谈什么"创新"的。而后世医家贤哲对经典解读的独特观点或学说，我们应当在临证实践中去不断验证、发展、完善和创新，这种发展、完善和创新要基于经典，学术观点的阐述也要尽可能贴近仲景的思辨，这是我们作为仲景传人的担当和责任。

目前，从国家层面到地方层面各级领导都在重视中医、发展中医，大家倍受鼓舞、欢呼雀跃，认为中医的春天来到了。但我认为不然，现在这只是中医发展大环境的春天来到了，而中医的整体学术水平仍然不容乐观，中医的理论、临床学术（道术）层面还是后继乏人、后继乏术，仍然是处于严冬。

我曾与一位大学教授探讨过中医现状的问题，这位教授也对中医目前的教育体系、方法以及中医临床现状有比较犀利的看法，忧心忡忡但又无可奈何。他认为，对于中医人的培养，最好的时间是在大学本科阶段，而我们现在这个培养体系，本科五年是培养不出来中医经典思维的。中医的大学教育为什么本科五年培养的学生毕业之后，中医的辨证思维建立不起来呢？这是一个很奇怪的问题，任何一个行业，在大学四年、五年都能建立起本行业的思维，而我们中医这个学术思维却建立不起来，这是很难想象的，而唯独中医是这样。目前中医的状况就是在上层有点儿虚火上炎，在下边儿有些杂草丛生。他认为，上面的一些领导总爱将过多的精力放在搞那些高大上的科研项目等方面，经费绝大多数都用到科研项目上，科研项目也出来了不少，但是呢，中医的水平却越来越差，这是值得我们反思的。而下面的有些人却打着中医的旗号瞎忽悠，挣大钱。而真正提升临床看病水平、看病的疗效这个最根本的核心问题却没多少人去关注。如果中医真正的思维和临床疗效问题都解决不了，只是在那里坐而论道，搞一些虚的、形而上的东西，这就叫皮之不存，毛将安附。

对这位教授的看法，我很有同感，中医目前的确是有些人好大喜功，弄虚作假，而基层有些人又鱼龙混杂，良莠不齐，如此下去，中医的前途堪忧。

纵观目前中医队伍的学术水平，是不尽如人意的。不少中医治病不明阴阳，不辨虚实，开方没有法度，滥加药，滥合方，动辄几十味药堆满处方，章法不明，诸药杂陈，甚至多有按西医思路来开中药者，如此疗效岂能不滑坡？

现在的状况是，真正会看病的明白中医不多了，鱼龙混杂、滥竽充数、靠包装、靠虚名、靠自封某"大师"、某什么"神"而忽悠百姓者大有人在。很多患者不论是外感还是内伤杂病，基本上都是首选西医，实在是没办法了，多方求医、百般治疗确实治不好了，才去找中医试试，碰碰运气，但对中医并不抱多大的希望。因为以他们的求医经历来看，有病找西医治不好，但找中医也不靠谱，有些人甚至千里迢迢，花费不菲去各大城市找某些名中医、名老中医、某大师、某名师等去求治，结果是一次次地背回一大袋子几十剂甚至上百剂的中药，不仅无效，而且愈治愈重。所以不少患者对中医很是失望，多有感叹：现在的好中医真是难找呀！

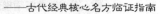
我记不清曾在哪篇文章里看到过一位中医老前辈的感叹："中医最大的危机是后继无人。也许不出 50 年，中医不需要被别人取消，就会自动退出历史舞台。"对此，我深有同感。中医后继无人，实际上是说后继古经典的明白医乏人。因为，现今《伤寒论》《金匮要略》等"济苍生，安黎元"造福人类的经典并没有被充分重视，中医不读或不深入读古圣经典，临证不用或不会用经典名方的法度思辨，造成了辨证施治思维的弱化和缺失，这也是当今中医西化、退化及经典中医后继乏人的根源。

当然，中医不是不能学习西医的。西医是随着现代科技的发展而发展的，目前是主流医学。中医师学习和掌握一些西医理论知识和技能，一是可以为我所用，将西医的现代检查、诊断方法和结果作为中医辨证察机的延伸；二是不至于将有些比较凶险的病症误诊、误治。但我们在学西医的前提下，一定要首先有中医的理论自信、学术自信和道路自信，因为有不少中医师自己就不相信中医，贬低中医，怎么能潜心深入钻研中医呢？我们不能为学用西医而抛弃中医经典学术，望、闻、问、切不懂也不用了，开中药方也掺杂西医理论，那就本末倒置了。作为一名中医师，中医古代经典是根基，不断夯实这个根基是非常必要的。

目前很多中医师比较浮躁，不是潜下心来研读、思考和感悟古代中医经典，总想走捷径，想寻求某个热门流派而包打天下，想觅到几个百病皆治的秘方来笑傲江湖。殊不知"包打天下"的能力、"百病皆治"的秘方应来自于中医经典《内经》《伤寒杂病论》，来自于我们下功夫苦修、苦读经典，勤临证，多思考，多汲取教训，多总结经验，并不是学了几个方子、肤浅地听了几个所谓"绝招"就能够达到的。学习方药的关键在于掌握应用方药的法度，而不是只学一点别人一张方子能治疗多少多少病的经验。靠别人的经验治病是学习中医的障碍，靠理法治病，才能使你的中医路越走越宽。

我对《伤寒论》《金匮要略》经方医学的学习、研究和应用，曾历经了一个艰辛和困惑的过程，自从接触到胡希恕先生的"六经八纲方证辨证"学说后，打开了我的经方学用思路，转变了我的很多观念，临床疗效也大为提升，真切地感受到胡希恕先生的学说是步入《伤寒》之门并登堂入室的方便法门。但随着学习和实践的深入，感到还有一定的困惑和瓶颈，须完善和发展。

对于任何先贤有关《伤寒论》的解读，我除了景仰他们的睿智，深入学习和体悟他们的学术思辨内涵外，也感到有责任完善和创新一些思路，以使经方辨治更加精准，更加有效而造福于民众。因为医学是一门护卫人的生命的崇高事业，人命至重，关乎天，重于山，护卫生命的学问必须要不断地学习、求索和发展，臻于至善。

我在读经典、实践《伤寒》经方医学的过程中，力求做到一门深入，"知行合一"。首先深入读书，心中领会，然后验证于临床，心解力行，融会贯通。正如古人所说，"学不心解，则忘之易"（《礼记·学记》，"是以古之圣人，终其身于问学之场焉，讲习讨论，心解力行"（明代思想家李贽《答耿中丞论淡书》），"只说一个知，已自有行在；只说一个行，已自有知在"（《传习录·卷上》，明代著名的思想家王阳明著）。道理与实行其事，是密不可分的。

不论临证还是讲学，我都以严谨认真的治学态度立身，凭良心立命，知行合一，精益求精，止于至善。

第三节　关于经方和时方

一、经方溯源与经方辨治法度

"经方"一词最早见于东汉班固《汉书·艺文志》。《汉书·艺文志·方技略》中记载有方技四类：一曰医经，二曰经方，三曰房中，四曰神仙。

广义的"经方"与医经、房中、神仙为同一层次的医学体系，并非仅指某个药方。

《汉书·艺文志》记载有"医经七家"和"经方十一家"。

经方十一家，代表著作有：《五藏六府痹十二病方》《五藏六府疝十六病方》《五藏六府瘅十二病方》《风寒热十六病方》《泰始黄帝扁鹊俞跗方》《五藏伤中十一病方》《客疾五藏狂颠病方》《金疮疭瘛方》《妇女婴儿方》《汤液经法》《神农黄帝食禁》等，共二百七十四卷。这些书籍因年代久远，大多已经佚失。

《汉书·艺文志》论述经方时的一段话："经方者，本草石之寒温，量疾病之浅深，假药味之滋，因气感之宜，辨五苦六辛，致水火之齐，以通闭解结，反之于平。及失其宜者，以热益热，以寒增寒，精气内伤，不见于外，是所独失也，故谚曰'有病不治，常得中医'。"

这段话的基本含义为：经方是根据草木金石药物寒热温凉的不同属性，测度病位的深浅，凭借药物的性味功能，顺应病机的层次及于自然气候感应适宜的情况，分辨药石的性味不同，组成交济水火的方剂，以疏通郁闭，解散瘀结，使机体恢复平衡中和的状态。

如果辨证失误，治方失宜，用热药来治热证，用寒药来治寒证，虽然对机体的危害还没有外在的表现，但体内的精气已经受到损伤了，阴阳已经失去中和平衡了，这是失于误治。

这段话中最后的"有病不治，常得中医"一语，是经方治病的关键所在。经方治病的目的就是"反之于平"，而要达到这个目的，关键就在于"中医"二字。

我认为，"有病不治，常得中医"这句话，实际上蕴含着经方辨治的精髓所在。这里的"中医"不是指人，而指的是一种状态，是经方治病所应当达到的一种中和平衡的状态。

这句话确切的含义应当是，有病被庸医用药"失其宜"，误治到了"不治""难治"等地步，也就是治成了"坏病"了，病情已经很危重或缠绵难愈，难以治好了，这时就须以经方来"通闭解结，反之于平"，使机体达到一种"中医"的阴阳动态平衡的状态。

经方是以草木金石药物的偏性治病的，治病的法度就是辨证明确，勿"失其宜"，使机体达到一个动态的阴阳中和状态。

经方治病的法度就是审证察机明确，勿"失其宜"，"通闭解结，反之于平"

《伤寒论》经方学术辨治法度就处处体现了损有余而补不足，扶正祛邪，祛邪扶正，致力于"反之于平"，使机体"常得中医"，即阴阳中和平衡状态的辨治理念。

如《伤寒论》第95条："太阳病，发热汗出者，此为荣弱卫强，故使汗出，欲救邪风者，宜桂枝汤。"

人体正常时荣行脉中，卫行脉外，荣卫处于中和的状态。而患太阳中风证时，荣卫便会失和而为病：风寒之邪外袭，卫津大量趋表抗邪，病邪盛，阻碍卫津的运行，此乃卫强；荣气与卫津失于谐和，就会汗出，此乃荣弱。

总之，就是荣卫失却中和了，这时就要用桂枝汤使机体"微似有汗"，以助卫津发表祛邪，邪风去则卫津复与荣气中和同步，达到一种"中医"的状态，则诸症悉除。

再如四逆汤证的三阴虚寒，法当寒则温之；承气汤证的里实热伤津，法当热实则泻之；小柴胡汤证的三焦不利，表里阴阳不通，法当和解表里，疏利三焦；半夏泻心汤证寒热错杂、水热互结成痞，法当寒温并用，和中降逆消痞等，都是以经方来纠正阴阳的偏盛偏衰，促进中和而愈病的。

二、广义经方和狭义经方

我认为，经方应分广义经方和狭义经方：

广义的经方指经方医学体系，即经方医学。

狭义的经方指具体的经方方剂，如桂枝汤、小柴胡汤、四逆汤等。

经方医学体系以《伤寒杂病论》《汤液经法》《胎胪药录》《本经》等经典为代表。

张仲景对经方医学的伟大贡献在于著《伤寒杂病论》，建立了三阴三阳六病辨治大法，这是伤寒大论的理论核心，是中医临床学术的理论根基。

《伤寒杂病论》问世之后，很多医家奉为至宝，汉魏晋时代曾在民间广为流传，至隋唐以后，因战乱曾佚失一部分，便由公开流传转为家传秘授，以至于孙思邈着《备急千金要方》时感叹"江南诸师秘仲景要方不传"（《备急千金要方·卷第九伤寒上》)，一直到晚年写《千金翼方》时才得以基本搜录全《伤寒论》的经方而补录于书中。

经方除《伤寒论》和《金匮要略》所记载的方子外，还应当包括下列医著中的方子：

一是西晋医家王叔和的《脉经》。

《脉经》集汉以前脉学之大成，取《内经》《难经》以及张仲景、华佗等有关论述，分门阐述晋以前大量的有关诊脉方法、脉象病理、脉诊意义等方面的资料。更重要的是，书中记载了张仲景《伤寒论》《金匮要略》中几乎全部内容。

二是唐代医家孙思邈的《备急千金要方》《千金翼方》。

三是唐代医家王焘的《外台秘要》。

四是南北朝宋齐间医家陈延之的《小品方》。

《小品方》12卷，为隋唐前的重要方书，其中收录不少汉魏、两晋的医方，内外妇儿、金创急救、汤药针灸等俱全，内容丰富，但原书已佚，佚方保存于《备急千金要方》《外台秘要》《诸病源候论》《太平圣惠方》《医心方》中，其中很多都是仲景经方。唐代曾将《小品方》与《伤寒论》相提并论，规定为医者的必修之书。

这些论据都可以从北宋官员高保衡、林亿等校定《备急千金要方后序》所说中得知："臣尝读《唐令》，见其制，为医者皆习张仲景《伤寒》，陈延之《小品》。张仲景书今尚存于世，得以迹其为法，莫不有起死之功焉。以类推之，则《小品》亦仲景之比也，常痛其遗逸无余。及观陶隐居《百一方》，王焘《外台秘要》，多显方之所由来。乃得反复二书，究寻于《千金方》中，则仲景之法十居其二三，《小品》十居其五六。粹乎哉！孙真人之为书也！既备有《汉志》四种之事，又兼载《唐令》二家之学，其术精而博，其道深而通。以今知古，由后视今，信其百世可行之法也。"

朝鲜、日本两国也曾将《伤寒论》与《小品方》列为医学生的必修之课。

五是深僧师的《深师方》。

深僧师为南北朝时宋齐间著名医家、僧人，著《深师方》（《僧深药方》），原书已佚，佚方保存于《备急千金要方》《外台秘要》《医心方》中。

六是日本汉方医家丹波康赖的《医心方》。

《医心方》是日本皇汉医学重要著作。不仅汇集了许多中国已经失传的珍贵文献，如《黄帝内经明堂》《小品方》等临证各科的经典名方、经验秘方，还记载了房中养生、服食辟谷、本草食疗、针灸按摩等中医养生方法方药，是一部失而复得的中华医药集大成之作，也是日本的国宝。

中医经典著作除《伤寒论》《金匮要略》外，国内外中医专家学者还非常关注四部中医著作，就是《千金要方》《千金翼方》《外台秘要》《医心方》。

三、《伤寒杂病论》经方是足堪师法的经典名方

《伤寒杂病论》经方组方谨严，配比合理，可以说每一首经方都是经过了张仲景临证验证确有疗效的，否则是很难写出如此思路缜密而又圆机活法的经方及用方法度的。

这些方子又经过历代医家或医者的亲身验证，的确是药简效宏，出神入化，针对性强，可重复性强，历经千年而疗效不衰。不论是什么时代，不论是什么病，只要出现相应的方证，这些经方一字不改，照样效如桴鼓。

对于这些经方，清代医家徐大椿在《医学源流论》中曾给予了高度评价："圣人历代相传之经方，仲景间有随证加减之法，其治病无不精切周到，无一毫游移参错之处，实能洞见本源，审查毫末，故所投必效，如桴鼓之相应，真乃医方之经也。"

经方是以《伤寒论》六经（病）理法为指导，以方药直指病证靶点为主旨的脉证病机相应的辨治方法，这就是经方医学。

而与经方医学相对应的就是医经医学，医经医学是以《内经》为理论根基，医经医学及其后世流派所创制的方子为时方，时方多是唐宋以降的医家所创制的方子。

时方主要是以《内经》为宗旨，以病因病机学说，脏腑经络等辨证为指导的理法方药。

实际上，大多数时方的核心方干都是源于《伤寒论》《金匮要略》经方的，如逍遥散核心方干为《伤寒论》四逆散；四物汤核心方干为《金匮要略》芎归胶艾汤；六味地黄丸核心方干源于《金匮要略》八味肾气丸；温胆汤的核心方干为《金匮要略》的小半夏加茯苓汤……这都是是历代医家在经方的基础上依据病因病机、证候演变创制而成的，时方如果真正用好了，也是一代实力派临

床大家。所以我们学经方，绝不能排斥时方，经方和一些著名的时方都属于经典名方的范畴，可以在辨证施治的前提下相辅相成、圆通应用，一切以临床疗效作为判定的标准。

现在的一些医生开方不见法度，废医存药，别说用经方了，真正用中医辨证论治的思维来开时方的也不多见了。会开经典"方"者不多，而能开大堆"药"者多见。

不论是经方还是时方，都是中医治病辨证察机后最终需要使用的武器，每一张经典名方，都是经过历代医家长期应用并证明确有疗效的，体现了古人整体辨证思维的智慧。

"方"不仅有方法、时间之意，更有道、法之意。《礼·乐记》："乐行而民乡方。"郑玄注："方，犹道也。"《康熙字典》说："又道也。"

中医的"方"，是在单味药治病的基础上逐渐完善的，各药的四气五味、升降浮沉巧妙地配合，能达到互相协同和制约毒副作用的效果，是一种调和人体阴阳的方法，是一种宏观的、动态的调控整体时间、方位的道术法则。中医以方来协调人身整体阴阳以愈病，治病就是开方，所以古有"药有个性之特长，方有合群之妙用"之说。

"方"中不论药物多少，但配伍原则是严谨的，是在辨证的基础上确定的，是有法度的，中医的这个有辨证有理法的处方过程就是"开方"，而不叫"开药"。开"药"，大多数是没有法度的药物堆积。

常听中医说"我给您开个方吧"，而西医常说"我给您开点儿药吧"。中医开方是从人的整体生命机能的动态变化过程着手，来调控人整体层次的阴阳平衡，所以治病就是开方；西医开药是以理化指标定位药理成分，以这些药的有效成分来指导治疗人体的局部病变，所以治病就是开药。

现在一些中医开中药已经失去了"方"的道术法度，也像西医一样思维，治病也按西医生理、生化、病理指标表示中药的功效，抛弃中药鲜活的自然之性而只看重中药的有效成分。这种所开的"方"，是被完全西化了的中药。

如开药时，见一个症加一味药，见一个病加一味药，如病人头痛，就加上川芎、藁本、白芷等；头晕就加上天麻、钩藤等；失眠就加上酸枣仁、柏子仁、夜交藤、朱砂等；腰痛就加上杜仲、川断等；胸痛就加上丹参、红花等。

小小的一张处方中堆满了几十味药物，药方芜杂，没有法度。因此有人调侃说，这样的方子哪儿是治病的，纯粹是卖药的。

还有中医阴阳不明，凭想当然辨治，见腰痛、耳鸣、阳痿、早泄等就说是肾虚，大量堆积补肾的药；见咽痛、牙痛、口腔溃疡就说是上火，大量开清热泻火的药，等等。

还多见有以西医思维来开中药的，西医说要抗菌消炎治疗，就清热解毒药物堆积；西医说要改善血液循环，就活血化瘀中药罗列；西医说要治疗高血压病，就大开特开平肝潜阳、平肝息风药，等等。中医治病不讲理法方药，辨证施治，而也是"药理作用"和"有效成分"云云。

这种中、西医思路不清的处方，这样以方套病，废中医思辨而牵强附会于西医理论的治疗，实在是一种思维的懒惰，心态的浮躁，学术的退化。这样的方子能有多少疗效呢？我想，不少中医都是心知肚明的。

这些都缘于一些中医不读《伤寒论》等经典，没打牢中医的根基，造成了辨证论治思维的弱化和缺失，这也是当今中医西化、中医处于衰落状态的因素之一。

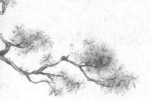

第三章
三阴三阳六法明　脉证病机须辨清

第一节　《伤寒论》三阴三阳排序及状态

三阳病从表到里及半表半里的排序状态为：太阳（三阳）、阳明（二阳）、少阳（一阳）。

太阳、阳明皆属阳（热），少阳为半阴半阳偏于阳（热）。

三阴病从里到表及半表半里的排序状态为：太阴（三阴）、少阴（二阴）、厥阴（一阴）。

少阴、太阴皆属阴（寒），厥阴为半阴半阳偏于阴（寒）。

第二节　太阳病基本属性

病位（病邪反应的部位）：太阳病是三阳之表病（证）系统，病邪所反应的病位为三阳之表，表指的是人体肌腠皮毛、四肢百骸及上焦。

不论是外邪袭表、束表，还是内伤病证变化而症状反映于表位，病机属于阳热脉证的病证，皆从太阳表证来论治。

病性（病理属性）：太阳病（证）性质属于热。此"热"为"阳"的属性，所以称太阳病为表阳热病，这个热指的是太阳的卫气津液充足（正气盛）趋表抗邪，而不是阳明的邪热盛。

病态（病理状态）：属于在表的实证。此"实"，是卫气津液聚集抗邪，正邪充实或相对充实、交争较剧的证候表现。

太阳病提纲证：《伤寒论》第1条："太阳之为病，脉浮，头项强痛而恶寒。"

太阳病特征：主表而统营卫（津）。证见恶风或恶寒发热，有汗或无汗，头项强痛，身痛、腰痛、骨节疼痛等症状。

太阳病病机：外邪犯表（或无外邪而内伤证变反应于表），营卫失和。

太阳病核心病机：卫表郁滞。

太阳病治法：辛温解表，汗法。

第三节　阳明病基本属性

病位：阳明病病位是三阳之里，病邪所反应的病位为三阳之里，里指的是"胃家"，即人体的胃（肠）系统。胡希恕先生说："阳明病，即里阳证，病邪充实于胃肠。"（《胡希恕讲伤寒杂病论》）

"胃家"的含义有二：

一是泛指胃肠。《灵枢·本输》篇说："大肠、小肠，皆属于胃。"由此可知，古人将运化食物的整个系统统称为"胃家"。

二是指五脏六腑的"腑"。腑包括胆、胃、大肠、小肠、膀胱、三焦。

"腑"，还当涵盖"奇恒之腑"，即脑、髓、骨、脉、胆、女子胞。特别是"奇恒之腑"中的脑、髓与阳明病的关系密切。

脑，又名"髓海"，居于头颅内。《灵枢·海论》说："脑为髓之海。"《素问·五脏生成》说："诸髓者，皆属于脑。"李时珍在《本草纲目》中说："脑为元神之府。"这些都说明脑是精髓和神明汇聚生发之所，支配神经意识思维活动。

阳明病承气汤证中的"谵语""发不识人，循衣摸床，惕而不安，微喘直视"，以及桃核承气汤证中的"其人如狂"等证候，都与阳明热盛，脑之元神意识不清有关。

病性：阳明病（证）性质属于热，为"阳"的属性，所以称阳明病为里阳热病，这个热指的是阳明的邪热内盛。

病态：属于在里的实证。此"实"为邪实，是里热津伤燥结，出现身热、汗自出、不恶寒反恶热的阳明外证，或燥烦满实大便难等阳明里实证。

阳明病提纲证：《伤寒论》第 180 条："阳明之为病，胃家实是也。"

阳明病特征：主胃家而统气津。

阳明病病机：里热亢盛，热盛津伤，热实内结，阻滞气机。

阳明病的核心病机：实热伤津。

阳明病治法：热者寒之，故用清法、下法。

第四节　少阳病基本属性

病位：少阳病为半表半里阳病（证）。病邪所反应的病位为太阳阳明之间，太阳为表，阳明为里，少阳为半表半里，调和太阳与阳明，其证属于"半在里半在外"（《伤寒论》第 148 条）的阳证。

病性：属于半寒热偏于热。寒热往来，休作有时。

病态：属于半虚实而偏于实。少阳病主要是外感病（证）或内伤杂病（证）发展变化或传变过程中呈现的一种里热不太盛，正气不太虚的格局。

少阳病提纲证：《伤寒论》第 263 条："少阳之为病，口苦，咽干，目眩也。"

少阳病特征：主胃气、表里、三焦而统气津。立极于胃气，处主腠理，内主三焦，正邪分争于半表半里。证见口苦，咽干，目眩。往来寒热，胸胁苦满，默默不欲饮食，心烦喜呕。脉弦细。

少阳病病机：表里、三焦胃气不和，气机不利。

少阳病的核心病机：胃气不和，津液不布而表里、三焦气机不利。

少阳病治法：和法。

第五节　太阴病基本属性

病位：太阴病为里阴证。病邪所反应的病位为三阴之里。

病性：属于阴（寒）。

病态：属于虚。

太阴病提纲证：《伤寒论》第273条："太阴之为病，腹满而吐，食不下，自利益甚，时腹自痛。若下之，必胸下结硬。"

太阴病特征：主里虚脏寒而统气血。证见虚寒、畏寒无热，腹满而吐，食不下，自利益甚或溏泻不爽，时腹自痛，自利不渴。脉沉等。

太阴病病机：胃气弱，里虚寒盛，寒凝气滞，寒湿（饮）内盛。

太阴病的核心病机：中焦里虚寒饮（湿）盛。

太阴病治法：寒者热之，温法（温里散寒化饮）。

第六节　少阴病基本属性

病位：少阴病是三阴的表病。病邪所反应的病位在三阴之表，为表阴证。

病性：属于阴（寒）。

病态：属于虚。

少阴病提纲证：《伤寒论》第281条："少阴之为病，脉微细，但欲寐也。"

少阴病特征：主津虚营弱而统阴阳。证见脉微细，但欲寐，欲吐不吐，心烦，自利而口渴，引水自救但喜热饮。下焦虚有寒，如腰腹冷痛，小便色白，心痛，无汗或有汗，无热或无大热，畏寒怕冷，咽痛，颈项痛，或肩背痛，或四肢逆冷疼痛。

少阴病特殊性：三阴在里，相对于三阳，少阴本证实质属里证。少阴病有双重身份——少阴表证和少阴里证。

少阴病从脏腑论为脏，从三焦论为下焦，本于下焦真阳，所以少阴亦主心肾：心为上焦表之里位，肾为下焦里之表位。

心阳、心阴位于上焦表而既济于下焦之里，为表中之里位、里用，可理解为阳之里。

真阳、真阴位于下焦里而发用于上焦之表，为里中之表位、表用，可理解为阴之表。

少阴病病机：表虚寒，里虚寒，阳虚（真阳），或阳（真阳）衰，戴阳，机能沉衰。

少阴病的核心病机：真阳虚衰，表里寒盛，津虚营弱。

少阴病治法：寒者热之，温法（扶阳解表，温化寒饮）。

第七节　厥阴病基本属性

病位：厥阴病是三阴的半表半里阴病（证），病邪所反应的病位在三阴之半表半里，太阴少阴之间，太阴为里，少阴为表。厥阴为半表半里，调和太阴与少阴，并通过少阳沟通太阳阳明而调和全身阴阳。

病性：属于半寒热偏于寒。厥热往复。

病态：属于半虚实而偏于虚。厥阴病主要是外感病（证）或内伤杂病（证）发展变化或传变过程中呈现的一种半寒热，半虚实，寒热错杂的格局。

厥阴病提纲证：《伤寒论》第326条："消渴，气上撞心，心中疼热，饥而不欲食，食则吐蛔，下之利不止。"

厥阴病特征：主阴阳而统寒热。证见寒热错杂，厥热往复，四肢逆冷，或厥逆，消渴，气上撞心，心中疼热，饥而不欲食，食则呕吐，手足逆冷，下利或便秘，呕吐，腹满或腹痛，肢冷，乏力，胸胁满，心下满，胸胁满微结，或胸胁胀痛，呃逆，泛酸，口腔咽喉或外阴溃疡疼痛等。

厥阴病辨识要点：《伤寒论》第 337 条："凡厥者，阴阳气不相顺接便为厥，厥者，手足逆冷者是也。"

厥阴乃绝阴就阳之意，两阴交尽，阴之极而就阳，极而逆，逆则厥，其病多自下而上，处于阴尽阳生、阴极生阳之节点。

厥阴者，绝阴也，即阴阳不交通，营血不交通，表里、三焦不能通或不和，水火互结不通、不运，阴阳气极升降逆反。厥阴病在两阴之间，有太阴病、少阴病证候，因为还与三阳沟通，阴极生阳，所以还有三阳病的部分证候。

所以，阴阳合病，即寒热错杂（上下寒热，表里寒热）虚实夹杂、阴阳不和、不通者，皆属于厥阴病。

胡希恕先生说："阳的经脉指动脉；阴的经脉指静脉；阴阳气（动静脉血）不相顺接指动静脉血不沟通，衔接中断，由外往里往上逆冷。"（《胡希恕伤寒论讲座》）

厥阴病病机：寒热错杂（上热下寒多见），虚实夹杂，阴阳不通，营血不通，表里、三焦不通或不和，水火不通。

厥阴病的核心病机：阴阳气不相顺接，表里阴阳营卫不和，三焦水热互结、气机逆乱。

厥阴病治法：表里、阴阳气血同调（表里兼顾，寒热并治，补泻兼施）。

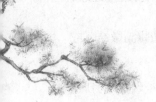

第四章
读书贵在多思考 条分缕析解疑难

第一节 关于太阳、少阴属于表的理解

有医生问我，按照胡老的观点，太阳病是表证，少阴病也是表证，这样一来，表证概念不就模糊不清了吗？六经中每一经所涵盖的内容应该是唯一的，哪有双重的表证？不理解。

我认为，太阳、少阴都为表证，这是胡希恕先生独特的学术思想之一，这也是胡老借鉴了近代陈逊斋（《伤寒论改正并注》）、恽铁樵（《伤寒论研究》）与日本汉方医家丹波元坚（《伤寒论述义》）等伤寒医家的一些学术观点而提出的，而且非常符合临证，不然很难解释少阴伤寒证可以用麻黄、少阴中风证可以用桂枝等问题。

太阳少阴都属于表，病位同，而病性病态不同，前者脉证表现属于阳的表证（表阳证），后者脉证表现属于阴的表证（表阴证）。为什么呢？人身生理为阴阳之体，病理也是阴阳互见。在表的病证，或表现为阳（热）证，或表现为阴（寒）证，二者只具备其一，这也是唯一的，只不过性质不同。

所以，表证发汗，表阳（热）证可用麻黄剂、桂枝剂辛温散寒解表；表阴（寒）证也可适当用麻黄剂、桂枝剂，但必须加附子等辛热药物，助阳振奋机能而祛寒解表，如桂枝加附子汤、麻黄附子甘草汤、麻黄附子细辛汤等。

但少阴病虽然为表，病邪反应于三阴的表位，但相对于三阳，三阴在里，少阴证的实质还是属于里证的。所以，少阴病有特殊性，是一个有着双重身份的病证，表、里证兼而有之。正如日本江户时代的汉方学家丹波元坚在《伤寒论述义》中所说："少阴病者，表里虚寒证是也。有直中焉，有传变焉，是故有专于表者，有专于里者，然至其重，则俱无不涉表里矣。直中者，所谓发于阴者也，其人阳气素衰，邪气之中，不能相抗，为其所夺，直为虚寒者矣，而有轻重之分。盖里未甚衰，表专虚寒者，邪气相得，以稽留表，故犹有发热，此病为轻，如麻黄附子细辛甘草二汤证是也。表里径为虚寒，该所谓无热恶寒者，此病为重，如附子汤证是也。"

这段话就指出了少阴病既有表证，也有里证的双重特性，病性为虚寒，并且阐明了表证病轻而里证病重的方证区别。

由此可知，胡希恕先生的少阴病定性定位理念与这些伤寒研究大家的六经定性定位学说是一脉相承的。

第二节 关于厥阴病的理解

厥阴病，自古以来被称为"千古疑案"，很难理解，也是不少人学用《伤寒论》经方的瓶颈。关于厥阴病与少阳病相对，都属于半表半里证，前者为半表半里阴证，后者为半表半里阳证，这也是胡希恕先生独特的学术观点之一，非常契合临证实践。但在阐述厥阴病基本概念意义等内涵上，不少医者还是不太明白。

《伤寒论》第337条说："凡厥者，阴阳气不相顺接便为厥，厥者，手足逆冷者是也。"

我认为，理解厥阴病的关键要素就是阴阳（寒热）不和、不通（结）而逆乱。

阴、阳在人体含义很广，生理上为营卫气血功能，病理上为营卫气血不通、不和而寒热错杂，虚实夹杂，表里不和，三焦不和，气机升降逆乱等。

清代医家高士宗《素问直解》说："厥,犹逆也。经脉之血,皮毛之气,不相顺接而厥逆也。"说明阴阳气血不顺接、不通、逆乱皆可致厥逆。

厥阴的生理作用为沟通表里上下,接续阴阳。厥阴为一阴,地位非常特殊,厥阴者,绝阴也,阴气最少,处于阴尽阳生(阴极生阳)的阶段。《素问·阴阳类论》称之为"一阴为独使",也就是说,厥阴像使者一样,沟通太阴和少阴,又通过与少阳沟通而联系太阳和阳明。

厥阴病是外感病(证)或内伤杂病(证)发展变化或传变过程中呈现的半寒半热、半虚半实、寒热错杂互结而不通的格局,表里上下不和,阴阳不通;整体阴阳气血营卫失调,寒热错杂、寒热真假。所以,病理上阴阳不通不和、厥热往复、寒热错杂互结都属于厥阴病。

厥阴病易表现为寒热夹杂、错杂互结不通、厥热往复,寒热真假而引起阴阳气血不相顺接、不通、不和、逆乱,或水火不运,气机升降失常。而这些病机反过来又可加重不相顺接、不通、不和、逆乱,或水火不运,气机升降失常,形成恶性循环的状态。

厥阴病可分为本证和类证两类,容易理解和应用。

厥阴病本证可分为三大证(病机):①阴阳营卫气血失和证,即乌梅丸证(表里、三焦同病,营卫不和,气血不交,上热下寒);②整体阴阳不交通证,即阴阳气不相顺接(或水火离绝)证,就是通脉四逆汤证(真寒假热,阴盛格阳);③营血不交通证,即营血不相顺接证,就是当归四逆加吴茱萸生姜汤证(营血虚寒而厥)。

厥阴病类证包括一切病位属于半表半里,病机为寒热错杂互结(常见)、虚实夹杂、表里或(和)三焦不通,水火不通、不运,气机升降失常、窒塞不通者都可归于厥阴病或厥阴类证的范畴,因为这些都能导致阴阳气不相顺接或逆乱。代表方证可分为柴胡桂枝干姜汤证,病机为胃虚寒而表里、三焦阴阳营卫不和;麻黄升麻汤证,病机为表里同病,津血俱虚,虚实夹杂,寒热错杂;《千金》前胡汤证,病机为胃虚而表里、三焦气郁饮逆,津伤血虚血瘀;半夏泻心汤证、生姜泻心汤证、甘草泻心汤证等,病机为三焦水火互结不通、不运,即寒热错杂厥阴痞证。

第三节 关于五苓散、苓桂术甘汤的六经归类

五苓散是《伤寒论》中的经典名方，此方临床应用范围非常广泛，如果应用准确了，疗效也特别好。但对五苓散的理解、应用和六经（病）归类众说纷纭，莫衷一是，现将我对五苓散方证病机深层次的思考和认识阐释如下。

一、五苓散

1. 方药

猪苓十八铢（去皮），泽泻一两六铢，白术十八铢，茯苓十八铢，桂枝半两（去皮）。

上五味，捣为散，以白饮和服方寸匕，日三服。多饮暖水，汗出愈，如法将息。

综上所述，五苓散证候要点为气结水停，三焦气化不行，水不化津。太阴太阳阳明合病偏于表里、三焦津液不布而无真阳虚损。

2. 五苓散归经（法）、主证和病机的思考

五苓散证总属胃虚气结停水，三焦气化不利。

《伤寒论》第 71 条："太阳病，发汗后，大汗出，胃中干，烦躁不得眠，欲得饮水者，少少与饮之，令胃气和则愈。若脉浮，小便不利，微热消渴者，五苓散主之。"此条为论述太阳病汗出太过后的转归以及胃气不和，气化不利，水饮内停的证治。

《伤寒论》第 72 条："发汗已，脉浮数，烦渴者，五苓散主之。"

《伤寒论》第 73 条："伤寒，汗出而渴者，五苓散主之。"

上三条无明显水证而是误汗津伤（阳明）。

条文中脉数、烦、烦渴、消渴、渴欲饮水，为阳明证。

《伤寒论》第 386 条："霍乱，头痛发热，身疼痛，热多欲饮水者，五苓散

主之；寒多，不用水者，理中丸主之。"

《伤寒论》第74条："中风发热，六七日不解而烦，有表里证，渴欲饮水，水入则吐者，名曰水逆。"此条叙述表证中风不解而内陷，阳明里热津亏欲饮，太阴胃虚水停，水热互结，水饮不气化为津，饮多则上逆，水逆，这一条为五苓散证代表条文，总结上述证机条文。中风发热，微热，头痛发热，身疼痛，脉浮，为太阳中风证或三阴中风证。

《伤寒论》第156条："本以下之，故心下痞，与泻心汤；痞不解，其人渴而口燥烦，小便不利者，五苓散主之。"胃虚气结水停而寒多热少寒热互结成心下痞（阴痞）。

《金匮要略》第31条："假令瘦人，脐下有悸，吐涎沫而癫眩，此水也，五苓散主之。"此为太阴水饮内停上逆。

由上述条文证候可知，五苓散有外证中风营卫不和，里（胃）有微热，太阴水饮内停，表里（三焦）营卫皆不化津液，津亏水盛。

所以，五苓散为厥阴证，即太阳或三阴中风合太阴水饮与阳明里热互结成痞之证，属厥阴。

五苓散证病机：胃虚而三焦气结水阻，气不化津，水热互结，或兼表滞、表虚，气化不行，水热互结而水多。

核心病机：胃虚气结水停与微热互结而表里、三焦气化不行。

证机要点：太阴太阳阳明合病偏于中焦虚寒气结水阻，三焦气化不行，津液不布。

五苓散药味不多，但非常完备，整个方子，涉及气、水和津液。

《伤寒杂病论》一书，通篇重在治水，可以说是一部水津大论，化水饮为津液，补养津液，动态输布表里津液。五苓散这张方子充分体现了清代陈修园《医学三字经》中"存津液，是真诠"这句话，临床用途非常广泛。

实际上，三阴三阳生理病理状态都涉及水津：太阳，卫（津）趋表抗邪；少阳，胃津伤而气郁水逆；阳明，津伤燥结；太阴，胃虚寒而水饮逆乱，气化水津失职；少阴，真阳虚而无以蒸化水液为津；厥阴，水热互结而阴阳不通。

二、苓桂术甘汤证

《伤寒论》第 67 条："伤寒，若吐，若下后，心下逆满，气上冲胸，起则头眩，脉沉紧，发汗则动经，身为振振摇者，茯苓桂枝白术甘草汤主之。"

《金匮要略·痰饮咳嗽病脉证并治》第 16 条："心下有痰饮，胸胁支满，目眩，苓桂术甘汤主之。"

这两条阐述的是苓桂术甘汤能治疗因太阴虚寒水饮上逆于上焦而出现的头晕目眩、胸胁满闷等证候。

苓桂术甘汤证当属于太阳太阴合病，或少阴太阴合病，或太阴病。证候特点为表里同病（上焦亦为表），以里饮为主，可以用于有表邪有表证者，也可用于无表邪有表证者如眩晕、头痛等，病机为水饮上逆而虚寒不重（未涉及真阳虚损）。

其中桂枝一味非常重要。主要在于补中制水，温化水饮，还可以调和营卫而散风寒解表，发越邪气透表而降逆气。

第四节　关于"水湿痰饮"的思考

有位学者曾让同道们讨论几个有关"水湿痰饮"的问题，很有意义。

1."水湿痰饮"是个非常敏感的焦点问题，什么时候水湿痰饮"混为一谈，不必分开"，什么时候水湿痰饮"不能混为一谈，必须清晰分开"？

2.以"水湿痰饮"为例，此类病机具有代表性且临床最常用的经方方证是哪些？

3.有人认为：当水湿痰饮为"表证"（汗法），以及水湿痰饮为"里实"（吐法下法）之时，水湿痰饮可以"混为一谈，不必分开"，因为治疗大法相同！

4."水湿痰饮"一般不需要分为四类，只需要大致分为两类即可，一类是水湿（沉潜水蓄，苓桂剂），另一类是痰饮（支饮弦急，半夏剂）。

5. 对于"水湿痰饮"，您认为什么时候可以混为一谈？什么时候必须清晰区分？如何清晰区分？分为具体几类？代表方证是什么？

6. 请以最精简的方证说明"水湿痰饮"。

现谈谈我对这个问题的基本看法，如下。

一、对水湿痰饮的基本理解

水、湿、痰、饮证是重要的六经（病）或六经兼夹证的病机，中医临证可以说每天都可遇到大量的此类病证，清晰认识这个问题很有必要。

《易经》说："天一生水。"明代医家李时珍在《本草纲目》中说："水为万物之源。"

这就是说，天地大自然间的物质、能量和信息都储藏在水中，水孕育着天地万物。天人相应，水也是人体生命的本源。

人体就是由水津所主的，水津占人体体重的70%。人的五脏六腑、经脉络道、四肢百骸等无处不靠津血滋养，津液维持着血液、淋巴液等组织液的浓度，并促进其正常循环。所以说，水津是人体生命的第一要素。

正常的水津是人体生命的根本，而"水能载舟，亦能覆舟"。如果人体生命机能出现障碍，生病了，正常水津输布之处，便可演为病患之所，成为异常的水邪。

清代医家李用粹在《证治汇补·饮症》中说得非常明白："太阴所致为积饮，因而大饮则气逆，形寒饮冷则伤肺。水者，阴物也，积水不散，留而为饮……停水则生湿……饮者，蓄水之名，自外而入。痰者，肠胃之液，自内而生，其初各别，其后同归。故积饮不散，亦能变痰。是饮为痰之渐，痰为饮之化也，若其外出，则饮形清稀，痰形稠浊，又不同也。"

由上述论述可知，水、湿、痰、饮同出一源，都是由于人体脏腑功能失调，里虚寒盛，三焦气化不利，体内水液不能及时蒸化为津液，津液的运行、输布、传化濡养功能失调，而凝聚形成的一种病理产物，同时又是一种致病的因素。

水、湿、痰、饮的证机主在三阴，源虽同而流则异，四者都是体内真阳亏虚，阴寒内盛，中阳不运，气不化津所致的阴邪。

从形质功能上看，湿气聚之为水，水为清液，无处不到；积水停而成饮，饮为稀涎，常以所停之处而致局部病变；饮因寒凝或热郁而聚成痰，痰黏滞稠厚，多由病理因素而内生，以体质与病机不同，有热痰有寒痰。湿气则为总病机，泛指水、痰、饮之病气。

从病症特点上看，水饮之为病，易泛溢体表全身而为肿胀。痰饮为阳虚寒盛，脏腑阴阳功能失调，三焦气化失常，机体水液运化输布障碍，停积于某些部位的一类病证，或病理产物及证候病机。

胡希恕先生在《胡希恕讲伤寒杂病论》中有一节"论食水瘀血致病"，其中谈到了一个重要的观点，就是食毒、水毒、瘀血是三种致病的重要因素："食，水，瘀血三者，均属人体的自身中毒，为发病的根本原因，亦中医学的伟大发明。"

胡希恕先生在谈到水毒时说："水毒大多由于肾功能障碍而使液体废物蓄积的结果，他如汗出当风，久伤取冷亦往往使欲自皮肤排出的废物滞留于体内，因成自身中毒证。仲景书中谓为湿、饮、水气者，皆水毒之属。"

胡希恕先生还认为："人体本身有抗御疾病的良能……而人之所以发病，概由于患病的机体隐伏有食、水、瘀血三者中的一种、二种或三种的自中毒，减弱其抗病功能的结果。"这个说法实可谓要言不烦。

我认为，胡希恕先生所论述的食毒、水毒、瘀血三者，不仅是人体发病的根本原因，而且是人体病证的基本病机，非常符合《伤寒论》《金匮要略》经方辨治法度的。

因水、湿、痰、饮多为阴邪，其产生责之于中焦胃气，病理关键在于遇寒则凝，得阳则运，得温则化，治之重在三焦阳气（真阳、中阳）的温化，温中通阳化气。所以，《金匮要略·痰饮咳嗽并脉证并治》第15条是治疗痰饮的总则："病痰饮者，当以温药和之。"

二、《伤寒论》《金匮要略》论水、湿、痰、饮

我认为，弄清水、湿、痰、饮致病特点，还是要从《伤寒论》《金匮要略》谈起。

关于"水湿痰饮"什么时候"混为一谈，不必分开"，什么时候"不能混为一谈，必须清晰分开"？

我认为，水、湿、痰、饮在具体所致的病证上，应该分开论述；在泛指致病因素时，可不必分开，统一称之为"痰饮"，这也是符合仲景思维精神的。

在《伤寒论》《金匮要略》中，水、湿、痰、饮都有论及。

1. 关于水气

《伤寒论》第40条说："伤寒表不解，心下有水气，干呕，发热而咳，或渴，或利，或噎，或小便不利，少腹满，或喘者，小青龙汤主之。"这里的"水气"即指水饮之邪停聚于心下，夹气上逆而干呕、喘咳、噎，下趋而少腹满、小便不利或下利等。方选小青龙汤。

《金匮要略·水气病脉证治》第1条说："病有风水、有皮水、有正水、有石水、有黄汗。风水，其脉自浮，外证骨节疼痛，恶风；皮水，其脉亦浮，外证胕肿，按之没指，不恶风，其腹如鼓，不渴，当发其汗；正水，其脉沉迟，外证自喘；石水，其脉自沉，外证腹满不喘；黄汗，其脉沉迟，身发热，胸满，四肢头面肿，久不愈，必致痈脓。"这里的风水、皮水、正水、石水、黄汗都属于水气（水饮湿气）病的范畴。

风水为水气在表，水肿兼有风邪束表。依据证机可选越婢汤，或防己黄芪汤，或麻黄附子汤（麻黄附子甘草汤）。

皮水为水气聚于肌表而按之凹陷，无风邪。依据证机可选防己茯苓汤，或越婢加术汤，或甘草麻黄汤。

正水为水气凝聚逆于中、上焦而喘或胸腹满。依据证机可选桂苓五味甘草去桂加干姜细辛半夏汤，或苓甘五味加姜辛半夏杏仁汤。

石水为水气凝聚于中、下焦而腹满不喘。依据证机可选桂枝去芍药加麻辛附子汤，或枳术汤。

黄汗为水气蕴积于肌肤，营卫郁滞，郁而化热，外有水饮湿气，内有里热外蒸，湿热阻遏，寒热夹杂，汗出色黄，久而可致痈脓。方选黄芪芍药桂枝苦酒汤，或桂枝加黄芪汤。

2. 关于湿

《金匮要略·痉湿暍病脉证治》第 15 条："湿家之为病，一身尽疼，发热，身色如熏黄也。"湿家就是湿气蕴于肌表，不仅一身尽疼，而且邪难外发而湿热互结，发热而身黄，此乃暗黄。依据证机可选茵陈五苓散。

《金匮要略·痉湿暍病脉证治》第 15 条："伤寒八九日，风湿相搏，身体疼烦，不能自转侧，不呕不渴，脉浮虚而涩者，桂枝附子汤主之；若大便坚，小便自利者，去桂加白术汤主之。"这条所说为少阴表证，表虚寒夹风湿相搏，风寒湿三气杂至。依据证机可选桂枝附子汤，或白术附子汤。

《金匮要略·痉湿暍病脉证治》第 22 条："风湿，脉浮，身重，汗出恶风者，防己黄芪汤主之。"表虚，风邪与湿邪滞表，风湿相搏，身重或疼痛，汗出恶风。依据证机可选防己黄芪汤。

《金匮要略·痉湿暍病脉证治》第 21 条："病者一身尽疼痛，发热，日晡所剧者，名风湿。此病伤于汗出当风，或久伤取冷所致也。可与麻黄杏仁薏苡甘草汤。"这一条为风邪束表，卫津抗邪变为水湿而蕴积于肌表关节筋骨，风湿相搏，疼痛较剧。当透发表邪而兼祛湿。依据证机可选麻黄杏仁薏苡甘草汤。

3. 关于痰饮

痰饮是《伤寒论》《金匮要略》中一个大的概念，一般水气病多以"痰饮"泛指。

《金匮要略·痰饮咳嗽病脉证并治》中说："问曰：夫饮有四，何谓也？师曰：有痰饮，有悬饮，有溢饮，有支饮。问曰：四饮何以为异？师曰：其人素盛今瘦，水走肠间，沥沥有声，谓之痰饮；饮后水流在胁下，咳唾引痛，谓之悬饮；饮水流行，归于四肢，当汗出而不汗出，身体疼重，谓之溢饮；咳逆倚息，短气不得卧，其形如肿，谓之支饮。"

这里所说的痰饮病就是以水饮之邪所停聚的具体部位而分类的。痰饮、悬饮、溢饮及支饮证候的病机为水饮停聚，依据水饮停聚部位不同而证候各异。

广义的痰饮为四饮的总称，如《金匮要略·痰饮咳嗽病脉证并治》篇名中的"痰饮"。

狭义的"痰饮"，为四饮之一，是指水饮停留于中下焦胃肠逆乱所致的病证，主要临床表现：胸胁支满，胃脘有振水音，呕吐痰涎清稀，口不渴或渴不欲饮，头晕目眩，心悸气短，苔白滑，脉弦滑。依据证机可选五苓散、苓桂术甘汤、茯苓泽泻汤、肾气丸、真武汤、茯苓四逆汤等。

悬饮，是指水饮流注于胁下所致的病证，因上不在胸中，下不及腹中，故名悬饮。水饮之邪悬停于胁下，上逆而产生咳嗽并牵引胁下疼痛。依据证机可选十枣汤。

溢饮，是水饮流行于四肢肌表所致的病证，水饮流行在四肢，困束留滞于肌表四肢百骸，会出现身体疼痛、肌肉重滞等症。依据证机可选小青龙汤，或大青龙汤，或越婢汤，或越婢加术汤，或续命汤类、真武汤、茯苓四逆汤。

支饮，是饮邪聚于胸膈，留滞于胁下、心下或肌表，上逆于上焦则咳嗽气喘，短气不能平卧，溢于表位则水肿。支饮证候涵盖了痰饮、悬饮、溢饮三证。依据证机可选泽泻汤、小半夏汤、小半夏加茯苓汤、真武汤、茯苓四逆汤、茯苓桂枝五味甘草汤、葶苈大枣泻肺汤、木防己汤、木防己汤去石膏加茯苓芒硝汤、枳实薤白桂枝汤、厚朴大黄汤等。

水、湿、痰、饮四者常相合为病，在机体内外上下，或停留，或痹着，或上逆，或下趋，常随其发病部位的不同而产生多种复杂的病证，为病常变幻多端，最难医治。所以，孙思邈曾说"大凡水病难治"，《华佗神方》也说"人生百病，最难者莫出于水"。痰饮水气病机层次不一，治疗方法很多，须观其脉证，知犯何逆，随证治之。

第五节　关于表里相干的思考

人身表里是相互联系的，表证误治可以入里，里证症状可以反应于表。要理解这些，一定要辨证首明阴阳，先理解表证，会明辨表证。治病也要首先将病邪控制于表，表证一旦入里，要想办法让病邪治出于表，阴证治出于阳。切不可将表证治成里证，阳证治成阴证。

《灵枢·外揣》："故远者司外揣内，近者司内揣外，是为阴阳之极，天地之盖。"由此，"有诸内者，必形诸外"。（语出《丹溪心法·能合脉色可以万全》："欲知其内者，当以观乎外；诊于外者，斯以知其内。盖有诸内者，必形诸外。"）这些论述不仅说的是诊断之道，更是表里病证相干反应的规律。

《伤寒论》："凡病，若发汗……""太阴中风……脉阳浮阴涩……""厥阴中风，脉微浮为欲愈，不浮为未愈""少阴中风，脉阳微阴浮者，为欲愈"，由上述可知三阴病得阳脉浮脉则愈。阴阳自和的前提是，通闭解结，里邪出表，阴证转阳。

《金匮要略·脏腑经络先后病脉证》第2条就讲的是如何控制表邪，如何预防和治疗表邪入里，将表里相干的理念阐释得非常清楚："夫人禀五常，因风气而生长，风气虽能生万物，亦能害万物，如水能浮舟，亦能覆舟，若五脏元真通畅，人即安和，客气邪风，中人多死，千般疢难，不越三条，一者经络受邪，入脏腑，为内所因也。"这就是说的里气（胃气）不足，邪易入里。

"二者四肢九窍，血脉相传，壅塞不通，为外皮肤所中也。"这就说的是外邪袭表，气血阻滞，邪易入里。

"三者房室金刃，虫兽所伤，以此详之，病由都尽。"这讲的是血瘀津（精）亏所致疾病。

"若人能养慎，不令邪风干忤经络，适中经络，未流传脏腑，即医治之。"这讲的是对于疾病应及早干预，防邪入里。

"四肢才觉重滞，即导引、吐纳、针灸、膏摩，勿令九窍闭塞。"这是邪在表时就及时通闭解结的诸种方法。

"更能无犯王法，禽兽灾伤，房室勿令竭乏，服食节其冷热，苦酸辛甘，不遗形体有衰，病则无由入其腠理。"这是内养正气，以防邪气外袭于表。

"腠者，是三焦通会元真之处，为血气所注；理者，是皮肤脏腑之纹理也。"这就是阐明了表里相通，表里相干，表里相应的重要观念。

这个观念还体现在《伤寒论》第29条中："伤寒脉浮，自汗出，小便数，心烦，微恶寒，脚挛急，反与桂枝欲攻其表，此误也，得之便厥，咽中干，烦躁吐逆者，作甘草干姜汤与之，以复其阳；若厥愈足温者，更作芍药甘草汤与之，其脚即伸；若胃气不和，谵语者，少与调胃承气汤；若重发汗，复加烧针者，四逆汤主之。"这一条是典型的疾病传变、里证外现的辨识法和随证治法，这里的"伤寒脉浮，自汗出，小便数，心烦，微恶寒，脚挛急"不可认为是外邪袭表而类似中风的病证，而是里证而症状反应于外的系列证。

脉浮大、小便数，里虚亦可见，如《金匮要略·血痹虚劳病脉证并治》第4条："男子面色薄者，主渴及亡血，卒喘悸，脉浮者，里虚也。"此脉浮为里证不固而自汗出，津血亏虚，脉浮大，重按扎虚空空，有真阳外越之势，不可认为是表证脉浮，而是里虚不固致使在表的水饮血痹类似的表证。有诸内而必形诸外，里虚不固则津液过多流失，或津液流失或津液流失而致里虚，所以不可发汗。

脉浮、自汗出这些表证都是里虚而症状反应于表，不可发汗误治，必以固里为主。胃气是化生津液之本，胃津本虚又伤寒，胃津（卫津）趋表抗邪，胃津益虚，所以用甘草干姜汤温中制下固表里而治脉浮、自汗出、小便数。

中医是中庸医学，着眼整体，治病要明白表里相系，表里相干，想办法给邪出路，使里邪出表，阴证转阳，从而达到阴阳自和必自愈的目的。

第六节 关于炙甘草"炙"的认识

张仲景《伤寒论》中共 113 方，用甘草的经方有 69 首；《金匮要略》共 205 方，用甘草的经方有 75 首，全部加起来，仅甘草就占经方用药近一半。这说明甘草是一味非常重要的药。甘草在仲景书中分为生甘草和炙甘草两种，二者都有养胃气、生津液、调和百药的功能，生甘草重点在于清热解毒、除烦生津；炙甘草重点在于温中焦、固胃气、缓急止痛。

经方中的甘草，在很多方子里注明"炙"，但从没有谈到以"蜜"来炙。如果是蜜炙，仲景是不会不注明的。因为仲景对方药制剂的炮制配伍等是非常严谨的，写得也很详尽，药物炮制一般与药物配伍、剂型、煎法、服用等都有密切的联系。

在《伤寒论》《金匮要略》里曾记载了很多中药的炮制方法，如蒸、熬、炙等。如乌梅丸方："……蜀椒（出汗，注：即微火炒蜀椒至油质渗出）……苦酒渍乌梅一宿，去核，蒸之五斗米下……"；如吴茱萸汤方："吴茱萸一升（洗）"；如抵当汤方："水蛭（熬）、虻虫各三十个（去翅足，熬），桃仁二十个（去皮尖），大黄三两（酒洗）"；如四逆汤方："附子一枚（生用，去皮，破八片）"；附子汤方："附子二枚（炮，去皮，破八片）"；乌头煎方："乌头（大者）五枚（熬，去皮，不㕮咀），上以水三升，煮取一升，去滓，内蜜二升……"等。

古文献中所记载的都是比较简单的炮制内容。1972～1974年在长沙市区东郊浏阳河旁出土的马王堆汉墓三号墓中发现的帛书《五十二病方》，是中国最早有炮制内容记载的医方书，书中包括了净制、切制、水制、火制、水火共制等炮制内容和方法，但没有"蜜制"。

而"炙"在东汉前作为中药的一种炮制方法，是在旺火上急炒之意。中药的炮制古称"炮炙"，也就是指用火加工处理药材的方法，由于人类对火的应用，为中药采用高温处理的"炮炙""炒药"提供了重要的条件。

如东汉许慎所撰《说文解字》中说："炙，炮肉也。从肉，在火上。"《诗经·小雅·瓠叶传》："炕火曰炙。"就是说"炙"，是在火上炒、炕干。

南朝（梁）陶弘景在《本草经集注》中提到甘草的炮制"亦有火炙干者"，就是甘草是用火炒干或者烤干的。

南朝（刘宋）药学家雷敩在《雷公炮制论》中说："甘草，雷公云：……凡修事，每斤皆长三寸锉，劈破作六七片，使瓷器中盛，用酒浸蒸，从巳至午，出，曝干，细锉。使一斤，用酥七两涂上，炙酥尽为度。又，先炮令内外赤黄用良。"这里对甘草的炮炙提出了三种方法：这就是说，对于"甘草"的炮制用三种方法：酒蒸、酥炙和炒（炮令内外赤黄用良）。而酥在当时是用牛羊奶凝成的薄皮制造的一种食物，如《本草纲目》说："酥乃酪之浮面所成，今人多以白羊脂杂之，不可不辨。按：仙《神隐》云：造法，以牛乳入锅煮二三沸，倾入盆内冷定，待面结皮，取皮再煎，油出去渣，入在锅内，即成酥油。"这说明在魏晋南北朝之前，还没有蜜炙甘草。

唐代孙思邈在《备急千金要方》中才初次提及对蜜煎甘草的使用："治阴头生疮方：蜜煎甘草，涂之即瘥。"这个方中甘草用蜜煎，除甘草的解毒作用外，还增强了甘草与蜂蜜在一起炮制促进生肌长肉的功能。

真正的蜜炙甘草，出现于宋代的《太平惠民和剂局方》，里面首次出现了将中药药用蜜炒来进行炮制。

综上所述，仲景经方中的甘草如果注明"炙甘草"的，不是蜜炙，而是炒制，炒至内外赤黄色，如《雷公炮制论》中所说"炮令内外赤黄用良"。

对于这个问题，我们要思考，用经方须按经方中药物真正的炮制方法来用，方可达到预定的疗效。目前不论在医院里还是个体诊所里，购进的甘草就是两种，一是生甘草，另一种就是蜜炙甘草。医生处方炙甘草，药房就多拿蜜炙甘草。不知道大家想过没有，蜜也是一种中药，蜜炙甘草实际上是两种药，有时并不能起到经方严谨的配伍作用，如果病人湿重的话，或需要中药药毒直达病所的话，多一味蜂蜜可能会助湿，或影响药物治病的偏性。

我在临床上，如果遇到疑难杂病或慢性久病者，处方需要用炙甘草的，基本上都是开生甘草另包，然后嘱咐病人回去用火炒黄入药，实践证明疗效很好。这只是个人用药的经验体会，谨供参考。

第七节 关于柴胡的认识与思考

一、关于柴胡的若干认识

柴胡又叫茈胡，为伞科多年生草本植物柴胡（北柴胡，处方名：硬柴胡）的根，或狭叶柴胡（南柴胡、红柴胡，处方名软柴胡）的根。

1. 柴胡的功效

历代医家经临证实践，总结出柴胡有以下几大功效。

（1）和解少阳。少阳之邪并于阴则寒，并于阳则热，柴胡气质轻清，苦味最薄，透泄半表半里之外邪，使从外解。

（2）祛风除痹。柴胡为风药，风为百病之长，风去则湿去，故有祛风除痹之功效。若症见肢体重着、肌肤顽麻或肢节疼痛、痛处固定、阴雨则发，可用柴胡祛风胜湿除痹。

（3）升阳举陷。柴胡能够升举中焦清阳之气，治疗中气不足，气虚下陷所导致的脘腹重坠作胀、食少倦怠、久泄脱肛、子宫下垂、肾脏下垂等症。

（4）疏达气机。柴胡辛行苦泄，性散调达气机（疏肝解郁）。

（5）清热疏散。柴胡辛散苦泄，微寒退热，善于祛邪解表退热和疏散少阳经半表半里之邪。对于感冒发热，无论风热、风寒表证，皆可使用。

2. 柴胡的分类

柴胡的主要类别有北柴胡和南柴胡。二者皆可轻清升发疏泄，善于疏散半表半里之邪，但侧重点不同。

南柴胡主根圆锥形、较软，外皮红褐色，根中上部切面形如菜花，主产于江苏、安徽、东北、西北各地。偏于调达气机（肝气）而解郁（疏肝解郁）。

北柴胡主根粗大、坚硬，外皮灰褐色或黑褐色，常有少数侧根。主产于河北、河南、东北和西北各地。偏于清热解表，升清阳之气而举陷（柴胡滴丸为北柴胡所制主治发热）。

还有一种黑柴胡，归在北柴胡的范畴，根黑褐色，根中上部切面有数圈同心环并有分层，主产于河北、山西、陕西、河南、青海、甘肃和内蒙古等省区。

3. 柴胡与银柴胡的鉴别

还有一种中药叫作银柴胡，要注意与柴胡鉴别。银柴胡为石竹科多年生草本植物银柴胡的根，主产于陕西、内蒙古、宁夏等地，呈圆柱状。

银柴胡与柴胡不同科，功效亦异：银柴胡甘，微寒。清虚热主治阴虚发热，无升散之性，有凉血之功

清代医家张德裕在《本草正义》中说银柴胡："退热而不苦泄，理阴而不升腾，固虚热之良药。"

清代医家赵学敏在《本草纲目拾遗》说："治虚劳肌热，骨蒸劳症，热从髓出，小儿五疳羸热。"

二、柴胡的现代药理研究

柴胡的主要有效成分为柴胡皂苷和挥发油。皂苷是抗炎的有效成分，对多种致炎剂所致踝关节肿和结缔组织增生性炎症有抑制作用；挥发油可以对伤寒、副伤寒疫苗、大肠杆菌、发酵牛奶、酵母等所致发热有明显解热作用。

北柴胡含柴胡皂苷量较高，以总皂苷计，约为南柴胡的 4 倍。

南柴胡的挥发油含量为北柴胡的 2 ~ 3 倍。南北柴胡都有清热解表作用。基本区别是南柴胡偏于疏肝解郁；北柴胡偏于除痹，清热解表。

三、关于"柴胡劫肝阴"之说的思考

柴胡是经方中一味非常重要的中药，但不少医者不敢足量应用柴胡，说是畏惧"柴胡劫肝阴"，以至于有时疗效不好。

对于"柴胡劫肝阴"这个说法，后世至现代的医家也多有不同的认识。

有人认为柴胡不劫肝阴，临证屡用大量的柴胡并没有发现所谓"劫肝阴"的副作用。如著名医家章次公在《章次公医案》中曾说柴胡"退热通便，稳当无比"，认为柴胡有"解热、祛瘀和泄下"的三大功用，临证多用 30 ~ 60g 的大剂量柴胡治疗热病。的确，《本经》记载有推陈致新的功能三味药中，柴胡便是其中之一。

在《姜春华论医集》中，上海著名中医学家姜春华教授也经常应用大量的柴胡治疗外感高热以及肝胆病证、妇科病证等，也没有发现柴胡"劫肝阴"的副作用。

《中国百年百名中医临床家丛书·张琪》中介绍，黑龙江省中医研究院国医大师张琪也最善于应用柴胡透邪。他在治疗发热时，使用次数最多的就是柴胡，剂量一般都在 20g 以上。大量病例观察显示，柴胡不仅未见劫肝阴的副作用，而且屡用屡效。

江西中医药大学陈瑞春教授在《陈瑞春论伤寒》中对"柴胡劫肝阴"有一定的认同，但并不忌讳据证大量应用，而是强调不能久用。他说："从柴胡有升散外达的功能来看，如肾阴亏损、肝阳亢旺者，当慎用或忌用。但临床上三阳外感用大量亦无碍，对肝胆疾患为必用之药，量大些亦无碍。若用量大，服用时间久，却有伤阴之弊，应当注意。"此确为经验之谈。

我临证应用柴胡类方剂时，柴胡的剂量据病证、依病家体质，常用24～40g甚至更多，从未发现不良反应，而且疗效很好。

我认为，对于"柴胡劫肝阴"之说，临床上应当辨证地看待，既不能拘泥于此说而不敢使用柴胡，也不能不考虑此说的警示作用而滥用柴胡。

我用柴胡有以下两点体会。

一是不能单味使用，必须依据证和病机，也就是在辨证为柴胡证时在柴胡剂中应用，柴胡在柴胡剂复方中如大、小柴胡汤和四逆散等经方中应用时，是配伍严谨而且安全的，只要方证病机辨证准确，就可以据证大胆依照经方药物的配比应用。

如果用后出现口干咽燥或咽痛不适、两目干涩、面部烘热等症状时，说明辨证有误，应当谨慎。

二是中病即止，不宜长期大量应用。我的临床经验，用柴胡剂疗效较快，也就是说柴胡证消失较快，脉证变化也快，如果再辨没有柴胡剂的应用指征了，就要立即停用柴胡剂。

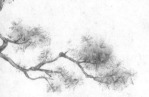

第五章
核心方证要旨明　经典名方法度清

本章所讲为《伤寒论》《金匮要略》等古代经典著作中的经典名方，并经我长期研读临床验证确有卓效。选取部分核心经典名方，总结出辨证法度及脉证病机指要，以供医者临证参悟。如按病机应用，将会达到对经典名方的脉证病机及基本体征要点了然于心、明明白白用经方的目的。各类经典名方撰写言简意赅，辨治法度、证机方药要点突出，正如《晋书·王承传》所说："言理辨物，但明其指要而不饰文辞，有识者服其约而能通。"

第一节　桂枝法辨证法度及核心方

一、桂枝汤脉证病机指南

六病（法）归类： 太阳病（法），太阳中风表虚证。

桂枝法外可解肌和营卫，内可化气调阴阳，统归三阴三阳六病（法），即三阴三阳六病（法）皆可用桂枝汤。

典型症状： 头痛，颈项强痛，恶风（寒），发热，汗出（表虚或里虚），鼻鸣，干呕，身体疼痛，腰痛，肢体关节疼痛，气喘。

可具症状： 鼻塞，鼻流清涕，咽痛，咳嗽或咳痰，哕逆，嗳气，心悸，不能食，胸闷，胸痛，胃痛，腹痛，痛经，肢体关节发凉、疼痛或痿痹不用，口淡不渴或稍干渴，小便清等。

面唇舌象：口唇淡白，舌质淡，或暗红，或暗淡，舌苔薄白或白腻，或白滑。

脉象：脉浮缓，或浮弱，或浮细，或寸关脉偏虚。

特异脉象（所谓"特异脉象"，是我在长期的临证实践中所总结出的经方对应脉象经验与体悟，下同）：寸关脉偏虚，举之偏于无力。见此脉象即可用桂枝汤或桂枝汤类方。

腹征（是我在长期的读书临证中参照先贤有关腹征的论述，又在实践中反复验证所总结出的经方对应腹征经验与体悟，下同）：心下（即剑突下）至大腹部扪之虚软，腹力偏弱；或心下至脐部偏左侧扑扑悸动较强（腹主动脉搏动比常人亢进）；或腹壁挛急疼痛但喜温喜按。

病机：外邪束表，内伤津血阴阳，营卫阴阳不和，中虚，气上冲逆。

核心病机：中虚而内伤津血，营卫阴阳不和而表虚。

证机要点：津血聚表（肌腠）相对充实、表虚而有汗。

方药：桂枝汤。

桂枝三两（去皮），芍药三两，甘草二两（炙），生姜三两（切），大枣十二枚（擘）。

上五味，哎咀三味，以水七升，微火煮取三升，去滓，适寒温，服一升。服已须臾，啜热稀粥一升余，以助药力。温覆令一时许，遍身絷絷微似有汗者益佳，不可令如水流漓，病必不除。若一服汗出病差，停后服，不必尽剂。若不汗，更服依前法。又不汗，后服小促其间，半日许，令三服尽。若病重者，一日一夜服，周时观之。服一剂尽，病证犹在者，更作服。若汗不出，乃服至二三剂。

功能：解肌祛风，散邪降逆，温经固表，调和营卫阴阳，健中补津。

服药禁忌：

（1）禁生冷、黏滑、肉面、五辛、酒酪、臭恶等物。

（2）饮酒者，湿热内蕴证者、里热较盛证者禁止服用。（《伤寒论》第17条："若酒客病，不可与桂枝汤，得之则呕，以酒客不喜甘故也。"《伤寒论》第19条："凡服桂枝汤吐者，其后必吐脓血也。"）

（3）因误治而证候错综复杂、寒热虚实难辨者，太阳伤寒证者，禁止服用。（《伤寒论》第16条："太阳病三日，已发汗，若吐、若下、若温针仍不解者，此为坏病，桂枝不中与之也。观其脉证，知犯何逆，随证治之。桂枝本为解肌，若其人脉浮紧，发热，汗不出者，不可与之也。常须识此，勿令误也。"）

辨治要素：凡符合本证病机的上述典型症状，可依据证、舌、脉等体征，只要具备其中的部分症状便可应用桂枝汤，不必悉具。

1. 桂枝汤证代表条文解读

《伤寒论》第12条："太阳中风，阳浮而阴弱，阳浮者热自发，阴弱者汗自出，啬啬恶寒，淅淅恶风，翕翕发热，鼻鸣干呕者，桂枝汤主之。"

《伤寒论》第13条："太阳病，头痛，发热，汗出，恶风，桂枝汤主之。"

上述第12、13条突出了桂枝汤解肌发表的重要功能。

太阳病本证，分为太阳伤寒和太阳中风两大证型，皆属于表阳证。

这一条就是太阳中风证的用方，桂枝汤证即属于太阳中风证。本证实际上就是第2条太阳中风证的补充叙述。《伤寒论》第2条说："太阳病，发热，汗出，恶风，脉缓者，名为中风。"这条就是太阳中风证的主证和主脉。太阳中风证又叫太阳中风表虚证，说明桂枝汤证外邪袭表，中入肌腠，汗出而津液聚表相对有余而表虚。

腠指肉眼看不见的表皮间隙，又称肌腠，就是肌纤维间的细微的空隙，也称之为"腠理"；理是肉眼可见的表皮纹路，即皮肤之间的缝隙。腠理作为人体组织的一部分，与体内脏腑气血有密切的关系。在太阳主表之中，又有皮毛为表，肌腠为里的分别，皮毛是卫气津液所主，卫气可达于皮毛，肌腠为营气所主，营气可达于肌腠，正常人营卫和谐，皮毛肌腠致密，外邪则不易侵入，如果营卫不谐，皮毛肌腠失于固密，则就易于外感风寒之邪。太阳伤寒是风寒之邪侵袭皮毛，邪在皮毛；太阳中风又深入一步，风寒之邪侵袭肌腠，邪在肌腠。

太阳中风，为邪伤肌腠，主要脉证：头项强痛，发热，汗出，恶风，鼻鸣干呕，脉浮缓。证候特征：有汗出。

阳浮而阴弱，是既言病机又寓脉象，主要是指的是病机。为什么呢？

《伤寒论》中凡是有阴阳类似的语句指脉象者，皆标有"脉"字，如第3、283条的"脉阴阳俱紧"，第6条的"脉阴阳俱浮"，第96条的"脉阴阳俱停"，第102条的"阳脉涩，阴脉弦"，第102条的"阳脉涩，阴脉弦"，第274条的"脉阳微阴弦而长"等。而凡是有阴阳类似的语句未标出"脉"字者，皆指病机而言，如第23条的"阴阳俱虚"，第58条的"阴阳自和"，第114条的"阴阳俱虚竭"，第158条的"阴阳气并竭"，第337条的"阴阳气不相顺接"等。

由上述可知，"阳浮而阴弱"，就是指的卫津强和营弱这个病机。阳浮是指卫津外浮于表，与病邪抗争，此时不仅有发热，而脉也应指而浮。阴弱并不是说营阴本身虚弱，而应理解为营阴在内，虽然没有直接遭受病邪侵袭，但因卫气不能外固，而致使营阴不能内守，此时不仅有汗出，而且脉也应之不足，重按脉象搏动无力，所以阴弱。

"啬啬恶寒"，形容发自体内的寒冷，身子蜷曲畏冷状。

"淅淅恶风"，形容似寒风冷雨浸淋肌肤时不禁其寒冷的感觉。胡希恕先生说："本来没有风，太阳中风这类的病，老感觉有微风淅淅然来袭，老感觉有微风吹得慌，其实没有，就是因为出汗，感觉外面有风，有风刺激"(《胡希恕伤寒论讲座》)。

"翕翕发热"，形容温和的发热，皮毛之热的感觉不是蒸蒸大热的内热感，而是如羽毛覆盖在身上之温热感。胡希恕先生说"翕翕发热的意思就是表证这个时候热，弥漫全身，感觉着闷热的意思"(《胡希恕伤寒论讲座》)，也就是病邪在表，汗出邪祛而不透彻所形成的轻度发热。

"鼻鸣干呕"，肌腠外连肌肤，内通三焦，肌腠受邪必然会影响三焦气机的通畅。所以，影响上焦则鼻鸣，鼻塞流涕不通气；影响中焦则干呕，肌腠受邪，外不通透，气向上冲而恶心想吐。

太阳中风证的病机就是风寒外袭，腠理疏松，卫强营弱，营卫不和。治疗原则在于解肌祛风，调和营卫，所以用桂枝汤主治。

2. 桂枝汤证相关条文

《伤寒论》第53条："病常自汗出者，此为荣气和，荣气和者，外不谐，以卫气不共荣气谐和故尔。以荣行脉中，卫行脉外，复发其汗，荣卫和则愈，

宜桂枝汤。"

《伤寒论》第 54 条 "病人脏无他病，时发自汗出而不愈者，此卫气不和也，先其时发汗则愈，宜桂枝汤。"

《伤寒论》第 95 条曰 "太阳病，发热汗出者，此为荣弱卫强，故使汗出，欲求邪风者，宜桂枝汤。"

上述第 53、54、95 条突出了桂枝汤调和营卫的功效。

《金匮要略·妇人妊娠病脉证并治》："妇人得平脉，阴脉小弱，其人渴，不能食，无寒热，名妊娠，桂枝汤主之。"此处用桂枝汤不在于发汗，而在于调和阴阳，冲和气机，氤氲和胃之功。

《伤寒论》第 56 条："伤寒不大便六七日，头痛有热者，与承气汤。其小便清者，知不在里，仍在表也，当须发汗。若头痛者，必衄，宜桂枝汤。"

里实热证，小便必为赤浊，本条指出病人小便清长，虽然多日不大便，是邪仍在太阳之表，治以辛温发汗为法，用桂枝汤比较适宜。

《伤寒论》第 15 条："太阳病，下之后，其上冲者，可与桂枝汤，方用前法；若不上冲者，不得与之。"

太阳病，应从发汗而解，若误用下法，最易发生变证。但本条指出，误下之后，病人自觉胸中气逆，是虽然误下而正气未衰，表邪尚未内陷，且正气能与邪争，表证有外解之机，故可与桂枝汤以解外。如果误下后气不上冲，反映邪已内陷，发生变证，则不当再用解表之法，桂枝汤自然不得与之。

《伤寒论》第 25 条："服桂枝汤，大汗出，脉洪大者，与桂枝汤，如前法。"

太阳病服桂枝汤，得遍身漐漐微似有汗，其病可愈。今服桂枝汤而致大汗出，病人脉象洪大，即应鉴别是否邪传阳明。病人脉象虽变洪大，但不见大热、烦渴等里热征象，仍与桂枝汤治疗。虽然汗不如法，但未致发生变证，病证仍在太阳之表，故仍从太阳论治。

《伤寒论》第 234 条："阳明病，脉迟，汗出多，微恶寒者，表未解也。可发汗，宜桂枝汤。"

《伤寒论》第 276 条："太病，脉浮者，可汗，宜桂枝汤。"

桂枝汤的解肌发汗，是通过鼓动中焦胃气而和营卫，不同于单纯发汗，所以用于太阴中风也是比较适宜的。

《伤寒论》第387条："吐利止而身痛不休者，当消息和解其外，宜桂枝汤小和之。"

由上述可知，桂枝汤的功能为解肌祛风，调和营卫，调和阴阳，主要适用于体质虚弱，抵抗力低下而致营卫不和、阴阳不和之证。正如柯琴在《伤寒来苏集·伤寒附翼·卷上》所谓：桂枝汤"为仲景群方之魁，乃滋阴和阳，调和营卫，解肌发汗之总方也。"

桂枝汤为伤寒群方之冠，全方药简意赅，配伍严谨，方药虽只5味，但理、法完备，煎法、服法俱全，照顾全面，不仅用于外感风寒表虚证，而且还运用于病后、产后、体弱等因营卫不和所致的病证。因此，桂枝汤就不仅具有调和营卫作用，而且有调和阴阳之功，外可解肌发表，内调营卫、阴阳。因为，许多疾病在其病变过程中，多可出现营卫或阴阳失调的病理状态，这就决定了桂枝汤的适用范围是非常广泛的。清代医学家徐彬有一句精辟的语言对桂枝汤的功能和机理进行了高度概括："桂枝汤，外证得之，解肌和营卫；内证得之，化气调阴阳。"（徐彬·《金匮要略论注》卷上）。

历代医家对于桂枝汤中5味药的药性、主治症及基本方义的阐释如下。

《本经》论桂枝："味辛温。主上气咳逆，结气喉痹，吐吸，利关节，补中益气。"清代药用植物家邹澍在《本经疏证》中全面概括了桂枝的功效："盖其用之道有六，曰和营，曰通阳，曰利水，曰下气，曰行瘀，曰补中。其功之最大，施之最广，无如桂枝汤，则和营其首功也。"桂枝主要功能是治疗气上冲逆，因祛除在表的风寒之邪之后，气可通过肌表外透，自然不再向上冲逆了。此外，还有补中益胃气之功。

《本经》论芍药："味苦平。主邪气腹痛，除血痹，破坚积寒热，疝瘕，止痛，利小便，益气……吴普曰：芍药，神农苦，桐君甘，无毒，岐伯咸。李氏小寒，雷公酸。"芍药实际上为味苦，小寒，酸性的药，在方中有反佐之用，其酸寒可以收敛，防止桂枝、生姜的发汗太过，又能酸甘化阴，生化输布津液，其利小便的功能又可透表，内通而外透，一味药达到三方面的作用。

甘草："味甘平。主五脏六腑寒热邪气，坚筋骨，长肌肉，倍力，金创，解毒。"可养胃气，补津液。

大枣："味甘平。主心腹邪气，安中养脾助十二经，平胃气，通九窍，补少气，少津液，身中不足，大惊，四肢重，和百药。"

姜："味辛，温。主治胸满，咳逆上气，温中，止血，出汗，逐风湿痹，肠澼下痢。生者尤良，久服去臭气，通神明。"

生姜辛温，治呕逆上气，温中，与桂枝相伍，一是二者皆有下达之性而升发之力不强，合用"可使人发汗，但并非大汗"（《胡希恕讲伤寒杂病论》）；二是二者皆有顾护胃气之功，相伍可加强温中降逆之力，再配伍益气健胃的甘草、大枣，共奏温养胃气，复常汗出被伤之津液。

综上所述，桂枝汤功效为温中通阳（鼓舞胃气，通达气机、经络、血脉），调和营卫，输布津血，解肌散邪，降气止痛。桂枝汤配伍非常巧妙，药虽简而配伍精，照顾全面，是一个扶正祛邪，即补中益气而固表逐邪的方子，正如胡希恕先生所谓："桂枝汤既可发汗解热，又可安中健胃滋液。对于精气虚、力不足以祛邪，虽汗出而邪不去者，用之最当，使邪不复留于肌肉"（《胡希恕讲伤寒杂病论》）。

能够会用、善用、活用桂枝汤者应是检验经方中医的标准。

二、桂枝加附子汤脉证病机指南

六病（法）归类：少阴病（法），少阴中风证。

典型症状：但欲寐，汗出多或冷汗不止，恶风（畏风）或恶寒（畏寒），神疲乏力，但欲寐，肢体关节拘挛或疼痛难以屈伸。

可具症状：头痛，颈项强痛，身痛，腰酸冷痛，咽痛，鼻塞流涕，鼻鸣干呕，喷嚏，咳喘，肢体关节发凉，或痿痹不用，无热或微发热，或小便难等。

面唇舌象：面色无华，唇暗，舌暗红或暗淡，舌苔薄白或薄黄白。

脉象：脉微细，或细小弱，偏浮无力，或沉迟，或脉虚弱，举之无力等。

特异脉象：关、尺脉虚弱或细小，举之无力。

腹征：心下至大腹部扪之虚软，腹力弱，腹部偏凉；或心下至脐部偏左处跳动较弱；或心下、腹壁挛急疼痛但喜温喜按。

病机：真阳虚损，表虚寒，营虚寒，表饮。

核心病机：真阳虚损而卫阳不固。

证机要点：重度表虚寒，津虚营弱而有汗。

治法：温阳解表固表，调和营卫，养胃增津。

方药：桂枝加附子汤。

桂枝三两（去皮），芍药四两，甘草二两（炙），人参三两，生姜三两（切），大枣十二枚（擘），附子一枚（炮，去皮，破八片）。

上六味，以水七升，煮取三升，去滓，温服一升。本云桂枝汤，今加附子。将息如前法。

功能：温阳固表，温中养津，解肌祛风，散邪降逆，调和营卫阴阳。

服药禁忌：禁生冷、黏滑、肉面、五辛、酒酪、臭恶等物。

辨治要素：凡符合本证病机的上述典型症状，可依据证、舌、脉等体征，只要具备其中部分症状便可应用桂枝加附子汤，不必悉具。

桂枝加附子汤证代表条文解析

《伤寒论》第21条："太阳病，发汗，遂漏不止，其人恶风，小便难，四肢微急，难以屈伸者，桂枝加附子汤主之。"

太阳伤寒或中风发汗太过致表虚寒，腠理不固，不耐风袭且虚汗不止；汗多伤津（气）损阳，真阳、胃气皆虚而失于收敛固护，津伤失于温煦濡润，则四肢发痉难以屈伸；下焦阳虚津伤气化无力，则小便少而不畅。

附子一味，表里双解，是扶真阳、祛阴寒、温表里之要药。

《本经》论附子："味辛，温。主风寒咳逆邪气，温中，金创，破癥坚积聚，血瘕，寒湿，踒（《御览》作痿）躄，拘挛膝痛，不能行步。"

《名医别录》（以下简称《别录》）论附子："味甘，大热，有大毒。主治脚疼冷弱，腰脊风寒，心腹冷痛，霍乱转筋，下痢赤白，坚肌骨，强阴。又堕胎，为百药长。"

在桂枝加附子汤中，附子温阳祛寒，降逆化饮祛湿，祛风固表止汗；桂枝汤养胃气津液而调和营卫、解肌祛风，虚汗一止，津液自和。

三、桂枝加厚朴杏子汤脉证病机指南

六病（法）归类：太阳病（法），太阳中风合阳明轻证，太阳中风合太阴饮逆证。

典型症状：喘息，咳嗽或咳痰。

可具症状：鼻塞，鼻流清涕，鼻鸣干呕，咽痛，恶风寒，发热，头痛，颈项强痛，身痛，腰痛，肢体关节疼痛，汗出（表虚或里虚），胸闷，胸痛，腹胀或腹痛，局部肿胀疼痛，积聚肿块等。

面唇舌象：面色无华，或面色晦暗，唇暗或暗红，舌暗红或暗淡而干，舌苔薄白或薄黄，或舌苔滑腻，舌体胖大有齿痕。

脉象：脉浮弦，或弦，或浮缓，或沉迟，或滑等。

特异脉象：寸、关脉浮弦，尺滑。

腹征：心下至大腹部扪之腹肌膨胀、有张力，胀满；或心下、腹壁拘急胀满疼痛，但喜温喜按。

病机：表虚寒，中焦胃津虚，饮气上逆于上焦，轻度阳明气结。

核心病机：营卫不和，胃虚而饮气上逆。

证机要点：表虚寒有汗，饮气上逆与阳明微热互结。

治法：调和营卫，养胃补津，降逆化饮。

方药：桂枝加厚朴杏子汤。

桂枝三两（去皮），甘草二两（炙），生姜三两（切），芍药三两，大枣十二枚（擘），厚朴二两（炙，去皮），杏仁五十枚（去皮尖）。

上七味，以水七升，微火煮取三升，去滓，温服一升，覆取微似汗。

功能：调和营卫，解肌祛风，养胃补津，理气散结，降逆化饮。

服药禁忌：禁生冷、黏滑、肉面、五辛、酒酪、臭恶等物。

辨治要素：凡符合本证病机的上述典型症状，可依据证、舌、脉等体征，只要具备其中部分症状便可应用桂枝加厚朴杏子汤，不必悉具。

桂枝加厚朴杏子汤证代表条文解析

《伤寒论》第18条："喘家，作桂枝汤，加厚朴杏子佳。"

喘家，就是指素有喘病或喘咳的病人，如慢性支气管哮喘（简称"慢支"）或慢性阻塞性肺疾病（简称"慢阻肺"）等患者。喘家最易感受外邪而诱发宿疾，本有喘病，复患太阳中风，系新感引动宿疾发作，痼疾加新病，新病加重痼疾，所以要新病痼疾同治，用桂枝汤加厚朴杏仁，解肌祛风兼降气平喘。

《伤寒论》第43条："太阳病，下之微喘者，表未解故也，桂枝加厚朴杏子汤主之。"

太阳中风宜用桂枝汤解肌发汗，如辨证不明而误用下法，表证仍在，里气不虚要向上焦冲逆以御病邪，所以微喘。误下气上冲，说明里气还有抵抗病邪的能力，还能由内向外，由下向上鼓动而出以抗击病邪，病邪有欲外出之势。这时可以给桂枝汤解肌发汗导邪外出，因增加了微喘一症，所以应用桂枝汤时，宜加厚朴杏仁以降气平喘。

桂枝加厚朴杏子汤方中药性、药症解读。

《本经》论厚朴："苦温，主中风，伤寒，头痛寒热，惊悸气血痹，死肌，去三虫。"

《别录》论厚朴："大温。主温中，益气，消痰，下气，治霍乱及腹痛，胀满，胃中冷逆，胸中呕逆不止，泄痢，淋露，除惊，去留热，止烦满，厚肠胃。"

张仲景完善了《本经》厚朴的功效。《伤寒论》《金匮要略》方中有厚朴者14首，其作用可归纳为宽肠下气、理气化浊、降气消痰、温中化湿、行气除满等多个方面，而厚朴主要用于化湿导滞，降逆气消痰饮。

厚朴降逆气消痰饮是基于"惊悸气"一症而来的，因为惊悸多为水饮夹气上逆而致，水一般趋于下流，之所以上逆，多是伴随浊气而致。厚朴可以温中降气消痰，所以就能治疗咳喘。

《本经》论杏仁："主咳逆上气，雷鸣，喉痹，下气，产乳，金创，寒心奔豚。"杏仁不仅能主痰喘降肺气，止咳平喘，也可治疗奔豚气。还入血分能活血化瘀，能治"金创"，所以水饮血瘀夹气上逆而致的肺系病证如慢阻肺等都可以用到杏仁。

注意，这个微喘要与小青龙汤证的喘咳鉴别。小青龙汤证的喘为太阳伤寒表实证，心下有水气所致；而第43条这个喘是太阳中风表虚证误下而饮气上逆所致。

关于芍药的用法要注意，太阳病误下后表不解，里虚气上冲逆而胸满者，一般是不能用芍药的，因芍药有轻度泻实作用，会使里更虚。《伤寒论》第21条曾告诫："太阳病，下之后，脉促胸满者，桂枝去芍药汤主之。"

桂枝加厚朴杏子汤是表证误用下法后，因表邪不仅未解，而且内陷，但内陷较轻而致阳明微热，又胃虚不制而饮气上逆，表邪夹杂上逆之水饮与阳明微热互结于上焦，所以可用芍药。芍药还能祛除阳明微热。所以，芍药之用，要细辨：太阳病误下表邪未内陷而里虚，要去芍药；表邪有内陷而有轻度阳明里实，可用芍药。

太阳中风证或少阴中风证见喘，都可以辨证应用桂枝加厚朴杏子汤。这个方子在临床上疗效很好，为辨治中风兼上焦肺气上逆而咳嗽、咳痰、喘息的良方，对汗不出者效果不好。

四、桂枝加葛根汤脉证病机指南

六病（法）归类：太阳病（法）、太阳阳明合病（法）。

典型症状：颈项背部拘紧不适，或强硬疼痛，汗出恶风或恶寒。

可具症状：鼻塞，鼻流清涕，鼻鸣干呕，咽痛，恶风寒，发热，头痛，颈项强痛，身痛，腰痛，肢体关节疼痛，汗出（表虚或里虚），口干，口渴，下利，或大便微干等。

面唇舌象：唇暗或暗红，舌质淡，或暗红，或暗淡，舌苔薄白或白腻。

脉象：脉浮，或浮缓，或沉迟有力。

特异脉象：寸关脉浮涩，或浮弦。

腹征：心下至脐上部腹直肌稍紧张，或两胁肋部有压痛。

病机：表虚，表郁闭，经脉津血郁（瘀）滞，中焦胃津虚，上焦阳明津伤，经筋津血虚瘀。

核心病机：表郁闭，营卫阴阳不和，中虚津血伤而颈、项、背筋脉痹阻。

证机要点：表虚郁闭，有汗，颈项背部筋脉津伤不养。

舌脉体征：舌暗红或暗淡而干，舌苔薄白或薄黄白；脉浮缓，或弦微紧，或细，或沉迟等。

治法：调和营卫，养胃生津，升津舒筋。

方药：桂枝加葛根汤。

葛根四两，麻黄三两（去节），芍药二两，生姜三两（切），甘草二两（炙），大枣十二枚（擘），桂枝二两（去皮）。

上七味，以水一斗，先煮麻黄、葛根，减二升，去上沫，内诸药，煮取三升，去滓，温服一升。覆取微似汗，不须啜粥，余如桂枝法将息及禁忌。

功能：调和营卫，解肌祛风，升津舒经（筋）。

服药禁忌：

禁生冷、黏滑、肉面、五辛、酒酪、臭恶等物。

辨治要素：凡符合本证病机的上述典型症状，可依据证、舌、脉等体征，只要具备其中部分症状便可应用桂枝加葛根汤，不必悉具。

桂枝加葛根汤证代表条文解析

《伤寒论》第14条："太阳病，项背强几几，反汗出恶风者，桂枝加葛根汤主之。"

此条为太阳中风桂枝汤证的主证之外，又见到项背强硬不舒的证候。"项背强几几"，就是颈项背部的区域紧张、拘紧强硬不舒，左右回转不利，有酸胀或酸痛的感觉。"几几"，音紧紧（jǐnjǐn），也有读作殊殊（shūshū）者的，但还是应读"紧紧"较为恰当。因张仲景是南阳人，南阳方言形容颈部不舒服时，方言就是"脖子犟紧"。

"反汗出恶风"，是本条的重点提示，也是本条的辨证要点，也是本条与葛根汤证的鉴别要点。《伤寒论》第31条说："太阳病，项背强几几，无汗恶风，葛根汤主之。"这个葛根汤证是有汗出，可以用麻黄。而本条中的方子也似与葛根汤方药组成一样，有麻黄，并非有误，在临证应用上，视脉证病机，可以用麻黄，也可以去掉麻黄，以桂枝汤原方、原量加葛根四两，这是圆通活用之法。一般情况下，太阳病兼项背强急不舒的多见于无汗恶风的葛根汤证，因拘急者多腠理密闭而无汗，今用一"反"字，说明该证是肌腠虚、荣气弱而自汗出，津液伤损不能上达而濡养筋脉所致。

太阳病，汗出恶风，头项强痛，可以用桂枝汤来辨治。但如果项强急不舒已经延伸到了背部，就要在桂枝汤的基础上加药了，要加一味葛根。

《本经》论葛根："葛根，味甘，平。主消渴，身大热，呕吐，诸痹，起阴气，解诸毒。"

《别录》论葛根："无毒，主治伤寒中风头痛，解肌发表出汗，开腠理，疗金疮，止痛，胁风痛。生根汁大寒，治消渴，伤寒壮热。"

葛根入阳明，味甘能缓急，还可通痹阻，"起阴气"，治"诸痹"，道出了葛根的重要功用。桂枝加葛根汤、葛根汤等方中的葛根起阴气，就是葛根能养胃津，鼓舞胃气而生津液，并使津液上布外达以濡养经脉，经脉通则痹痛除。还能治疗中风而津伤不养的胁痛。所以葛根是一味非常好的缓解经络拘急、通痹，清热、生津、升津而濡养筋脉的解肌良药。

桂枝汤加葛根汤为太阳病方，桂枝汤解肌祛风可治太阳中风证，因津液不能上达濡养颈项而拘急，故加葛根升气生津以濡养筋脉经络，则强紧不舒自愈。

此方服法和桂枝汤一样要微取汗，不能大汗伤津，但药后不须喝热粥，禁忌法也和桂枝汤一样。

还要注意一个重要的用药方法就是葛根必须先煎。

《伤寒论》中葛根汤、桂枝加葛根汤、葛根加半夏汤和葛根黄芩黄连汤中，葛根的应用都是须先煮后再纳诸药。

葛根先煎有两个原因：一是因为葛根是根块入药，质地较重，而且用量较大，葛根汤、桂枝加葛根汤和葛根加半夏汤中葛根均为四两，葛根芩连汤中葛根半斤（八两）。葛根久煎能保证有效成分充分析出。二是葛根甘辛，《别录》论葛根"解肌发表出汗，开腠理"，功同麻黄，辛散之性较强；清代汪昂《本草备要》中说葛根升散太过，"多用反伤胃气"，葛根解肌开腠透邪力强，大量应用有伤胃津之虞，久煎可减轻葛根量大升散太过而固护胃津。

五、炙甘草汤（复脉汤）脉证病机指南

六病（法）归类：阳明太阴少阴合病（法）、厥阴病（法）。
典型症状：心悸，咳嗽并咳吐涎沫。

可具症状：

（1）**表证**：恶风或轻度恶寒，头痛身痛，四肢酸疼，发热或手足心热，汗出，鼻塞流清涕。

（2）**里证**：消渴，心烦，咽干口燥，口渴，失眠，多梦，盗汗，小便清或小便黄，大便正常或微干结。

面唇舌象：面色无华，口唇淡白，或唇暗，舌质淡或红或暗，舌苔薄白或薄黄。

脉象：脉结代，或细，或促，三五不调（节律不调，往来艰涩）。或脉细弱，或微浮数。

特异脉象：脉促或结或代，或脉散大，重按无力。

腹征：左侧心尖部扪之律动不一，或过慢，或过快，心下至脐上悸动，或腹部虚软。

病机：胃虚，营血虚，卫（津）虚，虚热。

核心病机：津亏营血虚而虚热内生。

辨证眼目：

（1）寒热错杂偏于虚热。

（2）津虚有热伤及营血分的症状特征。

（3）心慌，心烦，手足心热。

（4）脉搏节律不齐：脉促或结或代，三五不调，或细而不齐。

治法：温中养胃补津。

方药：炙甘草汤。

甘草四两（炙），生姜三两（切），人参二两，生地黄一斤，桂枝三两（去皮），阿胶二两，麦门冬半升（去心），麻仁半升，大枣三十枚（擘）。

上九味，以清酒七升，水八升，先煮八味取三升，去滓，内胶烊消尽，温服一升，日三服。一名复脉汤。

功能：养胃滋津补血（营），调和营卫阴阳，温通复脉。

辨治要素：凡符合本证病机的上述典型症状，可依据证、舌、脉等体征，只要具备其中部分症状便可应用炙甘草汤，不必悉具。

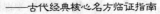
1.炙甘草汤证代表条文解析

《伤寒论》第177条："伤寒脉结代，心动悸，炙甘草汤主之。"

此条叙述的症状虽然较为简单，但条文中蕴含的意义却是非常深刻的。要求我们从这些简要的叙述中来探求病机。

条文首先说"伤寒"，就是说这个病的病因是感受外邪，或者是太阳伤寒表实证，或者是太阳伤寒表虚证。明确指出了这个病的发生是由于外感伤寒所引起或所诱发的。

正气不足或心气素虚的人得了伤寒表证，最容易侵犯到心。如西医的病毒性心肌炎，大多是由于感冒引起的，这也就是说病毒性心肌炎的发生与外邪的侵袭和正气的虚弱是密切相关的。再如肺源性心脏病、冠心病、风湿性心脏病、心律失常等心脏病所导致的心律失常等症状，由外感风寒之邪引起或诱发的也都是非常多见的。

《素问·遗篇·刺法论》说："正气存内，邪不可干。"《素问·评热病论》说："邪之所凑，其气必虚。"也就是说人体的正气充足时，外邪难以入侵人体；而正气不足，卫表不固时，不仅易于外感风寒之邪，而且最易由表入里，乘虚内舍于心，或耗其津血，或损其阴阳，致使心失所养而发病。正如《素问·至真要大论》所说："太阳司天，寒淫所胜……心憺憺大动。"

宋代医家严用和在《济生方》中也阐释了外感所导致心悸怔忡的原因，他说："冒风、寒、暑、湿，闭塞诸经，令人怔忡。"

隋代医家巢元方在《诸病源候论》中也进一步说明了正虚易于感受外邪而致使心悸，他说："风惊悸者，由体虚心气不足，心之府为风邪所乘，或恐惧忧迫，令心气虚，亦受于风邪。风邪搏于心，则惊不自安。惊不自己，则悸动不定。"

《伤寒论》第178条中谈到了结脉和代脉："脉按之来缓，时一止复来者，名曰结。又脉来动而中止，更来小数，中有还者反动，名曰结，阴也。脉来动而中止，不能自还，因而复动者，名曰代，阴也。得此脉者，必难治。"

结脉、代脉都是一种心律失常，是心动较缓而有间歇的脉象，以脉在搏动中有停止而又复来为主要特点的脉。

结脉的特点是脉来迟缓而呈不规则的间歇，脉律不规则，止无定数。主气

（津）虚血弱，或邪气（瘀血或饮逆）阻遏；代脉的特点是脉来缓慢而有规则的歇止，就是止有定数，如脉搏节律成比例的歇止，或者有弱小的搏动。代脉主气血不相顺接，脏气虚弱或衰微，其病较危重，脏气衰微，也就是阴阳气血都呈现虚衰的状态，病情多比较严重，致使脉气不能衔接而出现代脉，所以说"得此脉者，为难治。"

因为结脉、代脉二者皆有脉来时止而复动的状态，所以感觉心慌悸动不安。

金代医家成无已在《注解伤寒论》对这个结、代的脉象主病说得非常简明扼要，可以作为我们理解这两种脉象的参考，他说："结代之脉，一为邪气留结，一为真气虚衰。脉来动而中止，若能自还，更来小数，止是邪气留结，名曰结阴；若动而中止，不能自还，因其呼吸，阴阳相引复动者，是真气衰极，名曰代阴，为难治之脉。"

"心动悸"的意义，心悸不仅是一个症状，还是中医学的一个病名。心悸是指气血阴阳亏虚，或痰饮瘀血阻滞，致使心失所养，心脉不畅，心神不宁而引起的心中急剧跳动，惊慌不安，不能自主为主要表现的一种病证。

心动悸，就是心脏跳动得比较剧烈，不但患者自觉心悸，而且"虚里"这个部位也搏动得比较厉害。《内经》说："胃之大络，名曰虚里，在左乳下，其动应衣。"虚里就是位于左乳下的心尖搏动处，这里悸动应衣，是心动悸的外在表现，也就是宗气外在可以见到的表象。宗气是人体阳气的一种，是聚积在人体胸中的阳气，又称为大气，如清代医家张隐庵也说："大气，宗气也。"这就是说，宗气是由胃气化生的水谷精微，与上焦肺气吸入的自然界的清气相结合而成的，主要功能是出喉咙而司呼吸，贯心脉而行气血。也就是说，宗气的功能主要是协助心气来推动心脉的搏动、调节心律和血液的运行。由此可见，宗气的根本在于胃气。

病人素体正气不足，胃气虚弱，宗气自然不足，又加上外感病发热日久，或治疗时发汗过度，出现了"脉结代"，并见"心动悸"。结合炙甘草汤方药组成可知，误治后表未全解而卫虚津弱，又邪入阳明伤及胃气津液，胃气虚则气化津液（卫）营血无权，卫（津）营血同源，卫（津）营血互化，而根本在胃气。津伤则营血无以补充，致使津血（营）不足，无以濡养心及血脉，而出现脉结代、心动悸。

心主血脉，心的正常搏动有赖于胃气的充盛、津血的滋养，胃气虚弱会导致宗气的不足，推动心搏无力；津血亏虚就会导致心脉失养，功能失调。正如《济生方》所说"夫怔忡者，此心血不足也""真血虚耗，心帝失辅，渐成怔忡"。

胃气虚弱，津血不足，又会导致脉络瘀阻或挛缩不畅，阳气通达不利，无力推动心脉的搏动、调节心律。这些因素都可导致以心动悸为主的虚证。

综上所述，炙甘草汤证病机为：胃虚（胃津、胃气不足或虚弱），津亏血（营）弱，虚热内生，心脉失养。津亏血（营）弱不能荣养心和脉，阳气不能振奋宣通脉气，也就是说会使血液流动的推动力不足。

胃虚津亏血（营）弱是本，所以用炙甘草汤养胃滋津补血（营），温通复脉。

从临床上我们可以见到，凡是心悸虚证的患者，都表现出心悸、心慌，脉气不续，全身乏力，动辄更甚等津亏营（血）弱，心阳不振的特点。

· **炙甘草汤方义**

对于炙甘草汤方中的药症，《本经》和《别录》论述得非常详细。

《本经》论甘草："味甘平。主五脏六腑寒热邪气，坚筋骨，长肌肉，倍力，金创，解毒。"

《本经》论姜："味辛，温。主治胸满，咳逆上气，温中，止血，出汗，逐风湿痹，肠澼下利。生者尤良，久服去臭气，通神明。"生姜温中助阳，宣阳化阴。

《本经》论人参："味甘微寒。主补五脏，安精神，定魂魄，止惊悸，除邪气，明目，开心益智。"人参补胃气以生血、生津液。

《本经》论生地黄："味甘寒，主折跌绝筋，伤中，逐血痹，填骨髓，长肌肉，作汤，除寒热积聚，除痹，生者尤良。久服，轻身不老。"

《别录》论生地黄："味苦。主治男子五劳、七伤、女子伤中、胞漏、下血，破恶血、溺血，利大小便，去胃中宿食，饱力断绝，补五脏内伤不足，通血脉，益气力，利耳目。"

生地黄"主伤中，逐血痹""通血脉"，也就是有益中气、疏利血脉的作用。还有生津、滋阴、养血的功能。

《本经》论桂枝："味辛温。主上气咳逆，结气喉痹，吐吸，利关节，补中益气。"

清代药用植物家邹澍在《本经疏证》中全面概括了桂枝的功效："盖其用之道有六，曰和营，曰通阳，曰利水，曰下气，曰行瘀，曰补中。其功之最大，施之最广，无如桂枝汤，则和营其首功也。"

桂枝甘温补中虚，养胃气滋津液，入于血脉之中又能温通阳气。桂枝和肉桂可以在此方子里以证机互换，和（或）同用。

《本经》论阿胶："味甘平。主心腹，内崩，劳极，洒洒如疟状，腰腹痛，四肢酸疼，女子下血，安胎，久服轻身益气。"

《别录》论阿胶："微温。主丈夫少腹痛，虚劳羸瘦，阴气不足，脚酸不能久立，养肝气。"

《本经》论火麻仁："味甘平，主补中益气，肥健不老。"

《别录》论火麻仁："无毒，主治中风汗出，逐水，利小便，破积血，复血脉，妇乳产后余疾，长发，可为沐药。"

教科书上说火麻仁的功效是润肠通便的，多数人也都认为火麻仁只起到润燥通大便的作用，还有人认为火麻仁可有可无。实际上，这是将火麻仁的功效局限了。从《本经》和《别录》中对火麻仁的阐述来看，火麻仁具有补中益胃气、复血脉的重要功能。说明这个药不仅能润肠通便，更重要的是能益胃气，脏腑血脉之气皆禀于胃气，这个心气也不例外。

美国有关专家曾研究过火麻仁的作用机理，认为火麻仁有修复受损的心肌细胞的作用。这也从一个侧面显示，我们中医很早就经实践认识到了火麻仁能够用于治疗心和血脉的病证。经方用药是非常严谨的，方中加入的药，绝不是可有可无的，都是有一定作用的，咱们可以据证化裁应用，但不能认为无用。

《本经》论麦门冬："味甘平。主心腹结气，伤中伤饱，胃络脉绝，羸瘦短气。久服轻身，不老不饥。"

麦冬与人参合用能益气养阴，阿胶、火麻仁与人参、麦冬合用可滋阴养血，充血脉。

《本经》论大枣:"味甘平。主心腹邪气,安中养脾助十二经,平胃气,通九窍,补少气,少津液,身中不足,大惊,四肢重,和百药。"

大枣能养胃气,滋津液,益气力。方中大枣用 30 枚,是《伤寒论》所有方子中大枣用量之最,这是凸显大枣养胃气而资气血生化之源的用意。

生地黄和大枣同用,重在补中气,滋化源,养心阴,补心血,并助炙甘草补中益气,以充气血生化之源,和调气血以复脉。

炙甘草汤,又称为复脉汤。方中炙甘草味甘养胃气,补中气,益宗气,为主药。胡希恕先生说:"甘草仅用四两,却冠以'炙甘草汤',乃由于甘能养脾健胃,为治血虚津液虚之正法。(《胡希恕讲伤寒杂病论》)"

这个方子的格局就是以桂枝汤去芍药为基础,辛甘通阳,外调营卫,内和阴阳,养胃滋津,温通血脉的,正如胡希恕先生所说:"桂枝汤既可发汗解热,又可安中健胃滋液。"

清酒,滋津温通益胃气,入血通阳、通血脉,行药力,还有疏散化滋腻的作用。所以,这个清酒在方中的作用是不可忽视的,现在可以用黄酒来代替。

诸药合用,滋而不腻,温而不燥,使气血津液并补,阴阳调和,用治津亏血虚,阳气不振的心动悸,脉结代证,可有效达到补血滋津、温通振阳之功。

明代医家吴昆《医方考》对炙甘草汤的分析比较简明:"心动悸者,动而不自安也,亦由真气内虚所致。补虚可以去弱,故用人参、甘草、大枣;温可以生阳,故用生姜、桂枝;润可以滋阴,故用阿胶、麻仁;而生地、麦冬者,又所以清心而宁悸也。"

金代医家成无己在《注解伤寒论》中也说:"补可去弱,人参、甘草、大枣之甘,以补不足之气;桂枝、生姜之辛,以益正气。《圣济经》曰:津耗散为枯,五脏萎弱,荣卫涸流,温剂所以润之。麻仁、阿胶、麦门冬、地黄之甘,润经益血,复脉通心也。"

2. 应用炙甘草汤的三个要点

我在临床上体会,应用炙甘草汤,有几点需要注意:

一是应用炙甘草汤,不要忽视方中清酒(即黄酒)之用。清酒不仅能通阳气、利血气，而且可养胃气、滋津液，实为益卫和营、行血通脉的一味必不可少的良药。不会饮酒者，或对酒精过敏者则不用任何酒。

二是方中生地黄的用量应较其他药为重，大枣的用量要大，这样才有良好的疗效。

三是生地黄寒润，多用了可造成大便溏泄。对于脾虚有湿而大便偏稀者，应用生地黄时可将生地黄久煎 50 分钟以上，这样可破坏生地黄中的致泻物质，而其滋阴养血的功能却不会受到影响。

四是心血管病或其他病证合并心律失常者，不论心率快慢都可依据证机应用。

3. 炙甘草汤相关条文

《金匮要略·肺痿肺痈咳嗽上气病脉证治·附方》："《外台》炙甘草汤：又疗治肺痿涎唾多，心中温温液液者。炙甘草汤方：甘草四两（炙），桂枝、生姜各三两，麦门冬半升，麻仁半升，人参、阿胶各二两，大枣三十枚，生地黄一升。上九味，以酒七升，水八升，先煮八味，取三升，去滓，内服消尽，温服一升，日三服。"

《金匮要略·血痹虚劳病脉证并治·附方》："《千金翼》炙甘草汤，一云复脉汤：治虚劳不足，汗出而闷，脉结悸，行动如常，不出百日，危急者，十一日死。甘草四两（炙），桂枝、生姜各三两，麦门冬半升，麻仁半升，人参、阿胶各二两，大枣三十枚，生地黄一斤。上九味，以清酒七升，水八升，先煮八味，取三升，去滓，内胶烊消尽，温服一升，日三服。"

《千金翼方·卷第十五补益·五脏气虚第五》复脉汤："主虚劳不足，汗出而闷，脉结心悸，行动如常，不出百日危急者，二十一日死方。甘草四两（炙），桂枝、生姜各三两，麦门冬半升，麻仁半升，人参、阿胶各二两，大枣三十枚，生地黄一斤。上九味，以清酒七升，水八升，先煮八味，取三升，去滓，内胶烊消尽，温服一升，日三服。"

六、温经汤脉证病机指南

六病（法）归类：阳明太阴（血）少阴（营）合病（法）、厥阴病（法）。

典型症状：少腹里急（少腹拘急冷痛，痛有定处），或少腹凉，或冷痛，腹满，手掌烦热，唇口干燥，崩中下血，或月经过多，或月经量少，或月经过期不来，或痛经，或月经有血块，或产后恶露不下，或带下等，或久不受胎。

可具症状：

（1）表证：恶风或轻度恶寒，或发热，头痛身痛，四肢酸疼，手足麻，身热或手足心热，汗出，鼻塞流清涕，中风肢体偏瘫等。

（2）里证：腹满而吐，食不下，自利，口不渴，或口渴，或咽干口燥，或口吐涎沫，或时腹自痛，腹部刺痛，痛有定处，或癥病，或头晕心慌，消渴，心烦，失眠，多梦，小便清或小便黄，或尿频，大便正常或微干结等。

面唇舌象：面色无华或萎黄，或面色苍白，或面色黧黑，口唇淡白，或唇色青紫，或肌肤甲错，舌质暗淡，或舌质红，或舌暗，舌苔薄白或薄黄。

脉象：脉细，或弦细，或细滑，或数，或涩。

特异脉象：脉寸关细，尺沉弦。

腹征：心下至脐上悸动，或大腹部虚软，或小腹部拘挛急迫或疼痛而不惧按。

病机：胃虚，表虚寒，卫（津）虚营弱，血瘀，水饮，虚热。

核心病机：津亏营血虚瘀而营卫阴阳不和。

辨证眼目：

（1）表里同病、寒热错杂偏于虚热瘀血。

（2）营卫阴阳不和；血虚或血瘀；水饮内停或上逆；燥热津伤。

（3）津血虚有热，有瘀血的症状特征。

（4）少腹部拘急疼痛，手足心热，痛经，月经不调，不孕证。

（5）脉滑或涩。

（6）不仅用于妇科，依据病机可以广泛应用于临床各科。

治法：温中益胃，清热破瘀，养血生津。

方药：温经汤。

吴茱萸三两，当归二两，川芎二两，芍药二两，人参二两，桂枝二两，阿胶二两，生姜二两，牡丹皮二两（去心），甘草二两，半夏半升，麦门冬一升（去心）。

上十二味，以水一斗，煮取三升，分温三服。

功能：养胃滋津补血（营）调和营卫阴阳，化饮降逆，清热祛瘀。

辨治要素：凡符合本证病机的上述典型症状，可依据证、舌、脉等体征，只要具备其中部分症状便可应用温经汤，不必悉具。

1. 温经汤证代表条文解析

《金匮要略·妇人杂病脉证治》第9条："问曰：妇人年五十，所病下利数十日不止，暮即发热，少腹里急，腹满，手掌烦热，唇口干燥，何也？师曰：此病属带下。何以故？曾经半产，瘀血在少腹不去，何以知之？其证唇口干燥，故知之。当以温经汤主之。

温经汤方：吴茱萸三两，当归二两，川芎二两，芍药二两，人参二两，桂枝二两，阿胶二两，生姜二两，牡丹皮（去心）二两，甘草二两，半夏半升，麦门冬一升（去心）。上十二味，以水一斗，煮取三升，分温三服。

亦主妇人少腹寒，久不受胎；兼取崩中去血，或月水来过多，及至期不来。"

该条主要论述妇人冲任虚寒，兼夹津血虚及血瘀生热之证的辨治。

妇人因流产过多（曾经半产）等原因，到围绝经期时（50岁左右），病下利（后人注为"下血"）数十天不止，还伴有傍晚即发热，小腹部胀满疼痛，手掌烦热，口唇干燥，这就是带下病，此带下是妇科杂病的统称，月经过多也可叫下利。

这时因月经已经不正常，原因就是曾经流过产，腹中留有瘀血未完全清除，会造成阴阳气血流通障碍，阴阳不和，则上热下寒，即上焦热而出现手掌烦热，或胸中热，或口渴等症；下焦寒而出现少腹满痛或伴有尿频，白带异常，胞宫下血，或大便溏，或足寒等症。瘀血阻滞就会出现唇口干燥，或伴有面暗，或面色黧黑，或唇舌紫暗，或少腹刺痛等症。

人体有自我修复机制，机体要清除这些瘀阻，就要以经血、白带等形式排下。"暮即发热""手掌烦热，唇口干燥"等皆为瘀血化热之象。清末医家唐容川对瘀血化热深有研究，在《血证论》中说："瘀血在腑，则血室主之，证见日晡潮热……瘀血在脏，则肝主之，以肝司血故也，证见骨蒸潮热，手足心烧……"瘀血不去，新血不生，营血衰少，为产生内热之因素。

温经汤方后注："亦主妇人少腹寒，久不受胎；兼取崩中去血，或月水来过多，及至期不来。"可见此方为妇科圣方，用途非常广泛。

温经汤是妇科调经祖方，经多能止，经少能通，双向调节。是辨治妇人冲任虚寒、血虚血瘀而致带下、崩漏、腹痛、月经不调等妇科杂症的重要方剂。

· 温经汤方义

温经汤证为太阴少阴阳明合病，属厥阴，偏于补虚，主要针对营血为病、寒热错杂，虚实夹杂而偏于虚寒者。妇科久病，必伤及营血，营血一旦亏虚或瘀滞，会因虚致实，或饮瘀互阻，或久瘀化热，病机复杂。方证病机为阴阳营卫不和，胃虚津亏，营血虚瘀，饮瘀同病，不仅病变在表，而且深入于里。

温经汤内集多首经方为一体，如桂枝汤、吴茱萸汤、当归芍药散、麦门冬汤、部分炙甘草汤及芎归胶艾汤。可以说阴阳营卫气血同调，表里寒热虚实兼顾，配伍全面而严谨，针对病机丝丝入扣。

温经汤方药组成意义：方中主要含桂枝汤。桂枝汤为《伤寒论》补虚祛邪第一方，有调和营卫、温养胃气津液而祛邪之功，主治中风表虚证。六经（病）中风，不论是太阳、少阴、太阴、厥阴中风皆可用之。因含有桂枝汤，所以治疗妇人围绝经期综合征出现的汗出异常，头痛身痛肢体疼痛等表证，温经汤皆有佳效。

温经汤证病机有营血虚瘀，所以营血药当归、川芎、芍药，当归温通经脉，祛风养血止血；川芎主中风入脑头痛，祛风寒通血瘀；芍药主邪气腹痛，调营血，破血瘀，敷布津液除血痹而利水，对于营血所致病症如月经不调、腹痛、头痛、身痛、腰痛、四肢痹痛等病症都可治疗。

当归、川芎、芍药也是治疗妇女腹痛经方当归芍药散中的主药，同样牵涉到营血和水饮的治疗，但温经汤与当归芍药散是有区别的。

温经汤证表里兼有，但偏于里虚寒，偏于营血亏虚，但也有饮证，为什么呢？因为血不利则为水，血虚、血瘀就会病水饮。因有太阴胃气不足的病机，胃气亏虚则会水饮不化。而这些饮证并非在表的溢饮，而是偏于里，虽没有严重的水饮逆乱，但也可导致头痛、眩晕、心悸、泛酸、带下、水肿等证。在治疗上，因有营血津液亏虚，既不能发散，也不能过于渗利，过度发散利水则加重伤津，治在顾护胃气营血而兼顾水饮即可。方中利水饮的药物组成很巧妙：当归、芍药、川芎养营血通血痹可以养血化瘀而治饮；当归、阿胶补血可以治饮；人参、麦冬、炙甘草可补胃虚而治饮；生姜、吴茱萸可表里同治，温太阴而辛热去饮。

当归芍药散证为血水同病，病机中除了营血虚瘀外，水饮亦偏重，即血亏水盛，会出现水饮内停上逆所致之眩晕、心悸、水肿等症。治法则血水同治，所以有茯苓、白术、泽泻等渗水化饮之药。

温经汤有虚劳病机，津血亏虚较明显，营血亏虚滞涩，津液不足，会出现心悸、崩漏、月经失调诸症。所以方中阿胶、麦冬、甘草、人参，有炙甘草汤、芎归胶艾汤的方义。

温经汤证之阳明热证不是阳明里实热，而是胃气亏虚影响津血化生，津血亏虚不养不润所致之虚热。病机偏虚寒，不是地黄类清滋通痹之所宜，而要重视培补胃气，温养气血，所以用麦冬量大主治胃络脉绝。

如胃虚津血不足较重，也可不去桂枝汤中的大枣，使大枣与阿胶共奏养胃气补津血之功。

温经汤证会出现腹痛、经水不利、崩漏等血瘀证候，方中重点突出营血瘀滞的病机，在津血同治的同时，应用牡丹皮、桂枝、芍药等活血行瘀之药，有桂枝茯苓丸的方义。但桂枝茯苓丸证病机偏于血瘀实证，治疗津血亏虚不足而偏于化瘀通滞；温经汤证是虚实夹杂以虚为主，用牡丹皮、桂枝、芍药等活血祛瘀而兼养润，不用桃仁去实证之瘀，不用茯苓去利水而伤营血。

温经汤证的病机关键就是阴阳营卫气血不和。所以温经汤有调和阴阳营卫，养血活血祛瘀，降逆祛饮，通表透里，清热生津之功。女子以血为本，温经就是温通血脉清除瘀血阻滞。不仅妇科，男人也有血脉，依据病机可以广泛应用于临床各科。

2.温经汤证相关条文

《备急千金要方·妇人方下·赤白带下崩中漏下》："治崩中下血、出血一斛，服之即断，或月经来过多，及过期不来者，服之亦佳方：吴茱萸、当归各三两，川芎、人参、芍药、牡丹、桂心、阿胶、生姜、甘草各二两，半夏八两，麦门冬一升。上十二味㕮咀，以水一斗煮取三升，分为三服。"

第二节　麻黄法辨证法度及核心方

一、麻黄汤脉证病机指南

六病（法）归类：太阳病（法），太阳伤寒表实证（法）。

典型症状：头痛，颈项强痛，身体疼痛，腰痛，肢体骨节疼痛，发热或无发热，恶风或恶寒，无汗，喘息，呕逆。

可具症状：鼻塞，鼻流清涕，鼻衄，胸满，发烦，目瞑，面部暗斑，咳嗽或咳痰，或咳唾脓血腥臭，口淡不渴，嗜睡，神志昏迷，晕厥，口噤不开（外表闭束或痰凝气滞，气血凝结于牙关经络筋脉，不能活动所致），哕逆，嗳气，肢体关节沉重痿痹不用，湿疹等。

面唇舌象：口唇淡白，舌质淡，或暗红，或暗淡，舌苔薄白或白腻。

脉象：脉浮紧，或脉浮涩。

特异脉象：脉寸关浮紧。

腹征：心下至脐上腹肌充实。或大腹部按之温度高，或按之稍顶手。

病机：外邪束表，津血滞表，痰（湿）瘀阻络，气逆上焦。

核心病机：浊水浊血滞表阻络而表（上焦）实。

证机要点：津血聚表（皮毛）绝对充实而无汗。

治法：汗法。

方药：麻黄汤。

麻黄三两（去节），桂枝二两（去皮），甘草一两（炙），杏仁七十个（去皮尖。注：10 枚约 4g）。

上四味，以水九升，先煮麻黄减二升，去上沫，内诸药，煮取二升半（一升 =10 合 =200mL），去滓，温服八合，覆取微似汗，不须啜粥，余如桂枝法将息。

功能：发汗解表，透邪降逆，逐瘀祛湿，开窍醒神。

辨治要素：凡符合本证病机的上述典型症状，可依据证、舌、脉等体征，只要具备其中部分症状便可应用麻黄汤，不必悉具。

1.麻黄汤证代表条文解析

《伤寒论》第35条："太阳病，头痛，发热，身痛，腰痛，骨节疼痛，恶风，无汗而喘者，麻黄汤主之。"

本条是太阳伤寒主证，被历代医家称之为"麻黄八症"。

太阳主一身之表，风寒之邪外束肌表，卫阳郁遏不能升达于外，失其温分肉的作用则恶风。恶风、恶寒一般是相通的，只是程度的轻重不同。

寒邪侵犯肌表，寒性凝滞，致上焦表位的头部以及属于表位的四肢百骸气机不能畅达，气血运行受阻，不通则痛，故头痛、身痛、腰痛、骨节疼痛。

太阳病病邪反应的"表"的病变涵盖皮毛肌腠和全身筋骨、四肢百骸，这都是卫阳之气所主，可以用汗法解决。

卫气是一种护卫机体的热能，源于胃气。胡希恕先生认为卫气为津液，这是非常特异的观点，解决了《伤寒论》中不少有关"阳气"的概念和功能等难以解释的问题，非常契合仲景思维。阳气为津液，卫气属阳，也是阳气，所以卫气也就是津液。

《伤寒论》第46条："太阳病，脉浮紧，无汗，发热，身疼痛，八九日不解，表证仍在，此当发其汗。服药已微除，其人发烦，目瞑，剧者必衄，衄乃解。所以然者，阳气重故也。麻黄汤主之。"

胡希恕先生在解释这一条时说："阳气，古人阳气不一定就指的有热，后世都说成热了，不对的。气分和血分分成阴阳，体液也是属于气分的，古人说气，凡是气分就是指的津液……这个（阳气重）不是热……太阳病的发热，就是人患病的机体想用体表达到发汗的目的而解除疾病这么一种病理状态……体液充斥体表是越来越重，越重他越发不出汗来，越不能出汗，那么这个时候一汗出的时候，咱们给他用药帮着了，由于这么样子（帮其汗出），所以阳气重，他要发生瞑眩而衄血……可见这个古人说的阳气就指的精气，精气指的什么呢？就是血液、津液，脉外的津液，脉内的血液，都叫作精气，就是养人的精气，以前咱们讲过了，所以这种他叫作阳气。"（《胡希恕伤寒论讲座》）

《灵枢·本脏》说："卫气者，所以温分肉、充皮肤、肥腠理、司开阖者也。"

《灵枢·营卫生会》说："人受气于谷，谷入于胃，以传于肺，五脏六腑，皆以受气……营在脉中，卫在脉外，营周不休。"

由这些论述可知，人体卫气有防御、温煦、濡润之功，而卫气是存在于津液之中而行于脉外的，通称卫津。风寒之邪袭表，卫气津液，即人体有热能的津血（营卫）奋起趋表以散寒祛邪，风寒之邪愈重，趋表之卫津就愈重，即所谓"阳气重"（《伤寒论》第46条），郁闭在表就会发热。也就是说外邪袭表而发热的机理在于津血郁滞在表，正邪交争，因表闭不能行散而凝聚有余，形成浊水浊血聚而发热。

对于汗的有无要高度重视，这是太阳伤寒与太阳中风区别的关键点。太阳伤寒，寒性收引，腠理郁闭，营阴郁滞，所以无汗；风性疏散，腠理开泄，所以有汗。

风寒束表腠理郁闭，肌腠外连肌肤，内通三焦，肌腠受邪必然会影响三焦气机的通畅。一则气机不能畅达，气血运行受阻，"体表排泄废物的功能受阻，毒素不得外泄，蓄积于肺而喘"（《胡希恕讲伤寒杂病论》）；二则上焦表位的肺亦受风寒之邪侵袭，肺气不降而喘。

麻黄汤是发汗解表之峻剂，太阳伤寒之主方。麻黄汤与桂枝汤的最大鉴别点就是无汗和有汗。

方中主药的《本经》解析如下。

麻黄："味苦温。主中风伤寒头痛温疟，发表，出汗，去邪热气，止咳逆上气，除寒热，破癥坚积聚。"

桂枝："味辛温。主上气咳逆，结气喉痹，吐吸，利关节，补中益气。"

杏仁："主咳逆上气，雷鸣，喉痹，下气，产乳，金疮，寒心奔豚。"

甘草："味甘平。主五脏六腑寒热邪气，坚筋骨，长肌肉，倍力，金创，解毒。"

麻黄辛温开腠理，通阳气发表于皮毛，配伍桂枝可以透汗达邪，配伍杏仁能够下气平喘。桂枝解肌祛风寒，助麻黄透营达卫祛邪外出，且可降逆气而治咳喘。杏仁苦温而降逆气，同麻黄一宣一降，增强散邪平喘之功，甘草祛寒热邪气，调和诸药，顾护胃气津液，且可缓喘痛之急迫。

《伤寒论》第36条："太阳与阳明合病，喘而胸满者，不可下，宜麻黄汤。"

这一条的太阳与阳明合病，为太阳伤寒表实证合阳明病。太阳伤寒表实证除有头痛发热恶风寒、身疼腰痛、骨节疼痛等症外，还可见喘而无汗的重要证候。此喘乃表邪不解，气不得旁达，向上冲逆迫及于肺而喘，喘而息促，胸中气机壅滞则胸满。因有表证存在，所以不可用下法，以免表邪内陷。

阳明病，为阳明腑实的承气汤证，阳明腑实证亦有心下硬满而喘，胡希恕先生说："因胃中实闭，大便不通，邪气向上压迫膈肌，膈肌不能配合呼吸运动上下移动，也可见喘，此喘由下及上，多伴见腹满而喘。"但合并太阳病时，表里同病，只能先解表而不可先攻里，这是原则（《胡希恕讲伤寒杂病论》）。

《伤寒论》第37条："太阳病，十日以去，脉浮细而嗜卧者，外已解也。设胸满胁痛者，与小柴胡。脉但浮者，与麻黄汤。"

本条为太阳病得病多日后的三种转归。

太阳病，十日已去，脉浮细而嗜卧者，外已解也。这是说的第一种转归：得了太阳病，多日之后，六七日或十日，这是一个约略词。出现了脉浮细，脉浮既主表也主虚，这个脉浮不是说的表证未解，而是指久病体虚，太阳病多日后，恢复期，脉多浮大无力。脉细主虚，也就是病后气血两虚。这个脉浮细而嗜卧者，是说表证已解，正气尚未恢复，机体病后疲乏，困倦无力而嗜卧静养的状态。

设胸满胁痛者，与小柴胡汤。这是说的第二种转归：如太阳病，多日之后出现了胸满胁痛等症状，提示病邪已传入少阳，少阳四大主症之一为胸胁苦满，这时就要给予小柴胡汤和解少阳，枢转气机。

小柴胡汤是和解少阳的千古名方，临床用途相当广泛。实际上，人的病证除了大寒、大热之外，多是需要和解调节的。所以小柴胡汤就显示出了极大的优势。

脉但浮者，与麻黄汤。这是说的第三种转归：如太阳病，虽十日已过，脉仍浮。这个浮脉不是指病后体虚，而是脉浮紧，说明病仍在表，为太阳伤寒表实证，仍可给予麻黄汤发汗解表，证未变治亦不变，不能拘于患病时日的长短。有些人常年头痛，如果辨证脉浮紧，无汗等，仍可以视为太阳伤寒表实证，可以用麻黄汤辨治之。

2. 麻黄汤证相关条文

《伤寒论》第46条："太阳病，脉浮紧、无汗、发热、身疼痛，八九日不解，表证仍在，此当发其汗。服药已微除，其人发烦目瞑，剧者必衄，衄乃解。所以然者，阳气重故也。麻黄汤主之。"

《伤寒论》第51条："脉浮者，病在表，可发汗，宜麻黄汤。"

《伤寒论》第52条："脉浮而数者，可发汗，宜麻黄汤。"

《伤寒论》第55条："伤寒脉浮紧，不发汗，因致衄者，麻黄汤主之。"

《伤寒论》第232条："脉但浮，无余证者，与麻黄汤。若不尿，腹满加哕者，不治。麻黄汤。"

《伤寒论》第235条："阳明病，脉浮，无汗而喘者，发汗则愈，宜麻黄汤。"

二、麻黄加术汤脉证病机指南

六病（法）归类：太阳太阴合病（法），太阳伤寒证合太阴寒湿滞表证。

典型症状：肢体关节疼痛烦急，阴雨天和寒冷气候发作或加重。

可具症状：头晕痛，颈项强痛，身体沉重疼痛，腰痛，发热或无发热，恶风或恶寒，无汗，喘息，呕逆，鼻塞，鼻流清涕，不能食等。

面唇舌象：口唇淡白，舌质淡，或暗红，或暗淡，舌苔薄白或白腻。

脉象：脉浮紧，或脉浮涩，或沉紧。

特异脉象：脉寸关浮紧，尺沉有力。

腹征：大腹部按之胀满，或脐左侧上下腹肌稍紧或拘挛。

病机：胃虚，外邪束表，寒湿闭表，湿瘀阻络。

核心病机：胃虚而寒湿闭表。

证机要点：胃虚而津血聚表绝对充实而无汗。

治法：解表祛湿通痹。

方药：麻黄加术汤方。

麻黄三两（去节），桂枝二两（去皮），甘草一两（炙），杏仁七十个（去皮尖），白术四两。

上五味，以水九升，先煮麻黄减二升，去上沫，内诸药，煮取二升半，去滓，温服八合，覆取微似汗。

功能：发汗解表，透邪降逆，逐瘀祛湿，开窍醒神。

辨治要素：凡符合本证病机的上述典型症状，可依据证、舌、脉等体征，只要具备其中部分症状便可应用麻黄加术汤，不必悉具。

1. 麻黄加术汤证代表条文解析

《金匮要略·痓湿暍病脉证治》："湿家身烦疼，可与麻黄加术汤发其汗为宜，慎不可以火攻之。"

这条是太阳伤寒证夹杂太阴湿邪痹阻于表位，风寒湿三气兼夹入中身体关节，中湿而痹痛。

麻黄加术汤方即麻黄汤加白术，症状与病机大致与麻黄汤证相似，但有一特殊症状——身体骨节烦痛。因方中有白术一味，所以除主要有太阳伤寒症候外，还夹杂有太阴中风（外证）湿邪困于肌表之证，所以有"烦痛"之证。《说文》："烦，热头痛也。"风与湿合侵袭肢体而疼痛的状态为烦闷、急躁，似热痛而无所适从。

《本经》论白术："味苦，温。主风寒湿痹，死肌，痉，疸，止汗，除热，消食。"

《别录》论白术："味甘。主治大风在身面，风眩头痛，目泪出，消痰水，逐皮间风水结肿，除心下急满，及霍乱，吐下不止，利腰脐间血，益津液，暖胃，消谷，嗜食。"

这些论述说明白术不仅能够健胃气，更重要的是能够除风寒湿痹，逐表位的风水结肿。白术量大可加强利水湿的功效。

2. 麻黄加术汤证有关条文

《伤寒论》第274条说："太阴中风，四肢烦痛，阳微阴涩而长者，为欲愈。"

《金匮要略·痓湿暍病脉证并治》说："太阳病，关节疼痛而烦，脉沉而细者，此名湿痹（《玉函》云：中湿）。"又说："湿家之为病，一身尽痛，一云烦痛。"

三、还魂汤脉证病机指南

六病（法）归类： 太阳病（法）。

典型症状： 猝然昏厥，嗜睡，神志昏迷，口噤不开。

可具症状： 咳嗽或咳痰，喘息，呕逆，哕逆，嗳气，无汗等。

面唇舌象： 口唇淡白，舌质淡，或暗红，或暗淡，舌苔薄白或白腻。

脉象： 脉浮紧，或沉紧，或涩。

特异脉象： 脉寸关浮涩，尺弦。

腹征： 腹部胀满，或虚软。

病机： 外邪闭塞上焦，痰瘀阻闭心脑经脉，气逆上焦。

核心病机： 外邪束表或内伤转化出表而闭阻上焦（心脑）。

证机要点： 痰饮瘀血互结聚表绝对充实而无汗。

方药： 还魂汤。

麻黄三两（去节，一方四两），杏仁七十个（去皮尖），甘草一两（炙，《千金》用桂心二两）。

上三味，以水八升，煮取三升，去滓，分令咽之，通治诸感忤。

功能： 透邪降逆，开窍醒神。

辨治要素： 凡符合本证病机的上述典型症状，可依据证、舌、脉等体征，只要具备其中部分症状便可应用还魂汤，不必悉具。

还魂汤证代表条文解析

《金匮要略·杂疗方》："救猝死，客忤死，还魂汤主之方。《千金方》云：主卒忤鬼击飞尸，诸奄忽气绝无复觉，或已无脉，口噤拗不开，去齿下汤，汤下口不下者，分病人发左右，捉搦肩引之。药下，复增取一升，须臾立苏。麻黄三两（去节），一方四两，杏仁去皮尖，七十个，甘草一两，炙。《千金》用桂心二两。上三味，以水八升，煮取三升，去滓，分令咽之，通治诸感忤。"

还魂汤自古是救治猝死和"客忤"的良方。《千金要方》说："论曰：少小所以有客忤病者，是外人来气息忤之，一名中人，是为客忤也。"客忤多见于小儿，一般是指小儿突然受陌生人的惊吓，以及外界异物、巨响等，出现面色发青、口吐涎沫、喘息腹痛、肢体瘫痪、状如惊痫等。这是因为小儿脏腑娇嫩，形气未充，"肝常有余，脾常不足"，心神怯弱，肝气易偏盛而引动肝风，易受惊吓而惊风。

还魂汤中麻黄为主药，非常重要，不仅透表达邪，发越水湿，破血通脉，逐瘀破症，而且开窍醒神。

《本经》论麻黄："味苦，温。主中风伤寒头痛，温疟，发表出汗，去邪热气，止咳逆上气，除寒热，破癥坚积聚。"

《别录》论麻黄："微温。主治五脏邪气缓急，风胁痛，字乳余疾，止好唾，通腠理，疏伤寒头痛解肌，泄邪恶气，消赤黑斑毒。不可多服，令人虚。"

还魂汤实际上就是麻黄汤，可以救治感受外邪勾动内邪，或内邪上逆闭塞于上焦心脑而出现昏厥、猝死或肢体抽搐痉挛等症状。其病机都属于上焦水饮瘀血夹杂上逆闭塞于上焦（表）心脑，急须发越透表，开窍醒神，还魂安魄。

还魂汤功能就在于能透表开闭，逐水湿痰瘀，醒神开窍，正如清代医家张璐在《千金方衍义》中所说："此即《伤寒论》"太阳例"中麻黄汤，以桂心易桂枝入肝以招其魂；麻黄入肺以通其魄；杏仁入络以降其逆；甘草入腑以缓其暴，暴逆散而魂魄安矣。"因有此功能，所以还魂汤是辨治脑中风（也可用于痹证）的系列续命汤的主要方元（方药元素）。

第三节　泻心法及核心方

一、半夏泻心汤脉证病机指南

六病（法）归类：厥阴病（法）、太阴阳明轻证合病（法）。

典型症状：呕（恶心、呕吐、泛酸），痞（心下胃脘部痞塞胀满，按之硬而不痛或疼痛而不拒按），利（肠鸣溏泄，或不一定下利，只是便黏，排便不爽）。

可具症状： 心烦，身热有汗，口不渴，或口干渴喜温饮，或喜冷饮，或口淡不渴，或口苦，小便黄。胸胁胀满，或腹满，心悸或心下悸动，或头晕，腹满而吐，纳可或纳差，时腹自痛，口中吐涎沫，痤疮等。

面唇舌象： 面红烘热，或面部无华，口唇淡白，舌淡红或暗红，舌苔薄白腻或厚黄腻，或黄白相夹而腻。

脉象： 脉沉，或弦，或弦大，或滑，关动如豆。

特异脉象： 脉关动如豆，或寸关弦大，尺沉。

腹征： 触摸心下至胃脘部及大腹部稍热或灼热，或胃脘及大腹部叩击声呈明显鼓音，或上腹部按之胀满顶手，或按之欲呕，或脐周悸动，胃脘及大腹部无压痛，或按之隐痛，喜温喜按，或胃脘及大腹部闷胀不舒。

病机： 上焦郁热，中焦胃虚，中焦胃中不和，中焦水热互结，下焦水饮逆乱或水热互结。

核心病机： 胃虚而水热互结，阴阳不交不和，气机失运，升降逆反。

证机要点： 三焦气机失和，阴阳不交，升降逆反。

证候要点： 偏于中焦、上焦，呕而痞满。利次之。

治法： 调和法，辛开苦降。

方药： 半夏泻心汤。

半夏半升（洗），黄芩、干姜、人参、甘草（炙）各三两，黄连一两，大枣十二枚（擘）。

上七味，以水一斗，煮取六升，去滓，再煎取三升，温服一升，日三服。

功能： 燮理中焦，调和湿热，散结消痞，升清降浊。

辨治要素： 凡符合本证病机的上述典型症状，可依据证、舌、脉等体征，只要具备其中部分症状便可应用半夏泻心汤，不必悉具。

半夏泻心汤证代表条文解析

《伤寒论》第149条："伤寒五六日，呕而发热者，柴胡汤证具，而以他药下之，柴胡证仍在者，复与柴胡汤，此虽已下之，不为逆，必蒸蒸而振，却发热汗出而解。若心下满而硬痛者，此为结胸也，大陷胸汤主之。但满而不痛者，此为痞，柴胡不中与之，宜半夏泻心汤。"

本条指出半夏泻心汤的关键症状，并点明与小柴胡汤证和大陷胸汤证的鉴别要点。

伤寒五六天了，病入少阳，误下未生变证，仍有胸胁满等证俱之柴胡证，还可用小柴胡汤战栗汗出而解；误下邪热内陷，水热瘀结实于上焦出现满而硬痛之结胸证，须用大陷胸汤治之；误下邪热内陷，又素有太阴寒饮，水热互结于中焦出现但满而不痛之痞证，宜用半夏泻心汤治之。

注意：此处所说的"不痛"是与大陷胸汤证鉴别而说的，并非完全无痛，半夏泻心汤证亦有心下痞硬满疼痛，但不似大陷胸汤证"从心下至少腹硬满而痛不可近"的疼痛（《伤寒论》第137条）这么严重。

《金匮要略·呕吐哕下利病脉证治》："呕而肠鸣，心下痞者，半夏泻心汤主之。"呕、肠鸣、心下痞是半夏泻心汤三大主症，胃中不和，中焦水热互结，气机不能交通，升降逆反，上逆而呕，中阻而满，下趋而利。

· 半夏泻心汤方义

《本经》论半夏："味辛，平。主伤寒寒热，心下坚，下气，喉咽肿痛，头眩，胸胀咳逆，肠鸣，止汗。"《别录》论半夏："生微寒、熟温。主消心腹胸中膈痰热满结，咳嗽上气，心下急痛坚痞，时气呕逆，消痈肿，胎堕，治萎黄，悦泽面目。"这些论述都指出半夏为治痞结的圣药，治寒热痰饮结聚之心下痞硬；"下气"，降逆气；"头眩胸胀""咳逆肠鸣"，治水饮逆乱，上逆下趋。

《本经》论姜："味辛，温。主胸满，咳逆上气，温中止血，出汗，逐风湿痹，肠澼下利。生者尤良。"《别录》论姜："大热。主治寒冷腹痛，中恶，霍乱，胀满，风邪诸毒，皮肤间结气，止唾血。"这些论述都指出姜为温中治呕的良药，重在温中降逆止呕。

半夏、干姜配伍，主治太阴水饮，心下痞满，兼治恶心、呕吐、肠鸣、腹泻。

《本经》论黄芩："味苦，平。主诸热黄疸，肠澼泄利，逐水，下血闭，恶疮疽蚀火疡。"其能清热逐水，破血化瘀。

《本经》论黄连："味苦，寒。主热气目痛，眦伤泣出，明目，肠澼腹痛下利，妇人阴中肿痛。"《别录》论黄连："微寒。主治五脏冷热，久下泄澼、脓血，止消渴，大惊，除水，利骨，调胃，益肠，益胆，治口疮。"黄连能调胃益肠，治五脏冷热之下利。

半夏、干姜、黄芩、黄连配伍，寒热并用，沟通阴阳，辛开苦降，解除寒热互结，复常气机升降。

《本经》论人参："味甘微寒（滋）。主补五脏，安精神，定魂魄，止惊悸，明目，开心益智。"《别录》论人参："微温。主治肠胃中冷，心腹鼓痛，胸胁逆满，霍乱吐逆，调中，止消渴，通血脉，破坚积，令人不忘。"人参能清微热，补津液，温中健胃，降饮逆，安心神。在半夏泻心汤中要用生晒参（白人参），不宜用红人参。

《本经》论甘草："味甘，平。主五脏六腑寒热邪气，坚筋骨，长肌肉，倍力，金创肿，解毒。"甘草能养津液固护胃气。

《本经》论大枣："味甘，平。主心腹邪气，安中养脾，助十二经，平胃气，通九窍，补少气，少津液，身中不足，大惊，四肢重，和百药。"其能养津液固护胃气。

甘草大枣配伍，甘滋养胃气津液，助人参固土健胃安中，胃健则气血津液生化有源。误下成痞伤津液，甘草、大枣、人参补养胃气津液而固中焦。

半夏泻心汤及系列泻心汤的药味和配伍组方，充分体现了张仲景保胃气、存津液、调气机的大智慧。

二、生姜泻心汤脉证病机指南

六病（法）归类：厥阴病（法）、太阴证阳明轻证合病（法）。

典型症状：噫，嗳气，呕（恶心、呕吐），泛酸，食臭（胃中不消化的馊腐的食物味）。心下痞满或痞硬，伴干噫食臭（嗳气而夹杂胃中不消化馊腐食味），或伴恶心、呕吐，腹中肠鸣，下利较稀较急，或便溏，排便不爽，或腹胀、腹痛。

可具症状：心烦，身热有汗，口不渴，或口干、口苦，或渴喜温饮，或喜凉饮，或口淡不渴，心烦，小便黄。胸胁胀满，或腹满，心悸或心下悸动，或头晕，腹满而吐，纳差，时腹自痛，口中吐涎沫。可兼夹表证，如头痛、身痛、咳嗽、鼻塞流涕、恶风、恶寒、出汗、痤疮、湿疹等。

面唇舌象：面红烘热，或面部无华，口唇淡白，舌淡红或暗红，舌苔薄白腻或厚黄腻水滑，或苔中部黄白相兼而腻水滑。

脉象：脉沉，或弦，或弦滑，或关动如豆。

特异脉象：脉关动如豆，或寸关浮弦尺沉滑。

腹征：触摸心下至胃脘部及大腹部稍热或灼热，或胃脘及大腹部叩击声呈明显鼓音，或上腹部、心下按之胀满顶手，脐周悸动，胃脘及大腹部无压痛，或按之隐痛，喜温喜按，或胃脘及大腹部闷胀不舒，或触及大腹、小腹（下腹部）及少腹（小腹两侧）有咕咕水声。

病机：上焦郁热，中焦胃中不和而水停食滞与里热互结，下焦水饮逆乱或水热互结，表滞。

核心病机：胃不和，水热食滞互结而气机逆乱。

证机要点：三焦气机失和，阴阳不交，升降逆反。

证候要点：水热互结，偏于呕、利，痞次之，或兼夹表证，寒热错杂，寒多于热。

治法：调和法，辛开苦降，表里双解。

方药：生姜泻心汤。

生姜四两（切），甘草三两（炙），人参三两，干姜一两，黄芩三两，半夏半升（洗），黄连一两，大枣十二枚（擘）。

上八味，以水一斗，煮取六升，去滓，再煎取三升。温服一升，日三服。

功能：燮理中焦湿热，斡旋气机，消痞止利，发散表邪。

辨治要素：凡符合本证病机的上述典型症状，可依据证、舌、脉等体征，只要具备其中部分症状便可应用生姜泻心汤，不必悉具。

生姜泻心汤证代表条文解析

《伤寒论》第157条："伤寒汗出解之后，胃中不和，心下痞硬，干噫食臭，胁下有水气，腹中雷鸣下利者，生姜泻心汤主之。"

伤寒发汗后表解或表未解，因素体有寒饮（胁下有水气），过汗胃中津伤，热入于里而胃中不和，热与水饮互结于心下而心下痞硬、嗳气和肠鸣下利，寒多于热，水气较甚，所以用生姜泻心汤。

生姜泻心汤的方义特点：方中干姜、生姜并用，而且生姜量大，意义有四。一是太阴水饮较半夏泻心汤证更重，寒热并见，寒多热少，水多于热。二是加大温中固里，温化虚寒水饮而降逆的力度。三是发越在表之水气，治表证未解。四是三个泻心汤中只有生姜泻心汤有解表的功能。生姜量大提示过汗亦可导致在表的水气不解，须加强发越水气（表里之水）。

三、甘草泻心汤脉证病机指南

六病（法）归类：厥阴病（法），太阴阳明合病（法）。

典型症状：呕或不一定呕，有或无泛酸，心下痞，或按之硬而不痛，或隐痛但喜按，或腹胀满，肠鸣溏泄，或有完谷不化，即稀便夹杂不消化状物，大便臭秽。口腔溃疡，或舌体溃疡，或前后二阴溃疡，或皮肤黏膜溃疡。或脂溢性皮炎（油性）。

可具症状：心慌，头晕。心烦，身热有汗，或口淡不渴，或口干渴喜温饮，或口苦，心烦，不得眠，小便黄，或小便不利。或胸胁胀满、心悸或心下悸动，或头晕，腹满而吐，纳差。

舌脉体征：面部无华，口唇淡白，舌淡红或暗红，舌苔薄白、薄黄，或厚黄腻，或者黄白相夹杂而腻，脉沉或弦或滑。

面唇舌象：面部无华，口唇淡白，舌淡红或暗红，舌苔薄白、薄黄，或厚黄腻，或舌苔中后部黄白相夹杂而腻水滑。

脉象：脉沉，或弦，或弦滑，或关动如豆。

特异脉象：脉关动如豆，或寸浮滑关尺沉弦。

腹征：触摸心下至胃脘部及大腹部（脐周）稍热或灼热，或胃脘及大腹部叩击声呈明显鼓音，或上腹部按之虚软，或脐周悸动，胃脘及大腹部相对虚软，无压痛，或按之隐痛，喜温喜按，或胀满不舒，或触及大腹及小腹或小腹两侧有咕咕水声。

病机：上焦郁热，中焦胃虚，水热互结，下焦寒饮逆乱，湿热蕴毒，津血虚。

核心病机：胃虚而水热互结于中下焦，湿热蕴毒结于黏膜。

证机要点：偏于胃虚，痞、利为主，呕次之，或口咽二阴溃疡。心下痞满伴较严重的下利（协热利），寒多于热，胃气虚寒比较明显，故方中重用炙甘草"主五脏六腑寒热邪气",补虚缓急益胃气。

治法:调和法,辛开苦降,温胃降逆,饮热(湿热)毒并解。

方药:甘草泻心汤。

《伤寒论》甘草泻心汤方

甘草四两(炙),黄芩三两,干姜三两,半夏半升(洗),大枣十二枚(擘),黄连一两。

上六味,以水一斗,煮取六升,去滓,再煎取三升。温服一升,日三服。臣亿等谨按:上生姜泻心汤法,本云理中人参黄芩汤,今详泻心以疗痞。痞气因发阴而生,是半夏、生姜、甘草泻心三方,皆本于理中也。其方必各有人参,今甘草泻心中无者,脱落之也。又按《千金》并《外台秘要》,治伤寒䘌食用此方,皆有人参,知脱落无疑。

《金匮要略》甘草泻心汤方

甘草四两,黄芩、人参、干姜各三两,黄连一两,大枣十二枚,半夏半升。

上七味,以水一斗,煮取六升,去滓,再煎,温服一升,日三服。

功能:养胃补津,燮理中焦湿热,清热化饮,燥湿解毒,升清降浊,消痞止利。

辨治要素:凡符合本证病机的上述典型症状,可依据证、舌、脉等体征,只要具备其中部分症状便可应用甘草泻心汤,不必悉具。

1. 甘草泻心汤证代表条文解析

《伤寒论》第158条:"伤寒中风,医反下之,其人下利日数十行,谷不化,腹中雷鸣,心下痞硬而满,干呕,心烦不得安。医见心下痞,谓病不尽,复下之,其痞益甚,此非结热,但以胃中虚,客气上逆,故使硬也,甘草泻心汤主之。

甘草四两(炙),黄芩三两,干姜三两,半夏半升(洗),大枣十二枚(擘),黄连一两。

上六味,以水一斗,煮取六升,去滓,再煎取三升。温服一升,日三服。臣亿等谨按:上生姜泻心汤法,本云理中人参黄芩汤,今详泻心以疗痞。痞气因发阴而生,是半夏、生姜、甘草泻心三方,皆本于理中也。其方必各有人参，今甘草泻心中无者，脱落之也。又按《千金》并《外台秘要》，治伤寒蟹食用此方，皆有人参，知脱落无疑。"

太阳伤寒或中风，应汗解之，误下为逆，邪热内陷与太阴水饮互结而为协热利，下利较频，日数十行。

协热利的原因：一是阳明燥热津亏，过度饮水不化，被火热蒸腾而热利；二是素有胃虚水饮，被误治入里化热之邪热蒸腾而热利。

泄利太频津伤较甚，胃更虚而水谷不化，胃虚水饮而腹中雷鸣，津伤邪陷与虚寒水饮互结于中焦而心下痞硬而满，干呕心烦不得安。

水热互结上逆、上扰，又误为阳明里实再下而痞结更甚。

这个痞结更甚不是阳明里实，而是胃气虚弱，本有太阴胃中虚水饮内停，误下而客邪入里化热与水饮互结而逆阻于心下所致，以甘草泻心汤治之。

寒多于热，胃气虚寒比较明显，故方中重用炙甘草"主五脏六腑寒热邪气"，补虚缓急益胃气。

甘草泻心汤辨治重点：心下痞满伴较严重的下利（协热利）。方中无人参，也可有人参。甘草为炙甘草，益气补中，养胃生津，缓急止痛。

《金匮要略·百合狐惑阴阳毒病脉证治》："狐惑之为病，状如伤寒，默默欲眠，目不得闭，卧起不安，蚀于喉为惑，蚀于阴为狐，不欲饮食，恶闻食臭，其面目乍赤、乍黑、乍白。蚀于上部则声喝（一作嗄），甘草泻心汤主之。

甘草四两，黄芩、人参、干姜各三两，黄连一两，大枣十二枚，半夏半升。

上七味，以水一斗，煮取六升，去滓，再煎，温服一升，日三服。"

狐惑病是一种寒热错杂、水饮瘀血互结于上、下焦的病证。其症状有伤寒等多种类型：恶寒发热、头痛身痛，为太阳表证；默默欲眠为少阴证；卧起不安为阳明热证，热扰心神而烦躁不安；不欲饮食为太阴胃气虚寒证；面目颜色变幻不定为阴阳营卫失调，气机逆乱，系少阳半表半里寒热往来，休作有时之象。

狐惑为厥阴病，寒饮湿热毒邪互结所致之上焦咽喉口腔生疮溃疡（惑）及下焦二阴生疮溃疡（狐）。涉及六经，阴阳寒热证候兼有，寒热错杂，结而不通，属厥阴病。

《金匮要略》狐惑病甘草泻心汤方中有人参补津液。甘草无"炙"字，当为生甘草，以清热解毒、养津除烦。

胃中虚，寒热水饮错杂互结，结于心下为痞，结于口腔及前后二阴而黏膜溃疡，皆可用甘草泻心汤。

《伤寒论》甘草泻心汤证津伤较重，为误下胃虚，津液快速大量丢失所致。

狐惑病是慢性耗损津液而致，病机为胃虚，津亏毒蕴，寒热错杂。

两证甘草泻心汤病机相同，均为寒热互结，既有阳明里热伤津，又有太阴寒饮。严重下利、溃疡皆伤胃气津液，在调和寒热同时都须补胃气养津液。

附：《千金》泻心汤

《备急千金要方·卷十五下·脾脏下·冷痢第八》仲景旧方："治卒大下痢热，唇干口燥，呕逆引饮，泻心汤方人参、甘草、黄芩、橘皮、栝楼根各一两，黄连二两，半夏三两，干姜一两半。上八味哎咀，以水六升煮取二升，分三服。胡洽云：治老小利，水谷不化，腹中雷鸣，心下痞满，干呕不安，无橘皮、栝楼。若寒加附子一枚；渴加栝楼一两；呕加橘皮一两；痛加当归一两。仲景用大枣十二枚。"

此方即半夏泻心汤加橘皮、栝楼根（天花粉）。

病机：胃虚而水热互结于中下焦，气滞饮逆，兼以津伤。

功能：温中养胃补津，通气散结，降逆消痞。

该方非常好用，临证应用范围广泛。

第四节　柴胡法及核心方

一、小柴胡汤脉证病机指南

六病（法）归类：少阳病（法）。

典型症状：口苦，咽干，目眩，往来寒热，胸胁苦满，或胸中满，默默不欲饮食，心烦，易怒，喜呕，或耳鸣，耳聋，目赤。

可具症状：或胸中烦而不呕，或渴，或腹中痛，或胁下痞硬，或心下悸，小便不利，或不渴，身有微热，或咳。嗜卧，头痛，或头晕伴头重脚轻感，发热，身热恶风，呕而发热，颈项强，胁下满，手足温而渴，腹中痛或急痛，热入血室，发潮热，大便溏，或不大便而呕，小便可，或小便清，或小便不利，诸黄，腹痛而呕，大便坚，呕不能食，四肢苦烦热。心悸或心下悸。

面唇舌象：面红，或面部青暗，口唇暗，舌淡红或暗红，舌上白苔，舌苔薄白，或薄黄，或者黄白相夹杂而薄，或薄腻。

脉象：脉弦，或脉弦大，或弦细，或脉弦滑，或脉浮细。

特异脉象：脉弦大，或弦细。

腹征：两胁部肋弓端按之有顶指感或肌紧张，或按之胸胁疼痛，或按之欲呕。触摸心下至胃脘部及大腹部（脐周）稍热或灼热，或有硬结，或叩击声呈明显鼓音，或脐周悸动，或胃脘、上腹部按之胀满，或脐周、下腹部按之隐痛。

病机：表里、三焦气机郁滞，上焦郁火，中焦胃不和，下焦水饮或阳微结。

核心病机：胃不和、津血伤而表里三焦气机不利，正邪交争于表里和（或）三焦之间。

证机要点：半表半里阳证（半在里半在外），热多寒少之证。

治法：和法（和畅气机，宣通表里，疏利三焦）。少阳病在表里三焦之间，偏表偏外，用和法因势利导，依证候表里态势疏解。

方药：小柴胡汤（《辅行诀脏腑用药法要》大阴旦汤去芍药）。

柴胡半斤，黄芩三两，人参三两，半夏半升（洗），甘草（炙）、生姜（切）各三两，大枣十二枚（擘）。

上七味，以水一斗二升，煮取六升，去滓，再煎取三升，温服一升，日三服。若胸中烦而不呕者，去半夏、人参，加栝楼实一枚；若渴，去半夏，加人参合前成四两半、栝楼根四两；若腹中痛者，去黄芩，加芍药三两；若胁下痞硬，去大枣，加牡蛎四两；若心下悸、小便不利者，去黄芩，加茯苓四两；若不渴，外有微热者，去人参，加桂枝三两，温覆微汗愈；若咳者，去人参、大枣、生姜，加五味子半升、干姜二两。

功能：和胃补津，疏利三焦，清热升散，降逆化饮。上焦得通，津液得下，胃气因和。

辨治要素：凡符合本证病机的上述典型症状，可依据证、舌、脉等体征，只要具备其中部分症状便可应用小柴胡汤，不必悉具。

1. 小柴胡汤证代表条文解析

《伤寒论》第96条："伤寒五六日中风，往来寒热，胸胁苦满，默默不欲饮食，心烦喜呕，或胸中烦而不呕，或渴，或腹中痛，或胁下痞鞭，或心下悸，小便不利，或不渴，身有微热，或咳者，小柴胡汤主之。"这是少阳病本证小柴胡汤证重点条文，主要说的就是少阳病的证治。

"往来寒热，胸胁苦满，默默不欲饮食，心烦喜呕"，这是通常人们所说的柴胡四大主症，这也就是少阳病的四大代表症状。

"伤寒五六日中风"，这不是说伤寒五六日转为中风了，而是说太阳伤寒或中风，已经五六天了没有痊愈，病邪由表传入了半表半里。

怎么看出病邪是传入了半表半里呢？这就要辨析病人发热恶寒表现的态势：往来寒热。

胡希恕先生说："太阳病发热恶寒同时发作，阳明病在里，不恶寒，但发热，半表半里时寒往热来，热往寒来，恶寒，发热交替出现。"(《胡希恕讲伤寒杂病论》)这句话很有鉴别意义。

病邪在半表半里时为什么会出现往来寒热，也就是寒往热来，热往寒来，恶寒和发热交替出现呢？

这是因为病邪半在里、半在外，邪气胜时要入里，内里的胃气（里气）抗邪就会出现热，与阳明热相似。里气充盛而拒邪于表，就出现恶寒，与太阳表证恶寒相似。所以正邪分争于半表半里之间，一阵儿邪胜，一阵儿正胜，就会一阵儿冷后就出现一阵儿热，寒热就会交替出现，呈休作有时的状态。这就是少阳病寒、热症状的基本特征，也说明了少阳半表半里为三阳的枢机。枢机就是气机交接转枢之地，能枢转气机，使气机出入正常，升降自如，开合有度。少阳位于半表半里，为三阳枢机，通过枢转太阳、阳明来调节太阳、阳明的开合，使人体气机升降出入达到平衡状态。而少阳病时，邪正交争于半表半里，枢机不利，正邪交争也呈现出一种寒热往来，休作有时的格局。

临床上，很多出现有寒热往来或休作有时症状的病证，都可以按照少阳病来辨治，疗效很好。

出现了"胸胁苦满，默默不欲饮食，心烦喜呕"等系列证候时，表明小柴胡汤证主证已经基本具备。

"胸胁苦满"，是邪郁胸胁的证候特征。胸胁包括胸腹腔间，心下、胃上的腹部，以及胁下两侧，这些部位都是半表半里之处，上接近上焦，下接近中焦，外接近表，内接近里。邪气阻在这个部位，气机必然枢转不利，病邪就会郁结在此，而表现为胸胁满闷不适的症状。

"默默不欲饮食"，是说少阳热邪郁于胸腹腔间。患者因胸腹不适，心情不好，神情漠然，不想说话，虽饿但不想进食，也就是有饥饿感但不思饮食，不想吃饭。

"心烦喜呕"，是因为热邪郁于胸胁心下部，胃气不和，枢机不利，上焦不得通，津液不得下，所以热势上行就会出现干呕或呕吐，心火不下而上炎就会出现心烦。

小柴胡汤证的或然证如"或胸中烦而不呕，或渴，或腹中痛，或胁下痞鞕，或心下悸，小便不利，或不渴，身有微热，或咳者"，多是因太阴水饮或阳明热参与而形成的，也可以说是少阳病的合并证了。

由于少阳病位于为半表半里之间，病势不定，病邪易于传变，病证易于兼夹，或夹杂阳明热，或夹杂太阴水饮，病变趋于复杂，变化多端，所以会出现一些或然证：

若邪郁于胸胁，热势不甚，仅扰于胸膈，没有侵犯胃脘，会出现胸中烦而不呕。

若夹杂阳明之热，损伤津液会出现口渴。

若邪热郁于胸胁，因脏腑相连的影响，邪居少阳，通连三焦，中焦被邪所阻，会出现腹中痛。

若少阳邪气郁结于两胁下，会出现痞结硬块。

若邪入少阳，气机不利，三焦升降失常，水道通调失职，水液代谢障碍。

若少阳热邪兼夹太阴水饮，内停于心下会出现心下悸；内停于下焦，会出现小便小利；上犯上焦的肺就会出现咳。

不渴是因为津液没伤；身有微热则是因为有表邪不解。

这些或然证不一定出现，但又不可不知，重点要掌握柴胡四大主症，正如胡希恕先生所说："以上或然证可见可不见，以柴胡四证为要。"（《胡希恕讲伤寒杂病论》）

方药主以小柴胡汤治疗。小柴胡汤是和解少阳的基本方。这个方子有扶正祛邪的功效，能助正祛邪，疏利三焦，调达上下，宣通内外，和畅气机。

这个方子服后所要达到的功效，就是《伤寒论》第230条所说的："上焦得通，津液得下，胃气因和，身濈然汗出而解。"也就是说能达到上焦气机宣通，则津液布达，胃气自和，上下既通，表里气畅的目的。

少阳小柴胡汤证的病机关键在于胃不和，胃不和而表里、三焦不利。

少阳病不要理解为肝胆病变，在经方医学上应理解为胃不和。

《伤寒论》第265条："伤寒，脉弦细，头痛发热者，属少阳。少阳不可发汗，发汗则谵语，此属胃，胃和则愈，胃不和，则烦而悸。"

桂林古本《伤寒杂病论·辨少阳病脉证并治》（白云阁藏本，中原农民出版社2013年10月版）第3条："伤寒，脉弦细，头痛发热者，属少阳，不可发汗，发汗则谵语，烦躁，此属胃不和也，和之则愈。"

这两个条文都指出了少阳病的一个核心病机——胃不和。

胃居中焦，为阴阳表里上下交通之道，胃气不和可致阴阳不能相交，表里三焦枢机不利，气机郁滞不畅。胃气包括胃气津液，胃气不和不仅会有有太阴虚寒的病机，也有阳明津伤的病机。

少阳病小柴胡汤证枢机不利（枢纽气机不利）的意义：少阳外主腠理，内主三焦，正邪纷争于半里半外（半表半里），关键在于胃气不和，表里失和，气机不利。

表里枢机不利表现为：往来寒热，身有微热，头痛，发热，身热恶风，颈项强等。

三焦枢机不利表现如下：

上焦郁火（热）伤津扰神，可致口苦、口干或渴、咽干、目眩、目赤、两耳无所闻、心烦焦虑、烦躁易怒、不寐等症。

中焦胃气不和，三焦郁滞不通畅，上焦津液不下，胃气中枢失于和畅，津液不下，胃气不和，津虚失养，可致默默不欲饮食，胸胁苦满等症。

下焦水饮或阳微结而水饮逆乱，浊逆上冲，可致目眩、喜呕、腹中痛、胁下痞硬、心下悸、小便不利、咳嗽喘息等症。

小柴胡汤证为千古杂病，证候多端，寒热错杂，虚实夹杂，表里同病（必有表复有里）。半表半里、半虚实、半寒热证，偏于热、偏于实、偏于表，偏于上焦、中焦为病。小柴胡汤最为常用，也最常滥用，多有不明病机而不清不楚用小柴胡汤者。

日本汉方医家丹波元坚《伤寒广要·少阳病》中"小柴胡汤论"有段话非常发人深省，既有小柴胡汤应用的独到见解，又警示医者不可滥用小柴胡汤："伤寒诸方，惟小柴胡汤为用最多，而诸病屡称述之，盖以柴胡半夏，能利能汗，凡半表半里之间，以之和解，皆可用也。抑不知小柴胡非特为表里和解设，其于解血热，消恶血，诚有功焉，盖伤寒发热，一二日间，解撤不去，其热必至于伤血，不问男女皆然，小柴胡汤，内有黄芩、柴胡最行血热。所以屡获奇功……然而学者，亦不可以轻心而用小柴胡也，脉之不审，证之不详，纵横泛应，执小柴胡，以为公据，脱遇浮热似阳，其不误人性命，几希矣，甚者，谨以小柴胡收效一二，而乃不遵格法，轻用小柴胡，立意一差，祸不旋踵矣，吁可畏哉。"

所以应用小柴胡汤不仅要认证准确，还要把握好病机。不可认为其安全而滥用这个方子来试探治疗。

·小柴胡汤药症与组方单元法度

《本经》论柴胡："味苦，平。主心腹，去肠胃中结气，饮食积聚，寒热邪气，推陈致新。久服，轻身、明目、益精。"《别录》论柴胡："微寒。主除伤寒，心下烦热，诸痰热结实，胸中邪逆，五脏间游气，大肠停积水胀，及湿痹拘挛，亦可作浴汤。"

柴胡法度：柴胡为主药，入少阳，外达太阳，里通阳明，发表透里，轻量应用升发清散郁火，疏解郁热（火），除寒热邪气（风夹寒热）；重量应用主心腹，疏泄肠胃中结气，疏利三焦，推陈致新，调达气机。

《本经》论黄芩:"味苦平。主诸热黄疸,肠澼,泄利,逐水,下血闭,恶创恒蚀,火疡。"

黄芩法度:苦平(寒)。主诸热黄疸,肠澼泄利逐水,下血闭,恶创疽蚀火疡。入少阳阳明,清上焦郁火,祛瘀血闭结。

《本经》论半夏:"味辛平。主伤寒,寒热,心下坚,下气,喉咽肿痛,头眩胸张,咳逆肠鸣,止汗。"

小半夏汤法度:温胃化饮降逆。

《本经》论人参:"味甘微寒。主补五脏,安精神,定魂魄,止惊悸,除邪气,明目,开心益智。久服,轻身延年。"

《本经》论甘草:"味甘平。主五脏六腑寒热邪气,坚筋骨,长肌肉,倍力,金创,解毒。久服轻身延年。"

《本经》论姜:"味辛,温。主治胸满,咳逆上气,温中,止血,出汗,逐风湿痹,肠澼下痢。生者尤良,久服去臭气,通神明。"

生姜甘草汤法度:温中和胃,补胃气津血(《金匮要略·肺痿肺痈咳嗽上气病脉证并治》附方中的《千金》生姜甘草汤:治肺痿唾涎沫不止,咽燥而渴)。

《本经》论大枣:"味甘平。主心腹邪气,安中养脾,助十二经,平胃气,通九窍,补少气,少津液,身中不足,大惊,四肢重,和百药。久服轻身长年。"

甘草大枣法度:补和胃气养津血。

大阴旦汤(小柴胡汤加芍药)法度:"大阴旦汤治凡病头目眩晕,咽中干,每喜干呕,食不下,心中烦满,胸胁支痛,往来寒热方。"为扶阴之方,清热疏泄,濡养敷布津液。

小阴旦汤(黄芩汤加生姜)法度:"小阴旦汤,治天行身热汗出,头目痛,腹中痛,干呕下利者。"能清热(表里热)养津血。

应用小柴胡汤,依据病机明明白白用方,服后可以达到上焦得通,津液得下,胃气因和的功效。正如《伤寒论》第230条所说:"阳明病,胁下硬满,不大便而呕,舌上白胎者,可与小柴胡汤,上焦得通,津液得下,胃气因和,身濈然汗出而解。"

小柴胡汤证的核心病机就是胃不和与津伤,《伤寒论》第230条中有"舌上白胎"一语,这个"胎"字(注意:不是"苔"字),已经点明了小柴胡用药的关键之处,《尔雅·释诂》:"胎,始也。""白"亦有开始之义,"白胎"在条文中的意义应是舌苔形成不久,不黄不燥,而并非久病痰湿热互结成实之黄厚腻或燥苔。从条文中"可与小柴胡汤,上焦得通,津液得下,胃气因和"这段话看,小柴胡汤证病机总为津液不足,胃中不和。所以,在辨证时病机为寒湿重或湿热夹杂较重者,如舌苔厚白(黄)腻或舌苔黄白相间而厚腻者,不宜单独应用小柴胡汤。

2. 小柴胡汤证相关条文

《伤寒论》第263条:"少阳之为病,口苦、咽干、目眩也。"

《伤寒论》第97条:"血弱气尽,腠理开,邪气因入,与正气相搏,结于胁下,正邪分争,往来寒热,休作有时,默默不欲饮食。脏腑相连,其痛必下,邪高痛下,故使呕也。小柴胡汤主之。"

《伤寒论》第37条:"太阳病,十日以去,脉浮细而嗜卧者,外已解也。设胸满胁痛者,与小柴胡汤。脉但浮者,与麻黄汤。"

《伤寒论》第99条:"伤寒四五日,身热恶风,颈项强,胁下满,手足温而渴者,小柴胡汤主之。"

《伤寒论》第100条:"伤寒,阳脉涩,阴脉弦,法当腹中急痛者,先与小建中汤;不差者,与小柴胡汤主之。"

《伤寒论》第101条:"伤寒中风,有柴胡证,但见一证便是,不必悉具。凡柴胡汤病证而下之,若柴胡证不罢者,复与柴胡汤,必蒸蒸而振,却发热汗出而解。"

3. "有柴胡证,但见一证便是,不必悉具"的含义

这句话有不少医生误读,实际上这句话有两层含义。

第一层含义为合病。柴胡证与他经合病或并病时,见柴胡四症或(和)少阳提纲证之一者,可用小柴胡汤,如《伤寒论》第99条:"伤寒四五日,身热恶风颈项强,胁下满,手足温而渴者,小柴胡汤主之。"表证(太阳可汗)传入少阳半表里,少阳不可汗不可下,又系于里,而阳明可下,此即三阳合病,治法只可和,可用小柴胡汤。

第二层含义为本病。伤寒中风传入少阳，柴胡典型证（七症）不全具备，见有符合柴胡证总病机的或然证之一者（但见一证）便可用小柴胡汤。或胸中烦而不呕，视为心烦喜呕，病机乃上焦郁热；或渴，视为咽干，病机乃上焦郁热；或腹中痛，视为默默不欲饮食，病机乃中焦胃中不和，津虚不养；或胁下痞硬，视为胸胁苦满，病机乃胃虚中不制下，水饮上逆；或心下悸，视为目眩，病机乃下焦水饮上逆；小便不利，视为默默不欲饮食，病机乃水饮阻滞三焦，或胃虚不能化生津液；或不渴，身有微热，视为往来寒热，病机乃正邪交争于半表半里；或咳，视为口苦，病机乃上焦郁热及肺。

《伤寒论》第103条："太阳病，过经十余日，反二三下之，后四五日，柴胡证仍在者，先与小柴胡汤。呕不止，心下急，郁郁微烦者，为未解也，与大柴胡汤下之，则愈。"

《伤寒论》第104条："伤寒十三日不解，胸胁满而呕，日晡所发潮热，已而微利。此本柴胡证，下之而不得利，今反利者，知医以丸药下之，非其治也。潮热者实也，先宜小柴胡汤以解外，后以柴胡加芒硝汤主之。"

《伤寒论》第144条："妇人中风，七八日，续得寒热，发作有时，经水适断者，此为热入血室，其血必结，故使如疟状，发作有时，小柴胡汤主之。"

《伤寒论》第148条："伤寒五六日，头汗出，微恶寒，手足冷，心下满，口不欲食，大便硬，脉细者，此为阳微结，必有表，复有里也，脉沉亦在里也。汗出为阳微，假令纯阴结，不得复有外证，悉入在里，此为半在里半在表也，脉虽沉紧，不得为少阴病，所以然者，阴不得有汗，今有头汗出，故知非少阴证，可与小柴胡汤，设不了了者，得屎而解。"

本条主证为心下满，口不欲食，病机上焦不通，津液不下，胃气不和，但因表、里三焦皆病，所以在表似少阴病，即微恶寒、手足冷、脉细，在里似阳明证，即头汗出，大便硬。所以必有表复有里。应与小柴胡汤。

《伤寒论》第149条："伤寒五六日，呕而发热者，柴胡汤证具，而以他药下之，柴胡证仍在者，复与柴胡汤。此虽已下之，不为逆，必蒸蒸而振，却发热汗出而解。若心下满，而硬痛者，此为结胸也，大陷胸汤主之；但满而不痛者，此为痞，柴胡不中与之，宜半夏泻心汤。"

《伤寒论》第229条："阳明病，发潮热，大便溏，小便自可，胸胁满不去者，小柴胡汤主之。"

《伤寒论》第230条："阳明病，胁下硬满，不大便而呕，舌上白胎者，可与小柴胡汤。上焦得通，津液得下，胃气因和，身濈然而汗出解也。"

《伤寒论》第231条："阳明中风，脉弦浮大而短气，腹都满，胁下及心痛，久按之气不通，鼻干不得汗，嗜卧，一身及面目悉黄，小便难，有潮热，时时哕，耳前后肿，刺之小差。外不解，病过十日，脉续浮者，与小柴胡汤。脉但浮，无余证者，与麻黄汤；若不尿，腹满加哕者，不治。"

《伤寒论》第264条："少阳中风，两耳无所闻，目赤，胸中满而烦者，不可吐下，吐下则悸而惊。"

《伤寒论》第265条："伤寒，脉弦细，头痛发热者，属少阳。少阳不可发汗，发汗则谵语，此属胃，胃和则愈，胃不和，则烦而悸。"

《伤寒论》第266条："本太阳病不解，转入少阳者，胁下硬满，干呕不能食，往来寒热，尚未吐下，脉沉紧者，与小柴胡汤。若已吐、下、发汗、温针，谵语，柴胡汤证罢，此为坏病，知犯何逆，以法治之。"

《伤寒论》第379条："呕而发热者，小柴胡汤主之。"（该条也见于《金匮要略·呕吐哕下利病脉证治》）

《伤寒论》第394条："伤寒差已后，更发热者，小柴胡汤主之。脉浮者，以汗解之；脉沉实者，以下解之。"

《金匮要略·黄疸病脉证并治》："诸黄，腹痛而呕者，宜柴胡汤。必小柴胡汤，方见呕吐中。"

《金匮要略·产后病脉证治》："产妇郁冒，其脉微弱，不能食，大便反坚，但头汗出，所以然者，血虚而厥，厥而必冒。冒家欲解，必大汗出。以血虚下厥，孤阳上出，故头汗出。所以产妇喜汗出者，亡阴血虚，阳气独盛，故当汗出，阴阳乃复。大便坚，呕不能食，小柴胡汤主之。方见呕吐中。"

《金匮要略·产后病脉证治·附方》："《千金》三物黄芩汤，治妇人在草蓐，自发露得风，四肢苦烦热，头痛者，与小柴胡汤。头不痛，但烦者，此汤主之。"

二、四逆散脉证病机指南

六病（法）归类：少阳病（法）、少阳阳明合病（法）、阳明里实轻证（法）、气与水火夹杂之厥阴病（法）。

典型症状：四逆（阳郁不达四末），口苦，咽干，目眩，胸胁苦满，心烦或郁闷，或易怒，或咳，或悸，或小便不利，或腹中痛，或泄利下重。

可具症状：表里、三焦兼证——头目两侧痛，眼眶痛，皮肤瘙痒症，湿疹，咽痒，失眠，厥证（实证之气厥、痰厥），口干，口渴，耳聋，耳鸣，乳房胀满或疼痛，上腹胀满，喜呕，默默不欲饮食，咳嗽，心悸，喘息，大便溏黏（湿热泻），或溏泄下重（湿阻气机），大便干或微结，肛门灼热，小便不利等。

面唇舌象：面红，或面部青暗，口唇暗，舌质红，舌苔薄黄，或薄黄腻微干。

脉象：脉弦，或弦大，或弦细，或弦数，或沉弦有力。

特异脉象：脉弦大，或沉弦有力。

腹征：两胁部肋弓端按之有顶指感或肌紧张，或按之胸胁疼痛。触摸心下至胃脘部及大腹部（脐周）热或灼热，或有硬结，或叩击声呈明显鼓音，或脐周悸动，或胃脘、上腹部、心下按之胀满，或脐周、下腹部按痛。上述腹征比小柴胡汤证稍重。

病机：三焦气机郁结不通，上焦火郁、中焦胃虚、胃气不和、下焦水饮，或水热互结，或里结轻证。

核心病机：表里和（或）三焦之间火郁而气滞气结。

证机要点：表里三焦气机结滞，阴阳气不相顺接。

辨证眼目：

（1）气郁：易于生气、郁闷或发怒者，如经常处于压力、郁闷、焦虑状态，或病因起于为生气、郁闷、焦虑、压力状态，遇紧张即心慌或加重等。

（2）气滞气结：骤然气血阻滞，如胸胁部摞伤，手、足急性扭伤，落枕、气胸，胸闷胸痛，气短（通气汤），腹胀满，因大怒、生气而阳郁不达手足冰凉等。

（3）气机逆乱：病证有急发倾向者，如病证有全身或局部有阵阵气窜感，或跳痛、急痛、窜痛，或惊厥、气厥，或一阵阵剧烈干咳（咳时憋得面红颈粗），或少痰，或急剧喘息（气夹水饮上逆），或骤然急头痛（气火上冲），或急腹痛（气机阻滞或气夹水饮逆乱）等。

（4）气机不利（阴阳气机交汇时段）：如中午 12 点左右发病，或夜间 0 点左右发病者，咳嗽、眩晕、胸胁痛、头痛、失眠（失眠多由气郁所致，气郁则阴阳交通道路阻滞）等。

（5）气机不利（阴阳气机分界处）：如半侧身体发病者，半边躯干和（或）肢体有走窜麻木、疼痛、发凉等感觉异常或出汗等。

治法：和法、轻下法。

方药：四逆散（柴胡芍药枳实甘草汤）。

四逆散方

甘草（炙），枳实（破，水渍，炙干），柴胡，芍药。

上四味，各十分，捣筛，白饮和服方寸匕，日三服。

咳者，加五味子、干姜各五分，并主下利；悸者，加桂枝五分；小便不利者，加茯苓五分；腹中痛者，加附子一枚，炮令坼；泄利下重者，先以水五升，煮薤白三升。煮取三升，去滓，以散三方寸匕，内汤中，煮取一升半，分温再服。

柴胡芍药枳实甘草汤方（白云阁藏本（桂林古本）《伤寒杂病论》）

柴胡八两，芍药三两，枳实四枚，甘草三两（炙）。

上四味，以水一斗煮取六升，去滓，再煎取三升，温服一升，日三服。

四逆散为散剂，柴胡芍药枳实甘草汤为汤剂。四逆散依据病情，剂型可散剂可汤剂服用。

功能：清散郁火，破结通滞。

辨治要素：凡符合本证病机的上述典型症状，可依据证、舌、脉等体征，只要具备其中部分症状便可应用四逆散，不必悉具。

1. 四逆散证代表条文解析

《伤寒论》第 318 条："少阴病，四逆，其人或咳，或悸，或小便不利，或腹中痛，或泄利下重者，四逆散主之。"

医圣张仲景在"四逆"前冠以"少阴病"，是有阴证、阳证鉴别意义的，并不是说四逆散就是"少阴病"，而是告诫我们见到"四逆"时不可只考虑少阴证，应与少阳或阳明证做鉴别。仲圣常以此行文方式教医者学会鉴别，依据为：①本条列于《伤寒论》第317条"通脉四逆汤"证之后，有鉴别深义。第317条："少阴病，下利清谷，里寒外热，手足厥逆……通脉四逆汤主之。"此"手足厥逆"就是"四逆"，为里真寒外假热所致阴盛格阳、阴阳气不相顺接而津血不达四末的"四逆"。②《伤寒论》还有三条承气汤证条文，被后世称为"少阴三急下证"，此三条也常被随文衍义解读，认为是少阴病或少阴热化等。试想，少阴病多见于素体虚弱或慢性虚损证中，津血虚衰，正气极弱，基本上不会热化到正气强、邪气盛实的阳明里实证阶段。

第320条："少阴病，得之二三日，口燥咽干者，急下之，宜大承气汤。"

第321条："少阴病，自利清水，色纯青，心下必痛，口干燥者，可下之，宜大承气汤。"

第322条："少阴病，六七日，腹胀不大便者，急下之，大承气汤。"

此三条虽列于少阴病篇，同样是鉴别，要我们明辨阴阳，识别寒热真假。因为阳明里实闭阻气机，阳气不达四末，也会出现类似少阴病的四逆等症；或热盛津伤，燥屎内结于里，气机闭阻，欲排不能，逼迫浊水从燥屎旁下流，会出现类似少阴病的口渴、下利等症。阳明病里实热证有"身大寒，反不欲近衣者，寒在皮肤，热在骨髓也"的真热假寒证；少阴里虚寒证有"少阴病……五六日自利而渴者，属少阴也"的阳虚寒盛、水饮不化津液证。

三是少阴病属于三阴证，津血亏虚，机能沉衰，辨治法度不能汗、吐、下，如《伤寒论》第285条说："少阴病，脉沉细数，病为在里，不可发汗。"第286条说："少阴病，脉微，不可发汗，亡阳故也；阳已虚，尺脉弱涩者，复不可下之。"少阴病治疗原则是温法，如《伤寒论》第323条说："少阴病脉沉者急温之，宜四逆汤。"

而四逆散的方药组成是以寒凉微通下为主，功在清散郁火、破结通滞，是不能用于少阴病的。由此可知，"四逆""手足厥冷""手足寒"虽为少阴病主症，但不唯出现在阴寒证的少阴病中，也可以出现在少阳病、少阳阳明合病及寒热错杂的厥阴病中。少阳气机内郁不达和阳明气滞不通，也会出现因气机郁遏而（阳气）津液不达四末而手足逆冷。

· 证候及病机解析

血弱气尽腠理开，邪气因入于少阳、阳明，郁滞在表里之间，或郁滞于三焦，致使中上焦气机结滞不通，津液不得下及不能四达，胃虚不和不制，下焦水饮逆乱，就会出现与少阴病类似症状的"四逆"及其或然证。

气机结滞，上焦郁热伤津，或胃虚水饮上逆则"咳"；气机结滞，上焦热扰心神，或水饮上逆则"悸"；气机结滞，上焦津不得下，中焦胃气不和不制，下焦气化不行则"小便不利"；气机结滞，上焦津不得下，中焦胃津虚而不制，下焦水饮逆乱则"腹中痛"；气机结滞，上焦津不得下，中焦胃气虚而不制，下焦水饮下趋则"泄利下重"。

· 四逆散基本方义

四逆散属柴胡类方，为少阳阳明合病方，功能介乎于大、小柴胡汤之间。

柴胡入少阳，通表透里，功在清散郁火，祛寒热邪气，推陈致新。《本经》论柴胡："味苦平。主心腹，去肠胃中结气，饮食积聚，寒热邪气，推陈致新。"枳实入阳明，通补兼施，功在行气破积，除寒热结，通畅气机。《本经》论枳实："味苦寒。主大风在皮肤中，如麻豆苦痒，除寒热结，止利，长肌肉，利五脏，益气轻身。"芍药入阳明，水火并治，功在祛郁热，通结滞，敷布津液、除血痹，利尿化饮。《本经》论芍药："味苦平。主邪气腹痛，除血痹，破坚积寒热，疝瘕，止痛，利小便，益气。"枳实芍药相伍为枳实芍药散方证，功在破血行气利水，祛积聚，通结滞，止腹痛。炙甘草入六经，调和阴阳，功在养胃补津，解郁热。《本经》论甘草："味甘平。主五脏六腑寒热邪气，坚筋骨，长肌肉，倍力，金创，解毒。"芍药甘草相伍，除血痹，通结滞，养胃气，输布津液。

柴胡、枳壳、芍药、甘草四味药，配伍严谨而圆融，其配伍特点为：阴阳相合，升降相因，通补兼施，虚实同疗，水火并治，气血同调，是为千古绝配。其功能为：破郁积、通结滞而调气机，上清郁火而下推陈致新，外助卫津而内除血痹，中养胃气而兼入血分。

四逆散加味（《伤寒论》原方所附注加味）解析如下：

咳嗽或下利等症，病机为胃虚而水饮上逆或水饮下趋者，可加五味子、干姜，以温中化饮降逆。《本经》论干姜："味辛温，主胸满，咳逆上气，温中，止血，出汗，逐风湿痹，肠澼下利，生者尤良，久服去臭气，通神明。"《本经》论五味子："味酸温。主益气，咳逆上气，劳伤羸瘦，补不足，强阴，益男子精。"

心悸、胸闷、咳嗽、喘息、咽痛不适等症，病机为饮气上逆者，可加桂枝补中益气，和营卫，降逆气，去结气。桂枝与甘草相伍为桂枝甘草汤，解表温中、降逆定悸。《本经》论桂枝："味辛温。主上气咳逆，结气，喉痹，吐吸，利关节，补中益气。"

小便频数或艰涩而痛、余沥不尽或癃闭等症，病机为气机结滞，气化不利者，加茯苓化气利水。《本经》论茯苓："味甘平。主胸胁逆气，忧恚惊邪，恐悸，心下结痛，寒热烦满，咳逆，口焦舌干，利小便。久服安魂养神，不饥延年。"

腹痛、胃痛、胁痛等症，病机为气机郁滞伴虚寒或实寒者，酌加黑附片温阳祛寒通络。《本经》论附子："味辛温。主风寒咳逆邪气，温中，金创，破癥坚积聚，血瘕，寒温，踒躄拘挛，膝痛，不能行步。"

胸闷不舒、泄利下重、少腹疼痛或坠胀、痔疮等症，病机为气机结滞，痰浊留滞者，加薤白通阳散结祛浊，下气行滞。薤白能上宣胸中之阳以开胸痹，下除阴寒之结以泄气滞。《本经》论薤白："气味辛苦温滑无毒，主治金疮溃败。"《别录》谓薤白："味苦，无毒。除寒热，去水气，温中，散结。"

· 四逆散用法

依据病情新久轻重及体质状况，可研末为散，以大米汤水或稀面汤水送服；亦可以散为汤煎服，煎服时最好以米汤水或清稀的白面汤煎煮，以助养胃气津液，因原方为"白饮和服"。

2. 四逆散证相关条文

桂林古本《伤寒杂病论·辨少阳病脉证并治》（白云阁藏本，中原农民出版社2013年10月版）第5条："少阳病，气上逆，今胁下满，甚则呕逆，此为胆气不降也，柴胡芍药枳实甘草汤主之。柴胡芍药枳实甘草汤方：柴胡八两，芍药三两，枳实四枚，甘草三两（炙）。右四味，以水一斗煮取六升，去滓，再煎取三升，温服一升，日三服。"

四逆散为散剂，此为汤剂，四逆散依据病情，剂型可散可汤。

《伤寒杂病论》白云阁藏本（桂林古本）的收藏者为张仲景第 46 世孙张绍祖，所藏为私传手抄本。其内容较现行《伤寒论》《金匮要略》多三分之一。

《白云阁藏本伤寒杂病论》包括六经辨证、杂病辨证、平脉法，对六淫病邪风、寒、暑、湿、燥、热等论述较为详尽，无论是体例结构、篇章安排，还是文字内容、医理方药，都证实为仲圣手笔，非托名之作。

三、大柴胡汤脉证病机指南

六病（法）归类：少阳阳明合病（法）。

典型症状：心下或胃脘部拘急不舒，或腹满、腹痛（如阑尾炎、胰腺炎等症），或心下满痛，或胸胁苦满而心烦急躁难受，或郁闷，或易怒，或呕不止，大便干结，口苦，咽干，目眩。

可具症状：头晕心慌，或头目两侧痛，往来寒热，胸胁满闷，默默不欲饮食，喜呕，咳嗽，喘息，短气，失眠，口干，口渴，出汗，耳聋，耳鸣，乳房胀满或疼痛，上腹胀满，大便溏黏（湿热泻），或溏泄下重（湿阻气机），肛门灼热，小便不利等。

面唇舌象：面红，或面部青暗，口唇暗，舌质红或暗红，舌苔薄黄或薄黄少津而干。

脉象：脉弦，或弦大有力，或弦数，或沉弦有力。

特异脉象：脉弦大有力，或沉弦有力。

腹征：两胁部肋弓端按之有顶指感或肌紧张，或按之胸胁疼痛。触摸心下至胃脘部及大腹部（脐周）热或灼热，或有硬结，或叩击声呈明显鼓音，或脐周悸动，或胃脘、上腹部、心下按之胀满，或脐周、下腹部按痛或压痛。上述腹征比四逆散证重。

病机：三焦气机结滞不通，上焦火郁，中焦胃不和，下焦结实。

核心病机：三焦火郁而气结成实。

证候要点：少阳郁火夹阳明里实证，急痛，急胀满，烦急。

治法：和法，下法。治疗大法和解和通下并行，疏导少阳、阳明之邪，和里缓急止痛、止喘。

方药：大柴胡汤。

柴胡半斤，黄芩三两，芍药三两，半夏半升（洗），枳实四枚（炙），大黄二两，大枣十二枚（擘），生姜五两。

上八味，以水一斗二升，煮取六升，去滓，再煎，温服一升，日三服。

功能：和解少阳，破结通下，调畅三焦气机。

辨治要素：凡符合本证病机的上述典型症状，可依据证、舌、脉等体征，只要具备其中部分症状便可应用大柴胡汤，不必悉具。

1. 大柴胡汤证代表条文解析

《伤寒论》第103条说："太阳病，过经十余日，反二三下之，后四五日，柴胡证仍在者，先与小柴胡。呕不止，心下急，郁郁微烦者，为未解也，与大柴胡汤下之则愈。

大柴胡汤方：柴胡半斤，黄芩三两，芍药三两，半夏半升（洗），生姜五两（切），枳实四枚（炙），大枣十二枚（擘）。

上七味，以水一斗二升，煮取六升，去滓，再煎（取三升），温服一升，日三服。一方，加大黄二两。若不加，恐不为大柴胡汤。"

这条说的是少阳兼阳明里实证的证治。

得了太阳病，在一般的情况下七天就应当好了，但这里的太阳病十多天了还没有好，病邪离本经而传入了他经，就叫作"过经"。过经十多天了，就是邪传入少阳了。

医生辨证不明，误以为是病邪传入阳明了，就一再给予攻下的方法治疗。下后的四五天时，因为病人的体质还行，正气还没有因为误下而衰，没有因下而造成变证，仍有一些柴胡证存在，如往来寒热、胸胁苦满、默默不欲饮食、心烦喜呕等证仍然存在，就先用小柴胡汤治疗。疗效不好时，就要仔细辨证，可能病邪已经开始传入阳明了。为什么呢？

由于反复误下而造成了里虚津伤，邪热乘虚入里，郁结成实，少阳病实际上已经在向阳明传变了，诸症都有加重的趋势。

由喜呕变成呕不止，是邪热不解，内并阳明，热壅于腹，胃气上逆所致。

由胸胁苦满转为心下急，就是胃脘部痞塞不通而且拘急不舒，堵得难受，有些还会有腹痛的症状，这已经是阳明轻症结实的征象了，已经不是胸胁满闷了。由心烦发展为郁郁微烦，是说这个烦较阳明病的烦躁轻一些，但说明病邪已由少阳入里热结成实了，这个病证已经不单纯是半表半里证了，而是已经兼有里实了。就是少阳阳明合病，所以用大柴胡汤和解通下并行，疏导少阳、阳明之邪，和里缓急止痛、止喘。

·大柴胡汤方义

《本经》论柴胡："味苦，平。主心腹，去肠胃中结气，饮食积聚，寒热邪气，推陈致新。"柴胡法度：轻量升发疏解郁热（火），寒热邪气（风成为寒热），重在主心腹，疏泄肠胃中结气，推陈致新，调达气机。

《本经》论黄芩："味苦，平。主诸热黄疸，肠澼泄利，逐水，下血闭，恶疮疽蚀火疡。"黄芩入少阳阳明，清上焦郁火，祛瘀血闭结。

《本经》论芍药："味苦平。主邪气腹痛，除血痹，破坚积寒热，疝瘕，止痛，利小便，益气。"加芍药一是在于缓急止痛，二是芍药也有泻下之作用。芍药入阳明，气血并治，祛郁热，通结滞，止腹痛，敷布津液、除血痹，利尿化饮，行气除结，必当活血祛饮。

《本经》论枳实："味苦寒。主大风在皮肤中，如麻豆苦痒，除寒热结，止利，长肌肉，利五脏，益气轻身。"枳实入阳明、厥阴病位，行气破积，膈上气滞，下焦积滞、除寒热结皆可通畅。

《本经》论半夏："味辛，平。主伤寒寒热，心下坚，下气，喉咽肿痛，头眩，胸胀咳逆，肠鸣，止汗。"《别录》论半夏："生微寒、熟温。主消心腹胸中膈痰热满结，咳嗽上气，心下急痛坚痞，时气呕逆，消痈肿，胎堕，治萎黄，悦泽面目。"

生姜法度：温中和胃，补胃气津血，止呕吐而解表。

此方内含小半夏汤（半夏、生姜）法度可温胃化饮降逆。

《本经》论大黄："苦寒，主下瘀血，血闭，寒热，破症瘕积聚，留饮宿食，荡涤肠胃，推陈致新，通利水谷，调中化食，安和五脏。"《别录》论大黄："大寒。平胃下气，除痰实，肠间结热，心腹胀满，女子寒血闭胀，小腹痛，诸老血留结。"《神农本草经百种录》说大黄的功能非常精辟："味苦寒。

主下瘀血，血闭除血中热结之滞。寒热，血中积滞之寒热。破症瘕积聚，凡腹中邪气之积，无不除之。留饮宿食，荡涤肠胃，推陈致新，凡腹中饮食之积，无不除之。通利水谷，调中化食，助肠胃运化之力。安和五脏。邪积既去，则正气自和。大黄色正黄而气香，得土之正气正色，故专主脾胃之疾。凡香者，无不燥而上升。大黄极滋润达下，故能入肠胃之中，攻涤其凝结之邪，而使之下降，乃驱逐停滞之良药也。"大黄法度为入阳明，除结滞，通闭结。枳实合大黄，能强力理三焦滞气，除气结，破症瘕积聚，荡涤肠胃，推陈致新。根据脉证病机，用大柴胡汤可加大黄，也可不加大黄，加或不加大黄的区别在于气结还是里实，气结而里实不重可不加大黄；气结里实较重就加大黄。

内含枳实芍药散方元，功在通气机，破血瘀，除血痹。

大柴胡汤就是在小柴胡汤的基础上去人参、炙甘草，加芍药、大黄和枳实。去人参、炙甘草，是因为这个病证要尽快地祛除实邪，人参、炙甘草为缓急和补益的药，有壅滞留邪的弊端，所以去之。

这个方子实际上也是小柴胡汤与小承气汤合方加减而成的，少阳郁热兼阳明里实双解，既能和解又可攻下，而主以和解，正如《医宗金鉴》所说："虽云下之，亦下中之和也。"因为这个方子可以表里兼顾，所以临床用途也是相当广泛的。

现代药理研究表明，大柴胡汤有调脂、调节免疫、改善微循环、降压、护肝、解热、抗炎、利胆、解痉等多重作用。因而在临床中对于急慢性胆囊炎、胆结石、胰腺炎、胃炎、胃及十二指肠溃疡、高血压病、高脂血症、糖尿病、冠心病、脑卒中、肝炎、急慢性肾炎、肠炎、痢疾及皮肤病等，凡属少阳阳明合病的，据证机活用，都能收到良好的疗效。

2. 大柴胡汤证相关条文

《伤寒论》第 165 条："伤寒发热，汗出不解，心中痞硬，呕吐而下利者，大柴胡汤主之。"

《伤寒论》第 136 条："伤寒十余日，热结在里，复往来寒热者，与大柴胡汤；但结胸，无大热者，此为水结在胸胁也，但头微汗出者，大陷胸汤主之。"

《金匮要略·腹满寒疝宿食病脉证治》第 12 条："按之心下满痛者，此为实也，当下之，宜大柴胡汤。大柴胡汤方：柴胡半斤，黄芩三两，芍药三两，半夏半升（洗），枳实四枚（炙），大黄二两，大枣十二枚（擘），生姜五两。上八味，以水一斗二升，煮取六升，去滓，再煎，温服一升，日三服。"该方直接有大黄。

四、柴胡桂枝汤脉证病机指南

六病（法）归类： 少阳太阳合病（法）、少阳太阴合病（法）、厥阴中风（法）。

典型症状： 支节烦疼（四肢关节疼痛的烦闷、急躁，似热痛而无所适从，太阴中风有此证），心下支结（心下有物结聚阻塞，相似于胸胁苦满），或心下及腹部卒然疼痛。

可具症状： 口苦，咽干，目眩，往来寒热，胸中满闷，或胸胁胀满，或心下痞满，默默不欲饮食，心烦，易怒，喜呕，或耳鸣，耳聋，目赤。头痛，头晕，心悸或者心下悸动，颈项强痛，发热或无热，汗出（表虚或里虚），鼻鸣干呕，恶风寒，身体疼痛，腰痛，肢体关节疼痛，气喘。肢体关节发凉、疼痛，或中风偏瘫、面瘫等。小便不利等。

面唇舌象： 面红，或面部青暗，口唇暗，舌质淡，或暗红，或暗淡，舌苔薄白、薄黄或薄白腻。

脉象： 脉弦，或弦细，或弦数，或浮弦。

特异脉象： 脉寸关浮弦。

腹征： 两胁部肋弓端按之有顶指感或肌紧张，或按之胸胁疼痛。触摸心下至胃脘部及大腹部（脐周）热或灼热，或脐周悸动，或胃脘、上腹部按之胀满，或脐周、下腹部按之隐痛，或腹部虚软有汗。

病机： 上焦郁热，中焦胃虚，下焦水饮，卫表不固，内伤津血。

核心病机： 中虚而表里、三焦阴阳营卫不和，气机不利。

证候要点： 头身胸腹疼痛，心下痞塞，胸胁满闷，发热或自感发热。

治法： 和法，微汗法。

方药： 柴胡桂枝汤。

柴胡四两，黄芩、人参、芍药、桂枝、生姜各一两半，甘草一两，半夏二合半，大枣六枚（擘）。

上九味，以水七升，煮取三升，温服一升，日三服。

功能：解肌和胃养津，和解少阳，调和营卫。

辨治要素：凡符合本证病机的上述典型症状，可依据证、舌、脉等体征，只要具备其中部分症状便可应用柴胡桂枝汤，不必悉具。

1. 柴胡桂枝汤证代表条文解析

《伤寒论》第 146 条："伤寒六七日，发热微恶寒，肢节烦痛，微呕，心下支结外证未去者，柴胡桂枝汤主之。

柴胡桂枝汤方：桂枝一两半（去皮），黄芩一两半，人参一两半，甘草一两（炙），半夏二合半（洗），芍药一两半，大枣六枚（擘），生姜一两半（切），柴胡四两。

上九味，以水七升，煮取三升，去滓，温服一升。本云人参汤，作如桂枝法，加半夏、柴胡、黄芩，复如柴胡法。今用人参作半剂。"

太阳伤寒六七天，表证不解，发热微恶寒，肢节烦痛，又出现了少阳证微呕，心下支结。这可以是太阳少阳合病，也可以是太阴外证与少阳合病，为什么说可以是太阴外证呢？因有"肢节烦痛"一症，这是太阴中风证的特征，如《伤寒论》第 274 条所说："太阴中风，四肢烦痛。"说明伤寒六七天，虚人外感也可以传变到太阴而形成太阴外证与少阳合病。

柴胡桂枝汤就是小柴胡汤与桂枝汤合方，方证病机为胃虚而表里、三焦阴阳营卫不和，气机不利。凡表不解而邪又入少阳，或少阳病邪传入太阴所致的病证，如太阴外证中风，或太阴中焦虚而腹痛皆可用之。这个方子既能入少阳和解少阳枢机，也能解决三阴中风的证候。太阴中风用桂枝汤正合《伤寒论》第 276 条所说："太阴病，脉浮者，可发汗，宜桂枝汤。"

方用柴胡桂枝汤，以小柴胡汤和解内外，调达枢机；以桂枝汤解肌（外）散风寒，调和营卫，滋阴和阳。这个方子用途很广，少阳太阳合病，少阳太阴合病，也就是太阴中风合少阳中风都可以用。

2. 柴胡桂枝汤相关条文

《金匮要略·腹满寒疝宿食病脉证治·附方》："《外台》柴胡桂枝汤方：治心腹卒中痛者。柴胡四两，黄芩、人参、芍药、桂枝、生姜各一两半，甘草一两，半夏二合半，大枣六枚（擘），上九味，以水七升，煮取三升，温服一升，日三服。"

五、柴胡桂枝干姜汤脉证病机指南

六病（法）归类：厥阴中风证（法）、少阳太阳太阴合病（法）。

典型症状：胸胁满，微结，或心下痞满（心下有物结聚阻塞），或腹部疼痛，微发热，或但寒不热，四肢不温或厥冷，小便不利，渴而不呕，汗出，心烦。

可具症状：口苦，咽干，头晕目眩，往来寒热，默默不欲饮食，烦躁，易怒，或口淡不渴，或头痛，身痛，咽痛，腹满而吐，食不下，自利或大便微干，或耳鸣、耳聋，心悸或者心下悸动，颈项强痛，鼻鸣干呕，恶风寒，咳嗽，气喘，或中风偏瘫、面瘫等。

面唇舌象：面部青暗，口唇暗，舌质淡，或暗红，或暗淡，舌苔白厚，或厚腻水滑。

脉象：脉弦，或弦细，或弦数，或浮弦，或沉弦。

特异脉象：脉寸关沉弦。

腹征：两胁部肋弓端按之有紧张顶指感，或有结节，或按之胸胁疼痛，或左胸部虚里（位于左乳下心尖搏动处）搏动较明显，或脐周悸动（腹中动气），或胃脘、上腹部、心下按之虚软，或脐周、下腹部按之隐痛，或有结聚顶指感。

病机：卫表虚，里饮，津伤，上焦郁火，中焦胃虚寒，胸胁或下焦水热微结。

核心病机：营卫不和，气机不利，水热微结于胸胁。

证候要点：半表半里、半虚实、半寒热而偏于寒证。表里、三焦同病。

治法：和法，温法。

方药：柴胡桂枝干姜汤。

柴胡半斤，桂枝三两（去皮），干姜二两，栝楼根四两，黄芩三两，牡蛎二两（熬），甘草二两（炙）。

上七味，以水一斗二升，煮取六升，去滓，再煎取三升，温服一升，日三服，初服微烦，复服汗出便愈。

功能：调和枢机，解表清里，温中养津，清热散结，化饮降逆。

辨治要素：凡符合本证病机的上述典型症状，可依据证、舌、脉等体征，只要具备其中部分症状便可应用柴胡桂枝干姜汤，不必悉具。

1. 柴胡桂枝干姜汤证代表条文解析

《伤寒论》第147条："伤寒五六日，已发汗而复下之，胸胁满，微结，小便不利，渴而不呕，但头汗出，往来寒热，心烦者，此为未解也，柴胡桂枝干姜汤主之。"

柴胡桂枝干姜汤证为厥阴中风证。

伤寒五六日，是由表传入半表半里的时候，经汗后，又用下法，误治后不仅表邪不解，而且邪热内陷入于少阳阳明，汗后泻下，耗伤津液，又伤胃气，里有太阴寒饮。郁热与寒饮互结于上焦中焦少阳病位，不仅可见往来寒热，胸胁苦满，心烦等半表半里的证候，还因少阳、阳明、太阴寒饮与热夹杂互结，有欲实之邪微结于胸胁的胸胁满微结之证。但这只是微结，不是如阳明水热与瘀血痰水互结胸腹所致之结胸证一样的严重结实。

汗下伤及里气，里虚会有太阴虚寒水饮，气不化水饮为津液，津液不足则口渴。气不化水饮为津液，及汗下伤津液都可致小便不利。胃中无停饮而不呕。

中风表证不解和阳明之热上蒸上焦头部皆可致使头汗出。

寒热错杂，邪入少阳则往来寒热。少阳邪热阻于中上焦半表半里的部位，扰心则心烦；加之阳明热伤津液，津不养心，心神不宁亦烦。

因为柴胡桂枝干姜汤证是少阳太阳太阴合病证，这三经病都有参与，所以很多症状的病机都是三经病共有的。

2. 柴胡桂枝干姜汤证相关条文

《金匮要略·疟病脉证并治·附方》："《外台秘要》柴胡桂姜汤：治疟寒多微有热，或但寒不热。服一剂如神。柴胡半斤，桂枝三两（去皮），干姜二两，栝蒌根四两，黄芩三两，牡蛎三两（熬），甘草二两（炙）。上七味，以水一斗二升，煮取六升，去滓，再煎取三升，温服一升，日三服。初服微烦，复服汗出便愈。"

第五节　前胡法及核心方

一、前胡（竹叶）汤脉证病机指南

六病（法）归类：厥阴病（法）。

典型症状：胸中逆气，心痛彻背，少气，不食。

可具症状：口苦，咽干，头晕，目眩，往来寒热，或口淡不渴，或咳嗽，喘证，胸痹，心悸，气短，头痛，颈项强痛，身痛，腹胀满，自利或大便微干，鼻鸣干呕，或中风偏瘫，面瘫，或乳腺增生症，月经不调，痛经，湿疹，痤疮等。

面唇舌象：面红，或面色㿠白，或面部青暗，口唇淡白或暗，舌质淡，或暗红，或暗淡，舌苔薄白，或薄黄，或白腻，或水滑。

脉象：脉弦，或浮弦，或浮细，或弦细，或沉弦。

特异脉象：脉寸浮，或浮细，关尺沉弦。

腹征：两胁部肋弓端按之有顶指感或隐痛，或肌紧张，或按之胸胁闷痛。触摸心下至胃脘部及大腹部（脐周）虚软，或胃脘、上腹部、心下按之胀满，或脐周悸动，或脐旁有抵抗、压痛感，或下腹部按之隐痛，或按之硬结，或腹部虚软有汗。

病机：表滞、表虚、气郁、营虚，血瘀、上焦郁火伤津、痰饮上逆、中焦胃气虚，下焦水饮或微结。

核心病机：胃气虚而表里和（或）三焦气夹饮逆，津血虚瘀。

证候要点：寒热错杂，为气证、水证。半表半里半虚实半寒热半营卫，偏于表，偏于寒，偏于胃虚津伤，津虚及血。

辨证眼目：

（1）痰饮证伴或不伴有表证：胸闷，短气，心痛，眩晕，心悸，或咳嗽、咳痰，或心下痞满，头痛，颈项强痛，身疼痛，自汗，或湿疹，或大便微结，或泄泻，或小便不利等。

（2）半表半里证：口苦，咽干，目眩，寒热往来，胸胁苦满，心烦，易怒，喜呕，或耳鸣，耳聋，目赤。

（3）胃气虚证：腹满，腹痛或不欲饮食等。

（4）血瘀或血虚证：头晕目眩，少气懒言，胸胁或心胸胀闷疼痛，倦怠乏力等。

（5）三阴病欲解时段发病：三阴病皆阴证，必有水饮，特别是多在亥丑（21:00～3:00）时段发病。出现失眠，或心绞痛，或胃痛，或皮肤瘙痒，或出汗等证。

治法：和法，温法。

方药：前胡（竹叶）汤。

前胡、甘草、半夏、芍药各二两，黄芩、当归、人参、桂心各一两，生姜三两，大枣三十枚，竹叶一升。

上十一味㕮咀，以水九升，煮取三升，分四服。

功能：解表散邪，调和营卫，温中降逆，养胃补津，养血祛瘀。

辨治要素：凡符合本证病机的上述典型症状，可依据证、舌、脉等体征，只要具备其中部分症状便可应用前胡（竹叶）汤，不必悉具。

前胡（竹叶）汤证代表条文解析

《备急千金要方·胸痹第七》："前胡汤，治胸中逆气，心痛彻背，少气不食方。前胡、甘草、半夏、芍药（各二两），黄芩、当归、人参、桂心（各一两），生姜（三两），大枣（三十枚），竹叶（一升）。上十一味㕮咀，以水九升，煮取三升，分四服。"

从方药组成来看，前胡（竹叶）汤方证病机有太阴胃虚水饮，阳明热，津伤，营血虚瘀。

为什么会"胸中逆气"，是因为中焦胃虚不能制下，下焦水饮随浊气上逆而导致的，所以方中有前胡、半夏、黄芩、芍药除痞结，散寒热，降饮气上逆，推陈致新。

"心痛彻背"，水饮浊气上逆到上焦心胸会导致心痛，疼痛严重时会表里皆痛，这就是心痛连及背痛。上焦和背部皆为表位，外邪袭表，或内伤瘀血水饮郁结滞表都会导致背痛，这也说明这个方证病机是表里同病。

"少气不食"，说明有胃虚寒或胃津不足的病机，所以用人参、炙甘草、桂心、大枣、生姜以温补中焦、健胃养津。

这个方子与柴胡桂枝汤的方药组成差不多，相同的是二者皆寒热互见，虚实夹杂，表里同病。不同的是柴胡桂枝汤是半表半里阳证偏于表的方证，调和寒热，治疗热证为主，偏于清泻而治火；而前胡（竹叶）汤是半表半里阴证偏于里的方证，调和寒热，治疗寒证为主兼养血化瘀，偏于温养而治水。

· 前胡（竹叶）汤方义

前胡（竹叶）汤中的前胡这味药很重要，正好针对这个厥阴病病机。

《别录》论前胡："味苦，辛，微寒，主痰满，胸胁中痞，心腹结气，风头痛，主伤寒寒热，推陈致新。"《本草纲目》论前胡："味甘辛，气微平""前胡，乃手足太阴、阳明之药，与柴胡纯阳上升，入少阳、厥阴者不同也。其功长于下气，故能治痰热喘嗽、痞膈呕逆诸疾。气下则火降，痰亦降矣，所以有推陈致新之绩，为痰气要药。陶弘景言其与柴胡同功非矣，治证虽同，而所入所主则异。"

前胡味甘能够补益，治疗胃虚津伤、营血少，温养卫气；味辛能解表发散邪气，能疏风散热，治伤寒寒热，降逆化饮；甘苦微寒能调和胃气，制化浊水浊气上逆，降下逆气，治心腹结气，推陈致新，通利五脏。

《日华子》说这味药能"止嗽，破症结，气喘，安胎"，说明孕妇也能用此药。

前胡（竹叶）汤含有多个经方元素，如小前胡汤、桂枝汤，桂枝甘草汤、芍药甘草汤、小半夏汤、生姜甘草汤、黄芩加半夏生姜汤。

方中前胡、半夏、黄芩、芍药除痞结，散寒热，降饮夹气逆，推陈致新。半夏、生姜，也就是小半夏汤加前胡除上焦胸胁痞结、降逆化饮；桂枝、芍药、生姜、大枣，也就是桂枝汤加当归能调和营卫、升阳解表、养血活血、疏通瘀饮结滞。其中的桂枝甘草汤能温通上焦、散结气、降逆气。治疗心悸心痛一般少不了桂枝甘草的药物组合。人参、炙甘草、桂心、大枣、生姜温中、补中、健胃气、养津液。

前胡（竹叶）汤是厥阴病方，功能解表散邪，调和营卫，温中化饮，养胃补津，降逆止呕止咳。

其临床用途非常广泛，如胸痹心痛、中风、咳嗽、喘证、眩晕、月经不调、乳腺增生症、脂溢性皮炎等病证见半表半里里偏于阴，寒热错杂，虚实夹杂，表里同病、阴阳营卫失调、三焦气机不畅、胃气虚、津血虚、营血瘀（郁）滞、水热夹杂者都可以应用，而且疗效颇佳。

二、前胡（麦苓）汤脉证病机指南

六病（法）归类：厥阴病（法）。

典型症状：胸中逆气，心痛彻背，少气，不食。

可具症状：头晕，目眩，往来寒热，或口淡不渴，或咳嗽，喘息，胸闷，心悸，气短，头痛，颈项强痛，身痛，腹胀满，自利或大便微干，鼻鸣干呕，或中风偏瘫、面瘫、月经不调、痛经、乳腺增生症、脂溢性皮炎等。

面唇舌象：面红，或面色㿠白，或面部青暗，口唇淡白，或暗，舌质淡，或暗红，或暗淡，舌体胖大，边有齿痕，舌苔薄白，或白腻，或水滑。

脉象：脉弦，或浮弦，或浮细，或弦细，或沉弦。

特异脉象：脉寸浮，关尺沉弦。

腹征：两胁部肋弓端按之有隐痛，或按之胸胁闷痛。叩击心下至胃脘部及大腹部（脐周）虚软，或有震水音，或胃脘、上腹部、心下按之胀满，或脐周悸动，或脐旁有抵抗、压痛感，或按之硬结，或腹部虚软。

病机：上焦气郁痰滞，中焦胃虚津伤、停饮，下焦水饮或微结，营虚，血瘀。

核心病机：胃虚津伤饮逆，表里、三焦气郁津伤营虚血瘀。

证候要点：半表里，半寒热，半虚实，表里同病、阴阳营卫失调、三焦气机不畅、胃气虚、津血虚、营血瘀（郁）滞、水热夹杂。偏于胃虚水饮逆乱。

治法：和法，温法。

方药：麦苓前胡汤。

前胡、甘草、半夏、芍药、人参、茯苓、生姜、麦门冬、饧各三两，黄芩、当归、桂心各一两，大枣三十枚。

功能：养胃补津，调和营卫，温中降逆，养血祛瘀。

辨治要素：凡符合本证病机的上述典型症状，可依据证、舌、脉等体征，只要具备其中部分症状便可应用麦苓前胡汤，不必悉具。

·前胡（麦苓）汤证代表条文解析

《备急千金要方·胸痹第七》："前胡汤，治胸中逆气，心痛彻背，少气不食方。又方：前胡、甘草、半夏、芍药、人参、茯苓、生姜、麦门冬、饧各三两 黄芩、当归、桂心各一两，大枣三十枚。上十三味咬咀，以水一斗四升，煮取三升，去滓，分二服。"

在前胡（竹叶）汤主治证的基础上病机关键是偏于胃虚水饮逆乱。

三、前胡（吴萸）汤脉证病机指南

六病（法）归类：厥阴病（法）。

典型症状：胸中久寒澼（水饮）实（寒滞），膈塞胸痛，气不通利，三焦冷热不调，饮食减少，饮食无味，寒热，身重，卧不欲起方（乏力不想动）。

可具症状：头晕，目眩，往来寒热，咳嗽，喘息，胸胁满或疼痛，心悸，气短，头痛，颈项强痛，腹满胀，或腹痛，大便溏黏难排或大便干结，或中风偏瘫，或月经不调，痛经，或乳腺增生症，湿疹等。

面唇舌象：面暗，或面色㿠白，或面部青暗，口唇淡白，或暗，舌质淡，或暗红，或暗淡，舌体胖大，边有齿痕，舌苔薄白，或白腻，或黄腻。

脉象：脉弦，或弦细，或沉弦。

特异脉象：脉寸涩关尺沉弦。

腹征：两胁部肋弓端按之有肌紧张感或隐痛，或按之胸胁闷痛。触摸心下至胃脘部及大腹部（脐周）灼热，或胃脘、上腹部、心下按之胀满，或脐周悸动，或脐旁有抵抗、压痛感，或下腹部按之痛，或按之硬结。

病机：上焦寒热结滞，中焦胃虚津伤，下焦水饮上逆，营虚，血瘀。

核心病机：胃虚而三焦寒热痞结。

证候要点：寒热错杂，虚实夹杂，表里同病，阴阳营卫失调，三焦气机不畅，胃气虚，津血虚，营血瘀（郁）滞，水热互结夹杂。

治法：和法，温下法。

方药：吴茱前胡汤。

前胡三两，人参、当归、半夏、甘草各二两，大黄、防风、麦冬、吴茱、黄芩各一两，生姜四两，杏仁四十枚。

功能：通调三焦，养胃补津，养血祛瘀。

辨治要素：凡符合本证病机的上述典型症状，可依据证、舌、脉等体征，只要具备其中部分症状便可应用吴茱前胡汤，不必悉具。

前胡（吴茱）汤证代表条文解析

《备急千金要方·卷十八大肠腑方·痰饮第六》："前胡汤治胸中久寒澼实，膈塞胸痛，气不通利，三焦冷热不调，饮食减少无味，或寒热身重，卧不欲起方。前胡三两，人参、当归、半夏、甘草各二两，大黄、防风、麦冬、吴茱、黄芩各一两，生姜四两，杏仁四十枚。上十二味㕮咀，以水一斗，煮取三升，去滓，分三服。（深师方云：若胁下满，加大枣十枚）。"

上焦久寒，气机不通，寒饮凝滞，不通则痛，则气不通利，膈塞胸痛，寒饮日久化热而胸中寒热互结成实，所以出现胸中久寒澼实。三焦寒饮与热互结，津液不得输布，表则出现寒热身重，卧不欲起，里则出现三焦冷热不调。中焦胃气虚寒则饮食减少无味。

胃虚有寒不运不制，则下焦寒饮上逆与上焦阳明之热互结于胸，上焦邪结气不通利必然导致三焦气机不利，进而影响表之营卫不和。

《素问·营卫生会》说："黄帝问于岐伯曰：人焉受气？阴阳焉会？何气为营？何气为卫？营安从生？卫于焉会？……岐伯答曰：人受气于谷，谷入于胃，以传于肺，五脏六腑，皆以受气，其清者为营，浊者为卫……黄帝曰：愿闻营卫之所行，皆何道从来？岐伯答曰：营出于中焦，卫出于下焦。"

明代医家张景岳在《类经·营卫三焦》中注此条说："人之生由乎气，气者所受于天，与谷气并而充身者也。故谷食入胃，化而为气，是为谷气，亦曰胃气。此气出自中焦，传化于脾，上归于肺，积于胸中气海之间，乃为宗气。

宗气之行，以息往来，通达三焦，而五脏六腑皆以受气。是以胃为水谷血气之海，而人所受气者，亦唯谷而已。故谷不入，半日则气衰，一日则气少矣……谷气出于胃而气有清浊之分，清者水谷之精气也，浊者水谷之悍气也，诸家以上下焦言清浊者皆非。清者属阴，其性精专，故化生血脉而周行于经隧之中，是为营气。

浊者属阳，其性慓疾滑利，故不循经络而直达肌表，充实于皮毛分肉之间，是为卫气。然营气卫气，无非资借于宗气，故宗气盛则营卫和，宗气衰则营卫弱矣……

人身为阴阳之体，阴阳即营卫，营卫即血气。脏腑筋骨居于内，必赖营气以资之，经脉以疏之。皮毛分肉居于外，经之所不通，营之所不及，故赖卫气以温之，孙络以濡之。"

前胡（吴萸）汤与大柴胡汤类似，大柴胡汤辨治少阳阳明合病，即少阳病而里（下焦）结实，所以用枳实、芍药配伍大黄推陈致新、通利下焦热结；而前胡（吴萸）汤辨治厥阴病而里（上焦）结实，所以用前胡易柴胡，用吴茱萸、杏仁配伍大黄治疗上焦痰满，胸胁中痞，推陈致新、通利上焦热结。

杏仁降逆气，祛瘀化饮。《本经》论杏仁："主咳逆上气，雷鸣，喉痹下气，产乳，金创，寒心，贲豚。"

吴茱萸温中降逆气，除寒热血痹，表里同治。《本经》论吴茱萸："味辛温。主温中，下气，止痛，咳逆，寒热，除湿血痹，逐风邪，开腠理。"

加吴茱萸与当归，说明太阴伤营血，有胃虚津血同伤的病机。加防风可散风邪，因血弱气尽腠理开，最易感受风邪，不仅有治疗作用，而且能防患于未然。表统营卫与三焦关系密切，所以经方辨治病证是从整体考量，不拘于某一局部病症。

四、前胡（白术）汤脉证病机指南

六病（法）归类：厥阴病（法）。

典型症状：冷热久澼实（痢疾），不能饮食，心下虚满。（注：澼，指垢腻黏滑、似涕似脓的液体，因自肠排出澼澼有声，故名"肠澼"。《景岳全书》卷二十四："痢疾一证，即《内经》之肠澼也。"）

可具症状：头晕，目眩，咳嗽，喘息，胸胁满或疼痛，心悸，气短，腹满胀，或腹痛，大便溏黏难排或大便微结等。

舌脉体征：舌质淡，或暗红，或暗淡，舌体胖大，边有齿痕，舌苔薄白或白腻，脉弦，或弦滑，或沉弦。

面唇舌象：面暗，或面部青暗，舌质淡，或暗红，或暗淡，舌体胖大边有齿痕，舌苔薄白，或白腻水滑。

脉象：脉弦，或弦细，或弦滑，或弦紧，或沉弦。

特异脉象：脉关弦紧。

腹征：两胁部肋弓端按之有肌紧张感或隐痛。心下至胃脘部胀满，或脐周悸动，或腹部按之虚软，或叩之有震水音。

病机：表虚，中焦胃虚，下焦饮气上逆、水热结滞。

核心病机：胃虚，三焦气郁夹寒（饮）热结滞。

证候要点：半表里半寒热，表里同病、阴阳营卫失调、三焦气机结滞。厥阴病偏于太阴中焦气机不运而停饮、饮逆。

治法：和法。

方药：前胡（白术）汤。

前胡、生姜、茯苓、半夏各四两，甘草、枳实、白术各三两，桂心二两。

上八味，咬咀，以水八升，煮取三升，分三服。

功能：通调三焦，健胃补津。

辨治要素：凡符合本证病机的上述典型症状，可依据证、舌、脉等体征，只要具备其中部分症状便可应用白术前胡汤，不必悉具。

前胡（白术）汤证代表条文解析

《备急千金要方·卷十八大肠腑方·痰饮第六》："治冷热久澼实，不能饮食，心下虚满如水状方：前胡、生姜、茯苓、半夏各四两，甘草、枳实、白术各三两，桂心二两。右八味，咬咀，以水八升，煮取三升，分三服。"

此为论述寒热久利，气机阻滞，胃虚心下停饮的方证。

本方中白术很重要，能补胃健运，温化寒湿。

白术、苍术在《本经》中被称为"术"，列为上品，无白术和苍术之分。

《本经》论术:"味苦,温。主风寒湿痹、死肌、痉、疸。止汗,除热,消食,作煎饵。久服,轻身延年,不饥……术,一名山蓟,一名山精。故《神药经》曰:'必欲长生,长服山精。'"《别录》论术:"味甘,无毒,主大风在身面,风眩头痛,目泪出,消痰水,逐皮间风水结肿,除心下急满,及霍乱吐下不止,利腰脐间血,益津液,暖胃,消谷嗜食。"至南北朝时期,陶弘景在《本草经集注》中提出:"术乃有两种,白术叶大有毛而作桠,根甜而少膏,可作丸散用。赤术叶细而无桠,根小苦而膏,可作煎用。"宋代医家寇宗奭在《本草衍义》中说:"苍术其长如大小指,肥实,皮色褐,气味辛烈……白术粗促,色微褐,气味亦微辛苦而不烈。"清代医家张志聪在《本草崇原》说:"凡欲补脾,则用白术,凡欲运脾,则用苍术,欲补运相兼,则相兼而用,如补多运少,则白术多而苍术少,运多补少,则苍术多而白术少,品虽有二,实则一也。"

白术为菊科多年生草本植物白术的根茎;苍术为菊科植物茅苍术或北苍术的干燥根茎。白术与苍术二者皆味甘、苦,性温,同为脾胃要药,有健脾燥湿之功,皆可用治湿阻中焦,脾失健运之证,而应用同中有异。

白术味甘而缓和,以补脾益气为主,为补脾要药,并能止汗。故适用于脾虚湿困而偏于虚证者。白术还有利尿、止汗、安胎之功。常用治脾虚水肿及脾肺气虚,卫气不固,表虚自汗,易感风邪,脾虚胎动不安等证。

苍术味兼辛而燥烈,以燥湿运脾为主,为运脾要药,且能发汗,湿盛内阻而偏于实证者,多用苍术。苍术还有发汗解表、祛风湿及明目的作用。常用治风寒夹湿的表证,风湿痹证,夜盲症及眼目昏涩等证。

若脾虚湿盛,欲补运兼施,则苍、白术可以同用。

第六节 茯苓法及核心方

一、茯苓泽泻汤脉证病机指南

六病（法）归类：太阴阳明合病（法）、太阴病（法）。

典型症状：胃反（朝食暮吐，暮食朝吐，宿谷不化），或呕吐，或干呕恶心，口渴多饮，或无口渴。或心下悸动，或脐下悸动，按之腹部水声辘辘。或心下逆满，气上冲胸，头目眩晕（天旋地转），起（动）辄加重，平卧眩止，或头晕眼花，视瞻昏渺（外眼无异常，而视力减退，以致视物模糊不清）或目多泪赤痛。

可具症状：

（1）表证：头痛，颈项强痛，发热恶风，或恶寒，汗出，鼻鸣，鼻流清涕或喷嚏等。

（2）里证：心悸，胸胁满或胸闷气短，咳嗽、咳痰，痰多色白清稀，小便不利，或水肿等。

面唇舌象：面暗，或面部虚浮，舌质淡，或暗红，或暗淡，舌体胖大，边有齿痕，舌苔薄白水滑，或白腻水滑。

脉象：脉寸沉关尺弦滑，或脉弦，或弦滑，或沉弦，或浮弦。

特异脉象：脉寸沉关尺弦滑。

腹征：心下至胃脘部胀满，或腹部按之虚软，脐周或脐上悸动，或叩之有震水音。

病机：中焦胃虚水停，水气（浊水浊气）冲逆，表虚。

核心病机：胃虚而水气上逆。

证候要点：苓桂术甘汤证、茯苓甘草汤证、泽泻汤证、桂枝去芍药汤轻证四证之综合征。太阴阳明合病偏于太阴中焦停饮而无真阳虚损。

治法：温阳化饮降逆法。

方药：茯苓泽泻汤。

茯苓半斤，泽泻四两，甘草二两，桂枝二两，白术三两，生姜四两。

上六味，以水一斗，煮取三升，内泽泻，再煮取二升半，温服八合，日三服。

功能：温中健胃补津，利水化饮降冲（逆）。

辨治要素：凡符合本证病机的上述典型症状，可依据证、舌、脉等体征，只要具备其中部分症状便可应用茯苓泽泻汤，不必悉具。

1. 茯苓泽泻汤代表条文解析

《金匮要略·呕吐哕下利病脉证治》："胃反（主症：朝食暮吐，暮食朝吐，宿谷不化），吐而渴欲饮水者，茯苓泽泻汤主之。茯苓泽泻汤方《外台》云："治消渴脉绝，胃反吐食之。有小麦一升。"

"胃反"，乃胃气极虚，不仅水饮结聚于胃，而且中焦枢纽失其健运化饮与和降，所以呕吐频作，朝食暮吐，暮食朝吐，且宿谷不化。呕吐不能进食，胃虚不化水饮为津液，又频吐丢失津液，所以口渴较甚而欲饮水。

但由于胃虚不运，更助饮邪，愈吐欲饮，欲饮愈渴，水饮难化，又上逆致吐，形成恶性循环，以致反复呕吐之胃反现象。

《本经》论茯苓："茯苓，味甘平。主胸胁逆气，忧恚，惊邪，恐悸，心下结痛，寒热烦满，咳逆，口焦舌干，利小便。久服安魂魄养神，不饥，延年。"《别录》论茯苓："无毒，止消渴，好唾，大腹淋沥，膈中痰水，水肿淋结，开胸腑，调脏气，伐肾邪，长阴，益气力，保神守中。"

茯苓重用不仅利水，还化水饮为津液，此乃治本之法。

《本经》论泽泻："味甘，寒。主风寒湿痹，乳难消水，养五脏，益气力，肥健。"《别录》论泽泻："味咸。主补虚损，五劳，除五脏痞满，起阴气，止泄精、消渴、淋沥，逐膀胱三焦停水。"

泽泻清热益气补虚损，不仅消水化津液、养五脏，还能治疗风寒湿痹。生姜能温中化饮降逆，为止呕圣药。白术养胃气健运化而除寒饮湿浊。桂枝温卫通营，解肌发表，还能温中降冲逆，化气通阳。甘草养胃气津液而助中焦制（制下）化（化水饮为津液）。

2. 组成茯苓泽泻汤的有关方元（经方单元）相关条文

苓桂术甘汤证

《伤寒论》第67条："伤寒若吐、若下后，心下逆满，气上冲胸，起则头眩，脉沉紧，发汗则动经，身为振振摇者，茯苓桂枝白术甘草汤主之。茯苓桂枝白术甘草汤方：茯苓四两，桂枝三两（去皮），白术、甘草各二两（炙）。上四味，以水六升，煮取三升，去滓，分温三服。"

《金匮要略·痰饮咳嗽病脉证并治》第16条："心下有痰饮，胸胁支满，目眩，苓桂术甘汤主之。茯苓桂枝白术甘草汤方：茯苓四两，桂枝、白术各三两，甘草二两。上四味，以水六升，煮取三升，分温三服，小便则利。"

《金匮要略·痰饮咳嗽病脉证并治》第17条："夫短气，有微饮，当从小便去之，苓桂术甘汤主之；肾气丸亦主之。"

茯苓甘草汤证

《伤寒论》第73条："伤寒汗出而渴者，五苓散主之；不渴者，茯苓甘草汤主之。茯苓甘草汤方：茯苓二两，桂枝二两（去皮），甘草一两（炙），生姜三两（切）。上四味，以水四升，煮取二升，去滓，分温三服。"

泽泻汤证

《金匮要略·痰饮咳嗽病脉证并治》第25条："心下有支饮，其人苦冒眩，泽泻汤主之。泽泻汤方：泽泻五两，白术二两。上二味，以水二升，煮取一升，分温再服。"

桂枝去芍药汤证

《伤寒论》第21条："太阳病，下之后，脉促胸满者，桂枝去芍药汤主之。桂枝去芍药汤方：桂枝三两（去皮），甘草二两（炙），生姜三两（切），大枣十二枚（擘）。上四味，以水七升，煮取三升，去滓，温服一升。本云，桂枝汤今去芍药。将息如前法。"

二、五苓散脉证病机指南

六病（法）归类：太阳太阴阳明合病（法）、太阴阳明合病（法）、厥阴病（法）。

典型症状：消渴，口渴欲饮水，水入则吐，汗出，烦躁，不得眠，癫痫吐涎沫，眩晕吐涎沫。或心下、脐下悸动，小便不利。

可具症状：

（1）表证：头痛，颈项强痛，身疼痛，发热恶风，或恶寒，鼻鸣，鼻流清涕或喷嚏等。

（2）里证（水饮证）：心悸，或胸胁满或胸闷短气，或咳嗽、咳痰，痰色白清稀，口干燥，或腹满，或腹部水声辘辘。或心下痞满，或头面、四肢水肿，或湿疹。或小便数，大便硬，或吐泻交作等。

面唇舌象：面暗，或面部虚浮水肿，或面色㿠白，或目下卧蚕，舌质淡，或暗红，舌体胖大，边有齿痕，舌苔薄白水滑，或白腻水滑，或薄黄水滑。

脉象：脉弦，或弦滑，或细滑，或沉弦，或浮弦滑。

特异脉象：脉寸关动如豆，尺沉弦。

腹证：两胁部肋弓端按之肌紧张，或按之胸胁疼痛，心下至胃脘部胀满，或腹部按之虚软，或虚里、脐周、脐上悸动，或大腹部叩之有震水音。

病机：表虚，表滞（气、水），上焦热结津伤，中焦胃气不和（胃虚），下焦水饮上逆。

核心病机：胃虚而表里和（或）三焦气结水停、气不化津。

证候要点：外证中风营卫不和，里有（胃）微热，心下气结水停，表里（三焦）营卫皆不化津液，津亏水盛。太阴太阳阳明合病偏于三焦津液不布而无真阳虚损。

辨证眼目：

（1）水饮证伴或不伴有表证：眩、悸、脐下悸，癫，头痛，颈项强痛，身疼痛，微热恶风，或恶寒，或胸胁满或胸闷短气，或咳嗽、咳痰，或吐涎沫，或心下痞满，或头面、四肢水肿，或湿疹，或泄泻，或小便不利等。

（2）水肿：头面、眼睑、四肢、腹背或全身水肿（如肾病、心系病证等）而无真阳虚衰者。

（3）消渴：胃虚气结水停、气不化津，津液不布所致之口渴、口干、渴欲饮水、水入愈吐，饮水不解渴者。

（4）三阴病欲解时段发病：三阴病皆阴证，必有水饮。太阴病亥丑

（21:00 ～ 3:00），少阴病子寅（11:00 ～ 5:00），厥阴病丑卯（1:00 ～ 7:00），特别是丑时（1:00 ～ 3:00），三阴交会，易出现失眠，或心绞痛，或胃痛，或皮肤瘙痒，或出汗等证伴水饮者。

（5）舌体胖大脉沉弦：舌质淡，舌体特别胖大或边有齿痕，舌苔薄白或白水滑腻，脉弦，或沉弦，或脉浮等。

治法：温化法。

方药：五苓散。

猪苓十八铢（去皮），泽泻一两六铢，白术十八铢，茯苓十八铢，桂枝半两（去皮）。

上五味，捣为散，以白饮和服方寸匕，日三服。多饮暖水，汗出愈，如法将息。

功能：养胃健运，通阳化气散结，利水生津，表里双解。

辨治要素：凡符合本证病机的上述典型症状，可依据证、舌、脉等体征，只要具备其中部分症状便可应用五苓散，不必悉具。

1. 五苓散证代表条文解析

《伤寒论》71 条："太阳病，发汗后，大汗出，胃中干，烦躁不得眠，欲得饮水者，少少与饮之，令胃气和则愈。若脉浮，小便不利，微热消渴者，五苓散主之。"

第 31 条为论述太阳病汗出太过后的转归以及胃气不和，气化不利，水饮内停的证治。太阳病，如果发汗过多，使人大汗淋漓，不仅表不解，卫气（津）滞表，而且使津液受损而造成胃中干燥（胃津伤），胃气不和了，就会烦躁不得眠，即"胃不和则卧不安"。此大汗后，表里同病，有以下两种转归。

第一种转归是汗后胃中津液不足，这种不足形成之后，因为胃中干燥，津液亏耗，病人感到有些烦而且口干，想饮水来润一下这个燥。条文中只说有胃中干燥，并没有说"渴"，这就说明没有较重的津伤烦渴表现。这时可以给病人一点儿水，"少少与饮之"，频频咽下，慢慢润泽胃中干，促使胃内津液渐渐恢复常态。胃气调和了，烦躁自可解除，不可大量喝水而加重水饮内停。

第二种转归是表不解，微热消渴，表里同病，"若脉浮，小便不利，微热消渴者，五苓散主之"。一般外感，正确发汗就可以治好了，但如果发汗太过，表不解还胃有停水，小便不利，因为里气闭结，表气不能通透而使表邪难解，治之必须利小便和解表二者兼治，里通则外透，其表自解，如果不利小便，仅发汗则难以奏效。

太阳病后大发汗，不仅表邪未解，仍然有脉浮，表不解则外不宣通，则影响三焦的气机不得通透，气化功能更加减弱，气不化水饮为津液，加重小便不利并消渴。

汗后又因胃中津液不足而出现胃中干燥，胃中干燥会出现微热而消渴。对于此消渴，胡希恕先生解释较详："随饮随渴为消渴，这种渴与上文不同，是饮水难解，缘其身体应排出的废水因小便不利而难以排出，再饮水则无法吸收，但实际上组织缺水，故渴。五苓散证的口渴有两种原因：一是废水不排，新水无法吸收；二是热不除，灼津而渴，故以五苓散利水解表，除其热，利其小便，恢复其正常的水液代谢功能。"

也就是说，这种渴是胃虚而水气滞留中焦，气机不利，气化不行，水不化津，上不能化津液滋养胃气而渴，下不能化气利小便而水液停留于下焦，所以渴欲饮水不受，也就是不得吸收，甚至还会上逆，水入则吐。

2. 五苓散证相关条文

《伤寒论》第 72 条："发汗已，脉浮数，烦渴者，五苓散主之。"

《伤寒论》第 73 条："伤寒汗出而渴者，五苓散主之。不渴者，茯苓甘草汤主之。"

第 71、72、73 条无明显水证而是误汗津伤（阳明）。所以有脉数、烦、烦渴、消渴、渴欲饮水的阳明证。

《伤寒论》第 74 条："中风发热，六七日不解而烦，有表里证，渴欲饮水，水入则吐者，名曰水逆。五苓散主之。"

中风发热、微热、脉浮等为太阳中风证或三阴中风证。表证中风不解而内陷，阳明里热津亏欲饮，太阴胃虚水停，水热互结，水饮不气化为津，饮多则上逆而成水逆。这一条为五苓散的代表证，总结了五苓散证机条文。

五苓散证的表证比较轻，停饮比较重，以口渴和小便不利为主。方中用桂枝温中通阳化气，兼以解散表邪；白术、茯苓、猪苓补中健运利水化饮；重用泽泻入阳明去水热，利湿除饮。全方重点是通达三焦气机以助气化生（升）津行水。

《伤寒论》第 156 条:"本以下之,故心下痞,与泻心汤;痞不解,其人渴而口燥烦,小便不利者,五苓散主之。"

胃虚气结水停而寒多热少,寒热互结成心下痞(阴痞)。与泻心汤相比,泻心汤为热多饮少证。

《伤寒论》第 386 条:"霍乱,头痛发热,身疼痛,热多欲饮水者,五苓散主之;寒多,不用水者,理中九主之。"

霍乱呕吐下利又兼头痛发热,身疼痛,小便不利的,是偏于表为主。发热较重,口渴想多喝水,是三焦气化不利,津液运行失常,既上不能布津于口,下又不能气化下输膀胱,所以有口渴、小便不利。此证主以五苓散温中健运,表里分消,化水饮为津液以治疗吐、利。

《金匮要略·消渴小便不利淋病脉证并治》第 4 条:"脉浮,小便不利,微热消渴者,宜利小便,发汗,五苓散主之。"此为表里同病,表里双解。

《金匮要略·消渴小便不利淋病脉证并治》第 5 条:"渴欲饮水,水入则吐者,名曰水逆(饮水即吐),五苓散主之。"

《金匮要略·痰饮咳嗽病脉证并治》第 31 条:"假令瘦人,脐下有悸,吐涎沫而癫眩,此水也,五苓散主之。"

第 31 条为太阴水饮内停上逆。中虚健运失职,气化不行而水饮内停,水谷不化精微、精气,就会造成肌肉不得所养而消瘦。中下焦有水饮结滞,动于下,逆于中,会出现脐下小腹部悸动;犯于上,会出现癫痫,眩晕,吐痰涎白沫。病机是水饮结滞于中、下焦,并上逆于上焦,三焦皆气化不行,水无去路,可用五苓散来温胃健运,通达上下,疏利三焦,化气行水,使水饮下行。由此条可知,五苓散不仅有外邪所致的表证可用,无外邪所致的表证也可以用。

综上所述,五苓散证候要点为气结水停,三焦气化不行,水不化津。太阴太阳阳明合病偏于表里、三焦津液不布而无真阳虚损。

· 五苓散基本方义

桂枝(温化温通)为君;白术(温健)为臣;茯苓(平)、猪苓(平)为佐;泽泻(寒)为使。

《本经》论牡桂:"辛温,主上气咳逆,结气,喉痹,吐吸,利关节,补中益气。"《别录》论牡桂:"主治心痛,胁风,胁痛,温筋通脉,止烦,出汗。"桂枝入六经(病)辛甘温,辛开表,发越邪气、除气结、透邪达表;甘滋养,养营弱而调和营卫;温升散,温中焦,通气血,旁流气机而降逆气。桂枝有多层功效,温中化水饮为津液,辛散温通以除气结、通达阳气(津液),温中健运中焦而助白术健胃利水,温中降逆以助茯苓、泽泻化水饮、降逆气,化气生津,辛温散结气、利关节,以助白术、泽泻除风寒湿痹。

《本经》论术:"味苦温。主风寒湿痹,死肌,痉,疸,止汗,除热,消食,作煎饵,久服,轻身延年。"《别录》论术:"主大风在身面,风眩头痛……消痰水逐皮间风水结肿,除心下急满。"白术入太阴,养胃健运,固表除热,温化寒湿。

《本经》论猪苓:"味甘平。主痎疟,解毒蛊注不详,利水道。"猪苓入三阴与阳明,利水,除水热结聚(痎疟经年久不愈,疟母成块结癖症;蛊注者,住也,言其病迟滞停住)。

《本经》论茯苓:"味甘平。主胸胁逆气,忧恚,惊邪,恐悸,心下结痛,寒热烦满咳逆,口焦舌干,利小便,不饥延年。"茯苓入三阴,属中焦除逆气水结而解口焦舌干,利小便降逆化饮,化气生津。

《本经》论泽泻:"味甘寒。主风寒湿痹,乳难消水,养五脏,益气力,肥健。久服耳目聪明,不饥,延年轻身,面生光,能行水上。"《别录》论泽泻:"主补虚损,五劳,除五脏痞满,起阴气,止泄精,消渴,淋沥,逐膀胱三焦停水"

泽泻以其甘寒,入太阴阳明,直达下焦,除痞结而渗湿,化水生津而养五脏,利太饮水,解阳明热,沟通阴阳。

3. 五苓散基本功能与应用

五苓散功用为:养胃健运,温中通阳化气散结,利水生津,表里通透双解。

有没有表证都可以应用,没有表证用桂枝是因为桂枝"主上气……补中益气",以发越而达降逆之功。

用五苓散必须注意药物的配伍比例,泽泻能利太阴水,化水为津液,又能清阳明热,用量一定要大于诸药药量,否则疗效不好,泽泻与猪苓、茯苓、白术、桂枝的比例约为 3∶2∶2∶2∶1。

4. 五苓散方后注及"白饮"的含义

五苓散方后注：以白饮和服方寸匕，日三服。多饮暖水，汗出愈，如法将息。

对于这个"白饮"，历代医家的说法不一，但多认为是白米饮，即白米汤。实际上，"白饮"，应为清稀的白面汤，也就是煮捞（凉）面条时，面条捞出后的那个清稀的白面汤。

我老家就是南阳唐河县，南阳人午饭常爱吃一种饭叫作"捞面条"，就是做饭时，先将清水在锅里烧滚，然后将面条放入煮熟后捞出，再另外配上菜肴和调料食用，吃面条后，往往再喝些面条捞出后的这种汤以助胃来化食。因为，这种面条煮熟捞出后所剩下的汤，是一种白色的清稀面汤，所以当地的南阳方言就称其为"白汤"或"白饮"，这种汤能养胃气，滋胃津。张仲景是南阳人，他所著的书不免夹杂有南阳方言，所以书中有"白饮"这一说法。

"以白饮和服方寸匕"，就是用这种白面汤调和一方寸匕的散剂服用。一方寸匕的草木类药的粉末大约有 5 克。

在《伤寒论》中，散剂用白饮调服的方子有 5 个：五苓散，三物白散，四逆散，半夏散及牡蛎泽泻散。这里用白饮调服的意义基本相同，这实际上是与桂枝汤服后喝"热稀粥"的功效类似。

五苓散为什么不用"热稀粥"调服呢？既然称之为白饮，就是要比粥清稀，而"热稀粥"比"白面汤"黏稠一些，不利于调服，而用"白面汤"调服，既能均匀地调开五苓散散剂以利于服用，又可起到与"热稀粥"一样养胃气，补津液，温行水气的作用，并且还能助药力发汗，使水饮内外分消。

5. 关于五苓散证之"膀胱蓄水"说的思考

教科书和不少医者都认为五苓散证是太阳膀胱蓄水证，而"膀胱蓄水"的说法，使不少人误以为五苓散就是中医的"利尿剂"，而忽视了五苓散还有关键的除气结水停以促进三焦气化生津、布达津液的功效，这就局限了五苓散的作用。

从临床实践来看，五苓散证以脉浮，发热，小便不利，烦渴欲饮水，或水入则吐，或头痛，身痛，吐涎沫，心下痞，水泻，脐下动悸，头目眩晕，短气而咳，水肿，舌苔白滑，脉缓或浮等脉证为临床表现的，这些临床表现，再加之方药药症反推，都涉及了表里、三焦气机不利，不能化水饮为津液，即胃虚气结水停、表里、三焦气化不行而津不上布下达，不仅仅是单纯的下焦水湿之邪内停膀胱的所谓"蓄水证"。

清代医家张志聪对五苓散证，就主要认为其病机是津液不能输布，而不是水蓄膀胱。如他在《伤寒论集注》中说"大汗出而渴者，乃津液不能上输"，"盖发汗而渴，津液竭于胃，必籍脾气之转输，而后能四布也"，用五苓散是"取其四散之意，多饮暖水汗出者，助水津之四布"。

清代医家张锡驹也认为五苓散证的病机是津液不能布散。他在《伤寒论直解》中说："以脉浮在表，故微热，以脾不转输，故小便不利而消渴，宜五苓散散其水气，散者，四散之意也"，这些论述都是非常有见地的，并紧密贴近于临床的。

清代医家柯琴在《伤寒来苏集》中也说："若谓此方是利水而设，不识仲景之旨矣，若谓用此以生津液，则非渗泄之味所长也"，这是深谙五苓散证治的精义。

特别是近代山东伤寒学家李克绍先生对于五苓散证有精辟的见解，他总结并汲取了前人的理论观点，认为将五苓散证看作是三焦不利，比看作是水蓄膀胱更有说服力。提出了五苓散证的病机是三焦不利，五苓散的功用是："内通三焦，外达皮腠，通阳化气，行水散湿"，这对五苓散的功能认识非常独到而精辟。

从临床来看，五苓散证的核心病机为：胃虚而表里和（或）三焦气结水停、气不化津。即表里、三焦气化不行，津液不布。也就是说因为气结水停，三焦不能化气布津，病位关键在于三焦而立极于胃，证属胃虚气结，三焦气化不利，而不仅仅是膀胱蓄水，病性是气结而水湿（饮）停留于身体某处不化，以致津液不布全身。

三、猪苓汤脉证病机指南

六病（法）归类：阳明太阴合病（法）、厥阴病（法）。

典型症状：小便不利，如尿热、尿急、尿频、血尿、尿痛（淋漓涩痛）等热淋或血淋证候。发热或无热，咳而呕渴，渴欲饮水，心烦不得眠。

可具症状：

（1）表证：发热、湿疹等。

（2）里证（水饮证）：头晕，心悸，或胸胁满或胸闷短气，或咳嗽、咳痰，痰色白清稀，口干燥，或腹满，或腹部水声辘辘。或心下痞满，或头面、四肢水肿等。

面唇舌象：面暗，或面部虚浮水肿，舌红、舌绛，舌苔少或无，或薄黄，或黄腻，或水滑。

脉象：脉弦，或沉弦，或细数，或浮数，或滑。

特异脉象：脉尺弦滑。

腹征：心下至胃脘部胀满，或扪之有水声，或脐周、脐下悸动，或大腹部、少腹部叩之有震水音，或左脐旁有微结，或大腹部、少腹部有灼热感。

病机：中焦气化不利，下焦饮逆、水（湿）热互结，热入营血。

核心病机：下焦水热互结而热入营血。

证候要点：中焦气化不利，水饮不化津液，下焦水热互结而入营血分。太阴阳明合病偏于下焦水热互结。无真阳亏虚。

治法：清利法。

方药：猪苓汤。

猪苓（去皮）、茯苓、泽泻、阿胶、滑石（碎）各一两。

上五味，以水四升，先煮四味，取二升，去滓，内阿胶烊消，温服七合，日三服。

功能：清热养津血，利水化气。

辨治要素：凡符合本证病机的上述典型症状，可依据证、舌、脉等体征，只要具备其中部分症状便可应用猪苓汤，不必悉具。

1. 猪苓汤代表条文解析

《伤寒论》第223条："若脉浮，发热，渴欲饮水，小便不利者，猪苓汤主之。"

猪苓汤方：猪苓（去皮）、茯苓、泽泻、阿胶、滑石（碎）各一两。

上五味，以水四升，先煮四味，取二升，去滓，内阿胶烊消，温服七合，日三服。"

此为阳明热证，本应当以清阳明之法的白虎汤之类来治疗，但医者却误用了下法，下之后，致使邪热伤津，兼有水饮的变证。

脉浮发热，这个热可以看作是轻度阳明外证的发热。因为，阳明病邪热较盛，蒸腾于外，血脉充盈，所以脉象显现出相的对的浮象。误下之后，胃虚停饮，且不能化水饮为津液，气不化津，津液不能上布就要口渴欲饮水，水饮与热互结于下焦会出现小便不利。

阳明外证的发热，渴欲饮水，是热邪聚于中焦，热盛伤津，胃中干燥，可以用白虎加人参汤来清热生津止渴，但这个证是因为存在有胃虚气化不利，水热互结于下焦饮的小便不利，病机不同了，就不能用白虎汤之类了。此证病机为津伤有热，水饮不化，水热互结，应当以猪苓汤来清热养津，利水化气。

·猪苓汤方义

《本经》论猪苓："味甘平。主痎疟，解毒蛊，注。不祥，利水道，久服轻身耐老。"

《本经》论泽泻："味甘寒。主风寒湿痹，乳难消水，养五脏，益气力，肥健。久服耳目聪明，不饥，延年轻身，面生光，能行水上。"

《本经》论茯苓："味甘平。主胸胁逆气，忧恚，惊邪，恐悸，心下结痛，寒热烦满，咳逆，口焦舌干，利小便。久服安魂养神，不饥延年。"

《本经》论滑石："味甘寒。主身热泄澼，女子乳难，癃闭。利小便，荡胃中积聚寒热，益精气。久服，轻身，耐饥，长年。"《别录》论滑石："大寒。通九窍、六腑、津液，去留结，止渴，令人利中。"

《本经》论阿胶："味甘平。主心腹，内崩，劳极，洒洒如疟状，腰腹痛，四肢酸疼，女子下血安胎，久服轻身益气。"《别录》论阿胶："微温。主丈夫少腹痛，虚劳羸瘦，阴气不足，脚酸不能久立，养肝气。"

猪苓为主药，甘淡性偏于凉，能清阳明之热，又能淡渗利小便。猪苓的利水渗湿功效胜于茯苓，但基本没有补益的作用，这是猪苓与茯苓的主要区别。

茯苓补中消水，泽泻利水化气，这二味药以甘淡之性，助猪苓利水渗湿。对于泽泻，不仅有清热利水之功，还有益气生津润燥的作用，五苓散，猪苓汤等用泽泻，都是用的这个性能。

阿胶甘平质黏，养血滋津润燥，并能止血。猪苓汤证的水热互结伤及了血分，所以用阿胶是顾及血分。因为血虚则水盛，水盛血必虚，养血就要同时考虑到利水，如我们在辨治虚劳病中血虚的病证时，就要考虑水饮盛的问题，这是一个辨治思路，这也凸显《伤寒论》经方配伍是极其严谨的。

滑石甘寒，利小便，荡积热，通九窍、六腑，去水热结滞。

猪苓汤是太阴、阳明方，有清热化气，养血利水的功能，药仅五味，但用药精当，配伍严谨，方中多是甘寒的药，能清热利水，又能养血。是通过利水而使热消，所以对于湿热互结的病证，能起到清热化气，渗利水湿而不伤阴，养血生津而不敛邪的良效。

猪苓汤临证多用于小便不利或淋沥、口渴欲饮的证候。对泌尿系统疾病如泌尿系感染，尿频，尿急，血尿，尿痛，前列腺炎，尿路结石，肾盂肾炎，肾病水肿小便不利，腰酸痛，咳喘，或心下痞满，或心悸等，凡辨证属于气化失司，水（湿）热互结，津血受损的，疗效都很好。

2. 猪苓汤证相关条文

《伤寒论》第319条说："少阴病，下利六七日，咳而呕渴，心烦不得眠者，猪苓汤主之。

猪苓汤方：猪苓（去皮）、茯苓、泽泻、阿胶、滑石各一两。

上五味，以水四升，先煮四物，取二升，去滓，内阿胶烊尽，温服七合，日三服。"

第319条猪苓汤证列于少阴病篇，"少阴病"是与"阳明病"作为鉴别之谈。因为《伤寒论》第282条"少阴病，欲吐不吐，心烦，但欲寐，五六日自利而渴者，属少阴也"，此"少阴病"是少阴太阴合病下利伤津而口渴，心烦为真阳亏虚，气不化津，水气凌心而心烦怔忡。而第319条猪苓汤证的下利六七日，咳而呕渴，心烦不得眠，是太阴病下利日久伤了津液，胃津不足（胃中干），而出现了阳明胃热津伤，热与太阴水饮结于下焦，胃津不足不能制下，下焦太阴水饮会逆于上焦，出现咳而呕之症，上焦阳明热扰心神则心烦，热伤津液会口渴，热入营血，营卫不谐，阳不入阴则不得眠。下焦水热互结还会出现小便不利，甚则小便热涩疼痛有血。就是说心烦与渴，少阴阳明皆有，临证必须细辨。

《伤寒论》第 224 条："阳明病，汗出多而渴者，不可与猪苓汤，以汗多胃中燥，猪苓汤复利其小便故也。"

此为猪苓汤禁例，非常重要。凡汗多而口干渴者，提示津液虚损，胃中干燥，阳明热燥较甚，不可再用猪苓汤利小便而更伤津液。推而广之，凡津伤较重者，皆不可再用利水之剂更伤津液。

3. 猪苓汤与五苓散的区别

猪苓汤与五苓散同为利水，用治水气停滞，小便不利证。

五苓散用泽泻、茯苓、猪苓配桂枝以除气结水停，通阳化气行水，配伍白术以崇土制水，合成化气利水之剂。主治三焦气化不行，水气内停，津液不布之证。

猪苓汤以茯苓、猪苓、泽泻配滑石以清热通淋，加阿胶以养血滋津润燥，合成清热养血利水之剂，主治气化失司，水（湿）热互结，津血受损之证。

明代医家许宏在《金镜内台方议·卷八》中对于猪苓汤与五苓散二方的鉴别简明扼要，可资参考："猪苓汤与五苓散二方，大同而异者也。但五苓散中有桂术，兼治于表也，猪苓汤中有滑石，兼治于内也。今此脉浮发热本为表，又渴欲饮水，小便不利，乃下焦热也。少阴下利不渴为寒，今此下利渴，又咳又呕，心烦不得眠，知非虚寒，乃实热也。故用猪苓为君，茯苓为臣，轻淡之味，而理虚烦行水道。泽泻为佐，而泄伏水。阿胶滑石为使，镇下而利水道者也。"

第七节　乌梅法及核心方

乌梅丸脉证病机指南

六病（法）归类：厥阴病（法）。

典型症状：手足逆冷，全身皮肤冷，心中烦热，或心中躁乱不宁，胸部烦闷，反复发作胃腹冷痛，或腹痛较重，干呕或呕吐，便溏久利。

可具症状：

（1）**表证**：畏风怕冷，头痛身痛，肢体冷痛，咳嗽、咳痰等。

（2）**里证**：消渴，气上撞心，心中疼热，饥而不欲食，食则呕吐，下之利不止。但欲寐，或不寐（失眠），乏力倦怠，心悸，或胸痛，有汗，口苦，或口干，或口渴，或口淡不渴，目赤，或口腔溃疡（口伤烂赤），心下痞，腹满，食不下，小便色白，或小便黄，大便稀或干结等。

面唇舌象：面暗，或面色苍白，舌质红，或舌暗，或舌淡，舌苔薄白，或薄黄。

脉象：脉细，或细微，或微浮数，或弦短而迟，或沉细而迟，或脉微弱，或沉弦无力等。

特异脉象：脉寸浮细尺沉弦。

腹征：心下至胃脘部虚软，或大腹部、少腹部凉感，或脐旁有拘急、压痛。

病机：阴阳不通，营弱卫（津）虚，胃虚饮逆，营血虚瘀。

核心病机：胃虚寒而寒饮上逆与热互结。

证候要点：半表半里、半寒热、半虚实而偏于阴，上热下寒，寒热错杂。

辨证眼目：

（1）厥热往复，上热下寒症状特征。

（2）口淡不渴或口苦口渴，心烦，胸闷或心慌，失眠，下利或便秘，呕吐，腹满或腹痛，畏寒肢冷，乏力倦怠。

（3）脉沉细微弱，或洪数，或弦，或沉而无力。

（4）某些症状凌晨 3:00 ～ 5:00 左右定时加重。

治法：和法，温清并用。

方药：乌梅丸。

乌梅三百枚，细辛六两，干姜十两，黄连十六两，当归四两，附子六两（炮，去皮），蜀椒四两（出汗，即微火炒蜀椒至油质渗出），桂枝六两（去皮），人参六两，黄檗六两。

上十味，异捣筛（注：药物分别捣碎，筛出细末），合治之，以苦酒渍乌梅一宿，去核，蒸之五斗米下，饭熟捣成泥，和药令相得，内臼中，与蜜杵二千下，丸如梧桐子大。先食（进食之前）饮服十丸，日三服，稍加至二十丸。

注意： 如果以丸剂易汤剂，用量要据证机按比例减少，用米汤水煎药。

服药禁忌： 忌食生冷、辛辣刺激及过于油腻食物。

功能： 调和阴阳，清热生津，温胃养津，化饮降逆，温通血脉。

辨治要素： 凡符合本证病机的上述典型症状，可依据证、舌、脉等体征，只要具备其中部分症状便可应用乌梅丸，不必悉具。

乌梅丸证代表条文解析

《伤寒论》第338条："伤寒，脉微而厥，至七八日肤冷，其人躁无暂安时者，此为脏厥，非为蛔厥也。蛔厥者，其人当吐蛔。今病者静，而复时烦者，此为脏寒。蛔上入其膈，故烦，须臾复止，得食而呕，又烦者，蛔闻食臭出，其人当自吐蛔。蛔厥者，乌梅丸主之。又主久利。"

《金匮要略·趺蹶手指臂肿转筋阴狐疝蛔虫病脉证治》第7条："蛔厥者，当吐蛔，今病者静而复时烦，此为脏寒，蛔上入膈，故烦，须臾复止，得食而呕，又烦者，蛔闻食臭出，其人当自吐蛔。"

《金匮要略·趺蹶手指臂肿转筋阴狐疝蛔虫病脉证治》第8条："蛔厥者，乌梅丸主之。乌梅丸方：乌梅三百枚，细辛六两，干姜十两，黄连一斤，当归四两，附子六两（炮），蜀椒四两（去汗），桂枝六两，人参、黄柏各六两。上十味，异捣筛，合治之。以苦酒渍乌梅一宿，去核，蒸之五升米下，饭熟，捣成泥，和药令相得，内臼中，与蜜杵二千下，丸如梧子大，先食饮服十丸，日三服。稍加至二十丸。禁生冷滑臭等食。"

乌梅丸证为厥阴病本证（本厥阴证）。

《伤寒论》与《金匮要略》中这三条乌梅丸证基本相似，都是以"蛔厥"来论厥阴病（本证）的实质。

"伤寒脉微而厥，至七八日肤冷，其人躁无暂安时者，此为脏厥"，这段话是因"厥"而将"脏厥"与"蛔厥"相鉴别，首先指出了"脏厥"的脉证："脉微而厥""肤冷"和"躁无暂安时"。

"厥"者，厥逆也。《伤寒论》第337条说："凡厥者，阴阳气不相顺接便为厥，厥者，手足逆冷者是也。"阴阳气不通，手足凉，甚至手足逆冷，逆冷就是从外往里冷，严重者全身皮肤发凉发冷。

胡希恕先生在《胡希恕伤寒论讲座》中说："阴阳气……是指的静脉、动脉的血……阳的经脉大概就是指的动脉，阴（经脉）就指的静脉，阴阳气不相顺接就是指的这两个东西（动脉、静脉）……如果它们出的血液供足不到了，这两个衔接也就断了，所以就要厥。"这种临床表现就相当于西医学所说之休克（机体遭受强烈的致病因素侵袭后，由于有效循环血量锐减，组织血流灌注广泛、持续、显著减少，致全身微循环功能不良，生命重要器官严重障碍的综合症候群）。

少阴伤寒到了七八天时，不仅手足发凉，甚至因阳衰气微不能敷布周身而全身皮肤都发冷畏寒，并且出现了躁乱不宁而没有安静的时候。这就是"脏厥"，即真阳虚衰，阴寒极盛而四肢厥冷，阳气欲脱之证。

"脏厥"比较危重，脉极细而软，按之欲绝，若有若无，似绝非绝，是少阴病阳衰气微，无力鼓动之脉，轻取之似无是阳气衰；重按之似无是阴气竭。卒病脉微主阳气暴脱，久病脉微，是正气将绝，或慢性虚弱病后元气大虚等。真阳虚衰则脉微；阴寒盛，阳气不能敷布四肢，则手足凉。

临床上的烦躁都是一种不安宁的表现。烦是自觉的症状，而躁为他觉的症状。烦为心动属阳热，心被热扰而不宁，虚阳上扰则烦，阳热扰心亦烦；躁为身动属阴寒，阴盛格阳，阴阳欲绝则躁，身为热（虚阳）动而不安。

一般来说，烦轻而躁重，烦而不躁，病势比较轻；躁而无烦时，病情危重。所以《伤寒论》第298条说："少阴病，四逆恶寒而身蜷，脉不至，不烦而躁者死。"凡是见到但躁不烦而且一刻也不得安宁，就是到了阴盛格阳外越，孤阳无依的地步，乃病情危重，多为纯阴无阳的危候。

上述"脉微而厥，至七八日肤冷，其人躁无暂安时"的脉证，即为"脏厥"，亦是厥阴病，真厥阴，即阴阳不通的通脉四逆汤证。病机为虚寒极盛，阴盛格阳外越，真阳将绝，预后不良，此与蛔厥不同。"脏厥"治之须速以通脉四逆汤之剂来破阴回阳，通达内外。

"蛔厥者，其人当吐蛔。今病者静，而复时烦者，此为脏寒。"此提出了

"脏寒"的概念，内脏（胃）有寒。"脏厥"与"脏寒"层次不一样，"脏厥"为阳衰寒盛，寒饮上逆，真阳将绝，四肢逆冷，甚至全身皮肤发冷，且"躁无暂安时"；而"脏寒"只是里（胃）虚有寒。

三个概念的鉴别：①脏厥：为真阳虚极寒饮盛而阴阳欲绝。②脏寒：为里（胃）寒。③蛔厥：因蛔（寒饮）逆乱而脏腑虚寒、气机不利、营血不通，为寒热互结错杂、虚实夹杂、表里同病之证。

"蛔厥"一词含义非常重要，现在厥阴病寒热错杂证多见，且厥阴病比较难懂，很多人对厥阴病的辨证似是而非，模糊不清，常常影响用方。悟明白这一概念的真正含义，就明白了厥阴病的真正含义。

"蛔上入其膈，故烦"和"其人当自吐蛔"，有寒饮上逆之意。这两句提示下焦有寒，里（胃）虚寒不制，下焦寒饮上逆，而蛔要避冷而随寒饮上逆于上焦寻找热处，蛔虫骚乱窜动的原因主要是里（胃）虚有寒。蛔遇寒则动，遇热则静。今胃中有寒致蛔虫骚动不宁，蛔虫随寒饮上逆窜到上焦时，入膈则烦，很快就又得暖而安静，属于寒热互结错杂之象，所以"病者静而复时烦"。

"须臾复止，得食而呕，又烦者，蛔闻食臭出，其人当自吐蛔"，胃中虚寒，寒饮上逆令蛔虫上入于膈则烦、呕作，得温而烦自止。蛔虫得闻食味而复出扰动，所以呕、烦复作。提示厥阴病有厥热往复特征。

由上述解读可知，"蛔厥"一词，内含寒、呕（吐）、烦、厥四大证，提示病机有上焦烦热，中焦虚寒、气机不利，下焦寒热互结、寒饮上逆，阴阳气不相顺接之手足凉（表虚、表寒）。因为蛔厥常常腹痛难忍，甚至手足发凉，提示因蛔（寒饮）逆乱而手足厥逆、脏腑虚寒、气机不利、营血不通，正所谓"必有表，复有里也"之半表半里之证，但偏阴偏寒偏虚。总之为寒热互结错杂，虚实夹杂，表里同病之证。

从"蛔厥"一词可以明白：厥阴病即为寒热错杂互结之证，有阴（寒）阳（热）之证的"互结"不通，即为厥阴病（证）；无阴（寒）阳（热）之证的"互结"，即为阴阳的合病（证）。

大家思考一下，是否能够得到启迪。

蛔厥，是厥阴病的一种，病人当吐出蛔虫。对于这句话要灵活看待，不一定都吐出蛔虫，没有蛔虫就是单纯的呕吐。

蛔虫虽然能致厥，但没有"躁无暂安时"的严重证候，而有"静而复时烦"的"脏寒"的证候表现。

"蛔上入其膈，故烦，须臾复止，得食而呕，又烦者，蛔闻食臭出。其人常自吐蛔。蛔厥者，乌梅丸主之。又主久利。"这一段话指出了蛔虫不安的原因，引起的症状和治疗的方法。

吐蛔者，是胃中虚寒蛔虫上入于膈则烦作，不上入于膈则烦自止。蛔虫得闻食味而复出扰动，所以呕、烦复作，将蛔吐出而可愈。此属蛔厥，乌梅丸可治疗。

乌梅丸也可以治疗寒热错杂的久利之证。

对于乌梅丸证，我们应当放宽思路，不要一见乌梅丸就认为是治疗蛔厥的，现在基本上很少见蛔虫病及蛔虫所致的蛔厥。目前乌梅丸不太常用，之所以不常用，是因为不少医生思路都局限于是治疗蛔虫病的。

清代医家柯琴早就看出了医者对此方的不解，在《伤寒来苏集·伤寒附翼》中说："仲景此方，本为厥阴诸证之法，叔和编于吐蛔之下，令人不知有厥阴之主方。观其用药，与诸症符合，岂止吐蛔一症耶？""厥利发热诸症，诸条不列方治，当知治法不出此方矣。"

·乌梅丸方义

乌梅丸方中暗含《伤寒论》中5个经方单元的方药及方义：①四逆汤（干姜、附子）；②大建中汤（蜀椒、人参、干姜）；③当归四逆汤（细辛、桂枝、当归）；④黄连汤（黄连、桂枝、干姜、人参）；⑤干姜芩连人参汤（干姜、黄连、人参）。

乌梅在方中能清热生津，除烦满，解表生肌，降逆气。

《本经》论乌梅："味酸，平。主下气，除热烦满，安心，肢体痛，偏枯不仁，死肌，去青黑痣恶疾。"《本草纲目》引《别录》论乌梅："止下痢，好唾，口干。"

这个方子辛酸苦甘之药皆具，寒热药并用，有温阳通脉、清上温下、清热除烦、燥湿止利、化饮降逆、益气补津、调和阴阳营卫等诸多功效，寒热表里气血同治和通调，是治疗厥阴病本证的代表方。正如清代医家章虚谷在《医门棒喝·伤寒论本旨》中所说："乌梅丸为厥阴正治之主方也。"

所以，临床运用乌梅丸不能受蛔厥、久利证候的束缚。掌握乌梅丸证的证候表现，谨守阴阳不通，寒热错杂的病机，凡正虚邪亦不盛，上热下寒，寒热错杂，表里、虚实、寒饮、气逆等互见之证都可用乌梅丸来辨治。

第八节　附子法及核心方

一、四逆汤脉证病机指南

六病（法）归类：少阴病（法）、太阴少阴合病（法）、厥阴病（法）。

典型症状：但欲寐，手足及四肢厥逆（手足营血不通）或全身肌肤凉（全身阴阳、营血不通），或冷汗淋漓等。

可具症状：

（1）**表证**：畏风怕冷，肢体冷痛。

少阴证：精神恍惚、嗜睡，极度疲乏，呼吸气微，恶心欲吐，心悸烦乱、喘息气短（下焦真阳虚衰水气上凌），自利而渴，小便色白（小便清长），女子宫寒等。

（2）**里证**：

①**太阴证**：腹满而吐，或腹痛，食不下，严重自利（下利清谷），口淡不渴。

②**厥阴证**（真寒假热，阴盛格阳）：下利清谷，里寒外热，手足厥逆，脉微欲绝，身反不恶寒，其人面色赤，或腹痛，或干呕，或咽痛，或利止脉不出。

面唇舌象：面色无华，或面色苍白，或两颧部潮红娇嫩，或面红如妆无光泽。舌暗，或舌淡而润，边有齿痕，舌苔白腻，或苔白（雪白）水滑，或黄白相间水滑。

脉象：脉微欲绝，或微细，或濡软虚，或沉而无力，或脉弦短而迟，或沉细而迟，或现十怪脉等。

特异脉象：脉沉微，或沉细弱。

腹征：心下至胃脘部虚软，或大腹部、少腹部有凉感，或腹满而软，或脐旁、脐下有拘急、压痛，或腹部有振水音，或小腹不仁（脐下软弱有陷空感）。

病机：真阳不足或虚衰。阳衰——下焦真阳不能温煦；戴阳——下焦水寒而真阳外越，上热下寒。

核心病机：真阳亏虚或虚衰而阴寒（饮）盛。

证候要点：里虚寒或真寒假热。

治法：温法。

方药：四逆汤。

甘草二两（炙），干姜一两半，附子一枚（生用，去皮，破八片）。

上三味，以水三升，煮取一升二合，去滓，分温再服。强人可大附子一枚，干姜三两。

功能：回阳救逆，温通血脉。

辨治要素：凡符合本证病机的上述典型症状，可依据证、舌、脉等体征，只要具备其中部分症状便可应用四逆汤，不必悉具。

1. 四逆汤证代表条文解析

《伤寒论》第29条："伤寒脉浮，自汗出，小便数，心烦，微恶寒，脚挛急，反与桂枝欲攻其表，此误也。得之便厥，咽中干，烦躁，吐逆者，作甘草干姜汤与之，以复其阳。若厥愈足温者，更作芍药甘草汤与之，其脚即伸；若胃气不和，谵语者，少与调胃承气汤；若重发汗，复加烧针者，四逆汤主之。"

太阳伤寒本无汗，误治过汗表不解而卫表不固，病又传里伤了胃气（中气）。胃气为后天之本，气血生化之源，出表卫外而为卫气（津液），在里吸纳水谷运化精微濡养脏腑而为胃气。

伤寒误治后，在表则血弱气（津）尽（少）腠理开，脉浮自汗出，病又传于里伤及胃气，"上虚不能制下"而"小便数"，"脉浮"亦可为里（太阴中焦胃气）虚所致，如"男子面色薄者，主渴及亡血，卒喘悸，脉浮者，里虚也（《金匮要略·血痹虚劳病脉证并治》第4条）"。

里虚可导致出汗伤津，胃津伤欲生热则心烦；在表汗出表虚腠理开则微恶

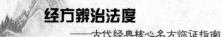

寒；在里小便数亦伤津液，津伤过多而下肢失养则脚挛急。

此看似桂枝证而实非桂枝证，"证象阳旦，按法治之而增剧（《伤寒论》第30条）"，即"反与桂枝欲攻其表，此误也"，如再用桂枝类发汗，会加重胃气损伤，胃虚寒胃津伤并重，再加之胃虚不制而小便数，会使内外皆津液流失更甚。不仅下肢而是四肢失养而厥逆，上焦得不到津液的润泽就会咽中干，胃津亏虚而生里热则烦躁，胃虚水停胃气上逆则吐逆。病机为中（胃）虚津伤，寒饮内停上逆，所以用甘草干姜汤温中复阳（津）固里是为正法，还可兼解未罢之表邪。

这一条的最后一句话就是四逆汤证："若重发汗，复加烧针者，四逆汤主之。"

第30条所说的"证象阳旦"，误服桂枝汤发汗不解，又误服麻黄汤一汗再汗，再用烧针强逼发汗，就严重了，病情就会陷入阴寒重证，伤损到下焦真阳了。会出现四肢逆冷，神疲欲寐，下利清谷，恶寒脉微等真阳虚损，阴寒饮盛的证候，严重的还会导致亡阳之变。这时候阳衰阴盛，已经不是甘草干姜汤所能救治的了，应当急以四逆汤来回阳救逆，温化寒饮。实际上，三阴都有四逆，而少阴病多见。

2. 通脉四逆汤证代表条文解析

《伤寒论》第317条说："少阴病，下利清谷，里寒外热，手足厥逆，脉微欲绝，身反不恶寒，其人面色赤，或腹痛，或干呕，或咽痛，或利止脉不出者，通脉四逆汤主之。"

通脉四逆汤方：甘草二两（炙），附子大者一枚（生用，去皮，破八片），干姜三两（强人可四两）。

上三味，以水三升，煮取一升二合，去滓，分温再服，其脉即出者愈。面色赤者，加葱九茎；腹中痛者，去葱，加芍药二两；呕者，加生姜二两；咽痛者，去芍药，加桔梗一两；利止脉不出者，去桔梗，加人参二两。病皆与方相应者，乃服之。"

此条是少阴病入里转化为太阴病，或形成寒热错杂里真寒外假热的厥阴病了。厥阴病重证就是阴阳水火离绝，或者是阴阳之气不相接续，或阴阳格拒之危重证。

"下利清谷，手足厥逆，脉微欲绝"，里虚寒盛，寒饮内停，食谷不化，就会出现下利清谷；真阳衰微，阴寒内盛，以致阴阳之气不相顺接，也就是阴阳不交，可出现手足厥逆。真火衰竭，阳气欲脱了，就要脉微欲绝，这些都是里寒。

"身反不恶寒，其人面色赤"，这说的是外假热里真虚寒的危重证的征象。

里虚寒甚，下焦真水寒极，逼真火浮越于上，就会出现内真寒而外假热，里寒外热，阴盛格阳的证候，也就如胡希恕先生说的那样："一点浮阳越于外，一派陈寒凝于里。"

其他的或然证，都是由于阴盛阳衰所造成的。寒气凝滞于里会出现腹痛。里虚寒水饮盛，水饮上逆会出现干呕。真火浮越于上，上有假热会出现咽痛如火灼。下利过重，津液内竭时会出现利止，但要注意，这个利止可不要认为是阳回的利止，而是阴液枯竭无物可下所造成的。在这个情况下，不但利止，而且还会因为阴液枯竭不能充于脉道而致阳气衰微，无力鼓动血行。所以虽利止还脉不出，这些证候是真阳衰竭、里虚极寒的危重证，顷刻就有虚脱亡阳之变。

这一条的证比四逆汤证更重，如果用四逆汤来治疗，药力就不行了。所以必须用通脉四逆汤来扶阳救脱，急祛内寒，宣通内外，复通其脉。

条文后的服法说"分温再服，其脉即出者愈"，就是说对于里虚寒盛的危重证，要不拘服药的次数和量，分多次温服，脉象的恢复就有希望。

通脉四逆汤方后有几个或然证的辨治也不能忽视。

"面色赤者，加葱九茎"，面色赤是阴盛格阳，虚阳浮越所造成的，所以加用这个葱白以宣通上下的阳气。这里加葱白，有"白通汤"的方义。白通汤是用葱白四茎来治疗戴阳证。这个通脉四逆汤证是有面色赤，且方后注"面赤者，加葱九茎"，这就是说服用通脉四逆汤后，如果面色赤证没有减，应再加葱白以增强宣通阳气的作用，这个要与白通汤互参。

"腹中痛者，去葱，加芍药二两"，腹中痛是阴寒盛于内、寒凝气滞所造成的，没有戴阳证，所以去葱白，加芍药主要是缓急止痛。

"呕者，加生姜二两"，呕是阴寒气逆所造成的。古人说"生姜为呕家之圣药"，所以加生姜以温胃降逆止呕。

"咽痛者，去芍药，加桔梗一两"，咽痛是阴寒盛，虚阳上扰所致，故去芍药的苦泄，加桔梗以开提，利咽止痛。

"利止脉不出者，去桔梗，加人参二两"，利止脉不出，是阴阳欲脱的重证，所以去桔梗的辛开苦泄，加人参以益气生津，扶正固脱而助复脉。

·四逆汤、通脉四逆汤方义

四逆汤或通脉四逆汤方中只有3味药，经典著作的论述如下。

《本经》论附子："味辛温。主风寒咳逆邪气，温中，金创，破癥坚积聚，血瘕，寒湿，踒躄拘挛，脚痛，不能行步。"《别录》论附子："味甘，大热。主治脚疼冷弱，腰脊风寒，心腹冷痛，霍乱转筋，下痢赤白，坚肌骨，强阴。又堕胎，为百药长。"

附子在四逆汤中的功效是回阳救逆。

从《本经》叙述的药性主治上来看，附子味辛，是大热的，气味俱厚，走而不守，以其雄壮之质，温热之性，是温里回阳，救逆固脱的峻药，最善扶真阳，温中阳，救厥逆，除痼冷，祛阴寒，化湿饮。这味药全身表里上下、十二经脉无所不到，上助心阳以通脉，中温脾阳以健运，下补肾阳以益火，力能挽救散失的元阳，用途极为广泛，善治阴盛阳衰、大汗亡阳、吐利厥逆、虚寒泻利及一切沉寒痼冷的病证。

明代医家张介宾在《景岳全书·本草正》中所说："虞搏曰：附子禀雄壮之质，有斩关夺将之气，能引补气药行十二经，以追复散失之元阳；引补血药入血分，以滋养不足之真阴；引发散药开腠理，以祛除在表之风寒；引温暖药达下焦，以祛除在里之冷湿。吴绶曰：附子乃阴证要药，凡伤寒传变三阴，及中寒夹阴，虽身大热而脉沉者必用之；或厥冷脉沉细者，尤急须用之，有退阴回阳之力，起死回生之功。"

陈修园在《神农本草经读》中解释《本经》中附子的观点比较独到："《素问》谓，以毒药攻邪，是回生妙手，后人立补养等法，是模棱巧术，究竟攻其邪而正气复，是攻之即所以补之也。附子味温，火性迅发，无所不到，故为回阳救逆第一品药。《本经》云：风寒咳逆邪气，是寒邪之逆于上焦也。寒湿踒躄，拘挛膝痛，不能行步，是寒邪着于下焦筋骨也。癥坚积聚，血瘕，是寒气凝结，血滞于中也。考《大观本草》咳逆邪气句下，有温中金疮四字，以中寒得暖而温，血肉得暖而合也。大意上而心肺，下而肝肾，中而脾胃，以及血肉、筋、骨、营卫，因寒湿而病者，无有不宜。即阳气不足，寒自内生，大汗，大泻，大喘，中风卒倒等证，亦必仗此大气大力之品，方可挽回，此《本经》言外之意也。"

《本经》论干姜："味辛，温。主胸满，咳逆上气，温中止血，出汗，逐风湿痹，肠澼下利。生者尤良。"

附子应用要谨慎，要首先明辨阴阳，然后抓准病机，从小量开始服用，中病即止，不可滥用。目前有些医者不读经典，心态浮躁，眼高手低，总想走捷径，不明《伤寒论》用附子的真精髓，不懂"扶阳"真实义，以滥用大剂量和超大剂量附子为荣，这不是在治病救人，而是在戕害生机。附子用好了是少火，少火生气；滥用了是壮火，壮火食气。

《别录》论干姜："大热。主治寒冷腹痛，中恶，霍乱，胀满，风邪诸毒，皮肤间结气，止唾血。"干姜善温中焦的阳气以祛里寒，温手足，调阴阳而止呕吐，降浊逆而平咳嗽，提脱陷而治滑泻，还能逐风祛湿。

干姜与附子相伍，相得益彰。附子回阳救逆力强，专主下焦而兼能温中。干姜温中祛寒力胜，专主中焦而又能化水饮，还能增强附子的回元阳、祛阴寒之力，并通达内外。

《本经》论甘草："味甘，平。主五脏六腑寒热邪气，坚筋骨，长肌肉，倍力，金创肿，解毒。"《别录》论甘草："主温中，下气，烦满，短气，伤脏，咳嗽，止渴，通经脉，利血气，解百药毒，为九土之精，安和七十二种石，一千二百种草。"

炙甘草益胃气，补中虚。炙甘草的一个重要作用是能在附子、干姜以火生土的同时，以其甘缓之性来伏制这个火，不使火过旺而散失，达到少火生气的功效。

清末伤寒大家郑钦安对于"伏火说"妙喻精义，观点独到，能帮助我们理解四逆汤中炙甘草的功用。他在《医理真传》中说："世多不识伏火之义，即不达古人用药之妙也。余试为之喻焉，如今之人将火煽红，而不覆之以灰，虽焰不久即灭，覆之以灰，火得伏即可久存。古人通造化之微，用一药，立一方，皆有深义。若附子甘草二物，附子即火也，甘草即土也。古人云：'热不过附子，甜不过甘草。'推其极也，古人以药性之至极，即以补人身立命之至极，二物相需并用，亦寓回阳之义，亦寓先后天并补之义，亦寓相生之义，亦寓伏火之义，不可不知。"

附子、干姜、炙甘草三者相须为用，共奏回阳救逆和破阴寒，救真阳之功。

这个四逆汤或通脉四逆汤是治疗三阴寒证的重要方、代表方。如太阴病的腹痛下利、完谷不化等症；少阴病的脉微细，但欲寐、恶寒身倦等症；厥阴病的表热里寒、上热下寒、阴阳水火不相续接、手足厥冷等症，凡见真阳亏虚或虚衰，阴寒内盛的严重阶段，都可用四逆汤或通脉四逆汤回阳救逆。

3. 四逆汤与通脉四逆汤的鉴别要点

四逆汤原方的剂量为炙甘草二两，干姜一两，生附子一枚。不过，四逆汤有个方后注："强人可大附子一枚，干姜三两。"从这个方后注来看，完全与通脉四逆汤药量相同。

可以说四逆汤一方，有大、小两法，阳虚寒盛者，用小四逆汤，就是这个四逆汤；而阳衰寒盛者，或阳衰寒盛所致的真寒假热证，可以用大四逆汤，这个大四逆汤就是通脉四逆汤。

通脉四逆汤与四逆汤相比较，药味相同，仅仅是附子和干姜的用量不同；所主的病机也相同，只是有病证轻重的差异。

四逆汤是治疗阳虚寒厥证的代表方，从上述有关四逆汤证的条文可以看出，少阴病转为太阴病时，有里虚寒盛，寒饮不化，不能温化腐熟水谷的下利清谷等证；或有真阳亏虚，阴寒盛而格阳浮越于外的里寒外热等证；或有阳虚寒盛，脏腑四肢表里都失于温煦的脉微细、但欲寐、恶寒蜷卧、四肢厥冷等症，这些证候就以四逆汤来回阳救逆，补火生土。

应用四逆汤，应以虚寒厥利脉微为辨证要点。

通脉四逆汤证，不仅有比四逆汤证更加严重的下利清谷、阴盛格阳的里寒外热、身反不恶寒等证，还有真阳衰微、阴寒内盛、阴阳不交、阳虚不能达于四末的手足厥逆，甚至阳气衰微有亡阳之兆的脉微欲绝等症。

所以，阴盛阳衰或阴盛格阳的证，要应用通脉四逆汤。通脉四逆汤重用生附子，倍用干姜，主要是取其大辛大热之剂，以急祛在内的阴寒，迅速使真阳回复，复通其脉，而除阴阳格拒之势。

4. 四逆汤证相关条文

《伤寒论》第 91 条："伤寒，医下之，续得下利清谷不止，身疼痛者，急当救里；后身疼痛，清便自调者，急当救表，救里宜四逆汤，救表宜桂枝汤。"

《伤寒论》第 92 条："病发热头痛，脉反沉，若不差，身体疼痛，当救其里，四逆汤方。"

《伤寒论》第 225 条："脉浮而迟，表热里寒，下利清谷者，四逆汤主之。"

《伤寒论》第 323 条："少阴病，脉沉者，急温之，宜四逆汤。"

《伤寒论》第 324 条："少阴病，饮食入口则吐，心中温温欲吐，复不能吐。始得之，手足寒，脉弦迟者，此胸中实，不可下也，当吐之。若膈上有寒饮，干呕者，不可吐也，当温之，宜四逆汤。"

《伤寒论》第 353 条："大汗出，热不去，内拘急，四肢疼，又下利厥逆而恶寒者，四逆汤主之。"

《伤寒论》第 354 条："大汗，若大下利，而厥冷者，四逆汤主之。"

《伤寒论》第 372 条："下利腹胀满，身体疼痛者，先温其里，乃攻其表。温里宜四逆汤，攻表宜桂枝汤。"

《伤寒论》第 377 条："呕而脉弱，小便复利，身有微热，见厥者难治，四逆汤主之。"

《金匮要略·呕吐哕下利病脉证治》第 14 条："呕而脉弱，小便复利，身有微热，见厥者难治，四逆汤主之。"

《伤寒论》第 388 条："吐利汗出，发热恶寒，四肢拘急，手足厥冷者，四逆汤主之。"

《伤寒论》第 389 条："既吐且利，小便复利，而大汗出，下利清谷，内寒外热，脉微欲绝者，四逆汤主之。"

5. 通脉四逆汤证相关条文

《伤寒论》第 370 条说："下利清谷，里寒外热，脉微欲绝者，通脉四逆汤主之。"

《金匮要略·呕吐哕下利病脉证治》第 45 条："下利清谷，里寒外热，汗出而厥者，通脉四逆汤主之。"

二、真武汤脉证病机指南

六病（法）归类：少阴病（法）、少阴太阴合病（法）、厥阴病（法）。

典型症状：心悸（心慌，心下悸动），头眩，身瞤动，振振欲擗地（头面肌肉四肢不自主颤动或跳动），腹痛，小便利或不利，四肢水肿，或沉重疼痛。

可具症状：

（1）**中风证**：发热汗出，头痛项强，形寒身痛，畏风怕冷，肢体冷痛，腰痛，鼻塞流清涕。

（2）**少阴证**：神疲乏力，困倦嗜睡，咽痛，咳嗽咳痰，喘息气短，欲吐不吐（恶心干呕），心悸烦乱，小便色白（小便清长），女子宫寒等。

（3）**太阴证**：胸胁胀满、胃脘疼痛，轻则绵绵不已，重则拘急疼痛，遇冷尤甚，得温痛减，或胃肠间水声漉漉，呕吐清水，或腹满，或心下痞满，下利，口淡不渴。小便数，大便硬，

（4）**厥阴证**：身反不恶寒，其人面色赤，或心烦，或咽痛，或大便硬等。

面唇舌象：面色无华，或面色苍白，或眼睑、面部水肿，舌暗，或舌淡而润，舌体胖大边有齿痕，舌苔白腻，或苔白（雪白）水滑，或黄白相间水滑。

脉象：脉微细，或脉沉，或沉而无力，或沉细而迟，或脉沉弦等。

特异脉象：脉沉弦。

腹征：心下至胃脘部虚软，或大腹部、少腹部有凉感，或腹满而软，或虚里、脐旁、脐下有悸动感，或腹部有振水音，或腹直肌拘急、压痛，或小腹不仁。

病机：真阳不足或虚衰，胃虚，卫阳虚，水饮停聚，水饮上逆。

核心病机：阳虚而寒饮盛。

证候要点：少阴虚寒，兼太阴停水。

辨证眼目：

（1）水气停留于全身或局部同时伴有虚寒见证的急慢性病证。

（2）头晕目眩，全身或局部水肿者，如脑血管病性眩晕（如后循环缺血等）、梅尼埃病、心力衰竭尤其是难治性心衰而致的心源性水肿、肺心病、慢

阻肺、慢性肾病、肾病综合征、慢性肠炎、慢性肾炎、肠结核、耳源性眩晕等病证有虚寒水盛者。

治法：温法。

方药：真武汤（震慑水府之剂）。

茯苓、芍药、生姜（切）各三两，白术二两，附子一枚（炮，去皮，破八片）。

上五味，以水八升，煮取三升，去滓，温服七合，日三服。

功能：温中扶阳，镇寒化水，温通血脉。

辨治要素：凡符合本证病机的上述典型症状，可依据证、舌、脉等体征，只要具备其中部分症状便可应用真武汤，不必悉具。

1. 真武汤证代表条文解析

《伤寒论》第82条："太阳病发汗，汗出不解，其人仍发热，心下悸，头眩，身𬌗动，振振欲擗地者，真武汤主之。

真武汤方：茯苓、芍药、生姜（切）各三两，白术二两，附子一枚（炮，去皮，破八片）。

上五味，以水八升，煮取三升，去滓，温服七合，日三服。"

太阳病当用发汗之法来治疗，但存在个体差异及感邪轻重的不同，用汗法时一定要防止发汗太过。这一条病人体质素有寒饮水湿，得了太阳病，发汗不如法，汗出后不仅表证不解，卫阳虚，仍有发热，而且又伤及下焦少阴真阳与太阴中阳，阳虚不能化气为津液，停水更重。里虚寒水停，中虚不能制水，水饮逆满于心下，则出现心下悸。水气上冲清窍则出现头目晕眩。

《素问·生气通天论》说："阳气者，精则养神，柔则养筋。"卫阳亏虚，寒水浸渍，筋脉肌肉失于温煦和濡养，所以会出现肢体筋肉跳动或颤动，甚则不能自持，站立不稳而欲跌倒在地的症状。

这一条既有内寒，又有一定的表热（低热），总体病势已经转入阴寒水气凝聚之证，所以用真武汤主之。

《伤寒论》第316条："少阴病，二三日不已，至四五日，腹痛，小便不利，四肢沉重疼痛，自下利者，此为有水气。其人或咳，或小便利，或下利，或呕者，真武汤主之。

真武汤方：茯苓三两，芍药三两，白术二两，生姜三两（切），附子一枚（炮，去皮，破八片）。

上五味，以水八升，煮取三升，去滓，温服七合，日三服。若咳者，加五味子半升，细辛、干姜各一两；若小便利者，去茯苓；若下利者，去芍药，加干姜二两；若呕者，去附子，加生姜，足前为半斤。"

少阴病为表虚寒证，两三天了还不好，发展到第四五天就出现了腹痛、小便不利、自下利等症状，这是病传入太阴了，是一个少阴、太阴并病，真阳、中阳、卫阳皆亏虚、表里皆停水的病证。因为真阳不足，不能蒸化水液；里（胃）虚寒盛，水饮停聚而不化，所以造成了水气泛溢。

"腹痛"，太阴寒饮凝滞于腹中则腹痛。

"小便不利"，水停于下焦，膀胱气化不利则小便不利。

"自下利者"，水寒之气下趋于大肠则下利。

"四肢沉重疼痛"，表不解，卫阳虚而水气泛溢痹着肢体则四肢沉重疼痛，这是太阴中风的症状，正如《伤寒论》第274条所说："太阴中风，四肢烦痛。"

这些证候的病机关键就是阳虚水停，气不化津，寒水之气夹饮逆乱，所以条文中讲"此为有水气"。水气就是寒水之气，是人体的水液因虚寒而不能化气生津，凝聚而致。水气在中医学中一是指水肿，如水气病，包括风水、皮水、正水、石水等；二是指水饮、痰饮。《伤寒论》有"伤寒表不解，心下有水气"之说。

"其人或咳，或小便利，或下利，或呕者"，由于寒水过盛而不化，随着气机的升降，变动不居，所以会出现一些或然证。水气上逆于上焦，会出现咳；阳虚寒盛不能制水会出现小便清长；太阴寒盛水湿过重时，下利会更重，这里的"或下利"，是重复强调这个方证水寒之气过盛的，因为"下利"是里有水湿的确证，如果没有下利，此条太阴证就无从辨证。水寒之气上逆，会出现呕。

凡此种种，证不同而病机是相同的，都是阳虚不能化水，阴寒水气泛滥。所以都可以用真武汤来温阳祛寒，化气行水。

· **真武汤方义**

《本经》论茯苓："味甘平。主胸胁逆气，忧患，惊邪，恐悸，心下结痛，寒热烦满，咳逆，口焦舌干，利小便。"

《本经》论芍药："味苦平。主邪气腹痛，除血痹，破坚积寒热，疝瘕，止痛，利小便，益气。"

《本经》论白术："味苦温。主风寒湿痹，死肌，痉疸，止汗，除热，消食。"

《本经》论姜："味辛温。生者尤良，久服去臭气，通神明。"《本草纲目》引《别录》论生姜："除风邪寒热、伤寒头痛鼻塞，咳逆上气，止呕吐，去痰下气。"

《本经》论附子："味辛温。主风寒咳逆邪气，温中，金创，破癥坚积聚，血瘕，寒湿，踒躄拘挛，脚痛，不能行步。"

真武汤方中附子祛寒散邪，温振少阴真阳、太阴中阳，启动下焦气化以蒸腾水饮（湿），并助卫阳煦表；白术健胃补中制水；茯苓淡渗利水，化气生津。茯苓佐白术补益中焦，是于制水中有利水之用。生姜温中发越水气，并佐附子助阳，是于主水之中有散水之意，又能止呕。芍药酸敛补津和营血，除血痹，又利小便，与附子同用，刚柔相济，既可制约附子的刚燥之性，又可于温阳利水剂中起到固护敷布津血的作用，以免过利伤津血，还能治疗腹痛。

清代医家张璐玉在《伤寒缵论》中对于真武汤中芍药的用法颇有心得，他说："真武汤方本治少阴病水饮内结，所以首推术、附，兼茯苓、生姜，运脾渗湿为要务，此人所易明也。至用芍药之微旨，非圣人不能。盖此证虽曰少阴本病，而实缘水饮内结，所以腹痛自利，四肢疼重，而小便反不利也，若极虚极寒，则小便必清白无禁矣，安有反不利之理哉！则知其人不但真阳不足，真阴亦已素亏，若不用芍药顾护其阴，岂能胜附子之雄烈乎？即如附子汤、桂枝加附子汤、芍药甘草附子汤，皆芍药与附子并用，其温经护荣之法，与保阴回阳不殊。"

2. 真武汤方后或然证的加减法

方后或然证的加减法："若咳者，加五味子半升、细辛、干姜各一两。"这个咳是水气上逆射肺而引起的。对于里有水饮上逆而咳的，张仲景最善于应用干姜、细辛、五味子的组合来辨治，三药一温一散一敛，能温化水饮，收敛肺气，是温化寒饮的最佳组合。《伤寒论》的一些辨治咳喘的方子如小青龙汤等都体现了这一组合特点。但这里的细辛、干姜、五味子的用法，与小青龙汤是有一定的区别的。

小青龙汤中干姜、细辛用量较大，各有三两之多。因为小青龙汤证的咳嗽、咳喘是因为水饮射肺较重而造成的，应以蠲饮为主，所以重用干姜、细辛以温肺散寒，搜邪化饮。

而真武汤的咳主要是阳虚水寒而气化不行所致的，主要应以恢复气化为主，所以主要用附子温阳化气去水为主，细辛、干姜只是来辅助温阳散寒化饮的。

"若小便利者，去茯苓"，茯苓甘淡渗湿、利小便，故小便利者可以不用。但茯苓在真武汤中的作用是至关重要的，茯苓不仅利水，而且有和中以利三焦气化之功，临床可不用去茯苓。

"若下利者，去芍药，加干姜二两"，白芍味苦微寒，《本经》论芍药能"除血痹，破坚积"，这就是说芍药有通导瘀滞以及祛除腹中积滞实邪的"泻"的作用。太阴寒盛，水湿过重的下利，用白芍可加重泻下，所以去之。加干姜是温固中焦，祛寒化饮，可以加强治疗"肠澼下利"（《本经》）。

"若呕者，去附子，加生姜，足前为半斤"，水寒之气上逆而呕，加重生姜的用量是非常必要的。生姜散寒解表，温中止呕，还能行水、散水。用以行水、散水时用量要大，量小了不行，生姜量至30克以上时，行水的力量是比较大的。古人说"生姜为呕家之圣药"，张仲景常用生姜来化饮止呕。

《本经》论附子"主风寒咳逆邪气"，这个"逆"是指浊阴之气上犯，不仅会咳，还会呕。

附子是大辛大温的，具有温化水湿寒饮以降浊阴之气的作用。如果没有热象，可以不去附子，如果去了附子，就不是真武汤了，正如清代医家汪苓友在《伤寒论辨证广注·中寒辨注》中所说："呕者，水寒之气上壅于胸中也，加生姜足成前半斤，以生姜为呕家圣药，若去附子，恐不成真武汤矣。"

附：《辅行诀》小玄武汤、大玄武汤

小玄武汤

小玄武汤，治天行病，肾气不足，内生虚寒，小便不利，腹中痛，四肢冷者方：

茯苓三两，芍药三两，白术二两，干姜三两，附子一枚（炮去皮）。

上五味，以水八升，煮取三升，去滓，温服七合，日三服。

大玄武汤

治肾气虚疲，少腹中冷，腰背沉重，四肢（冷）清，小便不利，大便鸭溏，日十余行，气惙力弱者方：

茯苓三两，白术二两，附子一枚（炮），芍药二两，干姜二两，人参二两，甘草二两（炙）。

上七味，以水一斗，煮取四升，温服一升，日三夜一服。

大小玄武汤皆用干姜代生姜意在加强温中化饮（水湿），大玄武汤加人参、炙甘草意在祛水的同时加强养胃气补津液之功。

第九节　建中法及核心方

一、小建中汤脉证病机指南

六病（法）归类：太阳阳明太阴合病、阳明太阴（中风）合病（法）、厥阴病（法）。

典型症状：里急腹中痛，喜温喜按。心悸，衄血，失精（梦遗或自遗）。

可具症状：

（1）表证：恶风寒，发热汗出，鼻鸣，鼻塞流清涕，头痛项强，四肢沉重，骨肉酸疼，腰背强痛，湿疹等。

（2）里证：

①阳明（虚热）证：心烦，咽干口燥，失眠多梦，手足心烦热，大便微干等。

②太阴证（轻度水饮）：头重不举，吸吸少气，虚寒乏气，行动喘乏，胸满气急，少腹拘急等。

面唇舌象：面色无华，或面色苍白，口唇淡白，舌暗，或舌淡嫩，苔薄白或者薄黄，或无苔。

脉象：脉细数，脉弦细，或脉弦细数，脉浮缓，或弦，或沉弦等。

特异脉象：脉弦细，或脉弦细数。

腹征：心下至胃脘部虚软，或腹直肌拘急、压痛，或脐旁抵抗、压痛，或小腹不仁。

病机：中焦胃虚，津虚血少，血燥，表虚，阴阳营卫不和。

核心病机：中焦津伤而表里津血俱虚。

证候要点：偏于津虚血燥，无少阴证。

治法：补（津血）法，通法。

方药：

小建中汤

桂枝三两（去皮），甘草二两（炙），大枣十二枚（擘），芍药六两，生姜三两（切），胶饴一升。

上六味，以水七升，煮取三升，去滓，内饴，更上微火消解，温服一升，日三服。

黄芪建中汤

黄芪一两半，桂枝三两（去皮），甘草二两（炙），大枣十二枚（擘），芍药六两，生姜三两（切），胶饴一升。

功能：建中养胃，益气生津，调和阴阳营卫，和里缓急。

服药禁忌：呕家，湿热证，纯虚寒证。

辨治要素：凡符合本证病机的上述典型症状，可依据证、舌、脉等体征，只要具备其中部分症状便可应用小建中汤或黄芪建中汤，不必悉具。

小建中汤证代表条文解析

《伤寒论》第100条："伤寒，阳脉涩，阴脉弦，法当腹中急痛，先与小建中汤，不差者，小柴胡汤主之。"

《伤寒论》第102条："伤寒二三日，心中悸而烦者，小建中汤主之。小建中汤方：桂枝三两（去皮），甘草二两（炙），大枣十二枚（擘），芍药六两，生姜三两（切），胶饴一升。上六味，以水七升，煮取三升，去滓，内饴，更上微火消解，温服一升，日三服。呕家不可用建中汤，以甜故也。"

《金匮要略·血痹虚劳病脉证并治》第 13 条："虚劳里急，悸，衄，腹中痛，梦失精，四肢酸痛，手足烦热，咽干舌燥，小建中汤主之。小建中汤方：桂枝三两（去皮），甘草三两（炙），大枣十二枚（擘），芍药六两，生姜三两（切），胶饴一升。上六味，以水七升，煮取三升，去滓，内饴，更上微火消解，温服一升，日三服。呕家不可用建中汤，以甜故也。"

《金匮要略·妇人杂病脉证并治》第 18 条："妇人腹中痛，小建中汤主之。"

这四条小建中汤证体现了共同的病机，一并解读。

"伤寒，阳脉涩，阴脉弦"，得了伤寒，脉浮取涩，也就是浮取无力，即脉气往来艰涩而无力，主气血津液不足，血弱津虚不能濡养经脉，气血运行不畅；脉沉取弦，沉取时脉气弦紧，沉主里，弦主气机不畅，即主津血痹阻不通的血痹。血弱气尽（津虚血少）而津血不充于外，腠理不固而邪入少阳，也可见到阳脉涩。

表虚营卫（津）不足，即津虚血少腠理开而邪气入里（中焦胃），中焦津虚而气机不畅，进而影响三焦气机的升降失调，下焦津血痹阻而出现腹中拘急疼痛。此证的证机要点是营卫（津）不足于外，津血虚损于中，而血痹气滞不通于下，正所谓"邪高痛下"，类似于少阳病。

核心病机为中虚，即胃气（津）虚不制，当务之急是建立中焦胃气（津）。故以小建中汤建立中焦之气，养胃气补津液，在表则津液充实营卫和谐则表解，在里则津液充盛，气机通畅，下焦得以濡养则血痹除、疼痛止。

如果小建中汤未能明显奏效，仍然腹痛，并伴见胸胁苦满、胁下硬满、呕而发热、默默不欲饮食等证候，这是邪入少阳，不仅中焦胃虚，而且有下焦水饮逆乱了，就要用小柴胡汤和胃气、通气机、降饮逆。

小建中汤证中焦胃虚为津液少，须养胃气补津液而建立中焦之气，方中建中主干为桂枝加芍药汤加饴糖；小柴胡汤中焦胃虚为津液少夹虚寒水停（气化不及），须和胃气补津液兼气化降饮逆，方中和胃补津降逆主干为生姜甘草汤合小半夏汤。

"虚劳里急，悸，衄，腹中痛，梦失精，四肢酸痛，手足烦热，咽干舌燥"，"心中悸而烦者"。

　　虚劳又称虚损，虚，就是指气（津）血阴阳亏虚；损，就是指五脏六腑损害。虚劳，寒证、热证、寒热错杂证皆可见，虚损劳伤多有津血亏虚或瘀血，津血虚，血瘀日久，濡养不及多生虚热。所以虚劳多兼虚热。小建中汤所治虚劳证的核心病机是津虚血燥（血痹不濡）。

　　虚劳里急，腹中痛，为中焦胃虚津少，中下焦腹中内脏失于温养濡润，致使腹部拘急不适，或腹中疼痛。即现代所谓胃肠平滑肌痉挛。妇女由于月事、产乳等因素，本就津虚血少，易于致使腹中血痹不通，所以可用小建中汤养胃滋津除血痹而治腹痛。

　　津液亏虚，不能生血，津血虚而心神不得所养，会出现心慌心烦不宁，即"心中悸而烦"。这个烦还伴有表不解，表不解有热也会烦，正如《伤寒论》第57条所说："伤寒发汗已解。半日许复烦，脉浮数者，可更发汗，宜桂枝汤。"桂枝汤服后微汗出而身和则烦自止。

　　津液亏虚属于燥（内燥）。津液不足，脏腑组织、官窍失于滋润、濡养，则必会燥化，会出现鼻中干燥伤及血络而出鼻血，还可伴"咽干舌燥"。衄常兼表不解，但不可发汗来解表，过汗伤津血则更燥，致使经脉组织器官失养更甚，正如《伤寒论》第86条所说："衄家，不可发汗，汗出，必额上陷脉急紧，直视不能眴，不得眠。"

　　津血亏虚，虚火扰神，阴阳不和，则多梦；中焦胃津虚损而不制下，津虚阳热灼动，阴精不能内守，则会出现梦中遗精。

　　四肢不能得到气血津液润养，会出现四肢酸痛。《伤寒论》有"太阴中风，四肢烦痛"的说法，胡希恕先生说"四肢酸痛为桂枝证"。这个四肢酸痛可以看作是太阴中风外证。中虚气化不及会致津血虚而不达四肢，津血趋表抗邪比太阳中风少，达不到头疼身痛骨节疼痛的程度，再加上太阴中虚有湿（饮），外证不免一些湿邪闭表，所以只是四肢酸疼或烦疼。小建中汤证病机既有津虚血燥，亦有轻度湿热。

　　手足烦热，四肢为人体阴阳营卫（津液）交汇之处，津虚血燥而不养四末，会生虚热而出现手足烦热。

附：黄芪建中汤

　　《金匮要略·血痹虚劳病脉证并治》："虚劳里急，诸不足，黄芪建中汤主之。于小建中汤内加黄芪一两半，余依上法。气短胸满者，加生姜；腹满者去枣，加茯苓一两半，及疗肺虚损不足，补气加半夏三两。"

《金匮要略·血痹虚劳病脉证并治》："《千金》疗男女因积冷气滞，或大病后不复常，若四肢沉重，骨肉酸疼，吸吸少气，行动喘乏，胸满气急，腰背强痛，心中虚悸，咽干唇燥，面体少色，或饮食无味，胁肋腹胀，头重不举，多卧少起，甚者积年，轻者百日，渐致瘦弱，五脏气竭，则难可复常，六脉俱不足，虚寒乏气，少腹拘急，羸瘠百病，名曰黄芪建中汤，又有人参二两。"

上述具备小建中汤证虚劳里急、心中虚悸、手足烦热、倦怠少气、神疲乏力、五脏气竭等诸不足证候外，更有表位症状较重，表虚不固，表寒不煦，表虚有热，出现较重的恶风寒、汗出多、四肢沉重、骨肉酸疼、腰背强痛等，表里皆津血亏虚或燥。所以在小建中汤的基础上加上一味黄芪，即黄芪建中汤，以建中益津血，和里缓急。

· 黄芪建中汤方后的加减法

"气短胸满者，加生姜"，中焦虚寒，聚湿生痰，导致气短胸满等症，可加生姜温中散寒，逐饮化痰。

"腹满者去枣，加茯苓一两半"，如果寒湿之邪阻滞中焦，气机升降失常，出现腹满，就加用茯苓来和中渗湿，以助气机升降复常。去大枣之甘，是避免大枣的滞腻之偏。

"及疗肺虚损不足，补气加半夏三两"，如果痰饮之邪内阻于上焦，肺气不降而出现胸闷咳喘者，就加用半夏来降逆气，涤痰饮，痰饮之实邪祛除。逆气复常就是补虚，也就是说祛邪实就是补正虚。

清初医家徐彬在《金匮要略论注》中对于黄芪建中汤以及方后的加减法分析比较独到："小建中汤，本取化脾中之气，而肌肉乃脾之所生也，黄芪能走肌肉而实胃气，故加之以补不足，则桂、芍所以补一身之阴阳，而黄芪、饴糖又所以补脾中之阴阳也。若气短胸满加生姜，谓饮气滞阳，故生姜以宣之。腹满去枣加茯苓，蠲饮而正脾气也。气不顺加半夏，去逆即所以补正也。"

· 小建中汤和黄芪建中汤方义

《本经》论桂枝："味辛温。主上气咳逆，结气喉痹，吐吸，利关节，补中益气。"桂枝是以扶正为主的药物，以其甘温能补中虚，养胃气，激发人体运化功能，而促使营卫气血阴阳和调。正如清代药用植物家邹澍在《本经疏证》所说："桂枝……辛以攻结，甘可补虚，故能调和腠理，下气散逆。"桂枝能解表温胃气而降逆，专治兼夹表证的结气气逆心悸。

《本经》论芍药："味苦平。主邪气腹痛，除血痹，破坚积寒热，疝瘕，止痛，利小便，益气。"白芍苦平，大剂量的应用是用其"主邪气腹痛，除血痹……止痛"的缓急止痛功能。白芍这味药很重要，从《本经》的论述可知白芍能治阳明里热津伤血痹之腹痛，有"小大黄"之称，加大剂量可以破瘀滞，还有清热利尿而排水湿的功能，既能除热，又能通血中之气，输布津液，以除血痹而解痉止痛。

《本经》论甘草："味甘平。主五脏六腑寒热邪气，坚筋骨，长肌肉，倍力，金创，解毒。"炙甘草有补中养胃气之效。

《本经》论大枣："味甘平。主心腹邪气，安中养脾助十二经，平胃气，通九窍，补少气，少津液，身中不足，大惊，四肢重，和百药。"大枣甘平，"安中养脾"，养胃滋津益气，以助桂枝扶正散邪。正如清代医家徐灵胎在《神农本草经百种录》中所谓："大枣，味甘平，主心腹邪气，安中养脾，建立中气则邪气自除。"

炙甘草、大枣二药协同共奏养胃气补津液之功。由于津液伤较重，所以加胶饴，甘滋大补胃气津液而缓急，并清虚热。

《本经》论姜："味辛，温。主治胸满，咳逆上气，温中，止血，出汗，逐风湿痹，肠澼下利。生者尤良，久服去臭气，通神明。"生姜辛温，温中，治呕逆上气。

生姜与桂枝相伍，一是这两味药都有下达之性而升发之力不强，合用之，"可使人发汗，但并非大汗"《胡希恕讲伤寒杂病论》）；二是这两味药都有顾护胃气之功，相伍可加强温中降逆之力，再配伍益气健中的甘草、大枣，共奏温养胃气，生津液的功效。

《本经》论黄芪："味甘，微温。主痈疽久败疮，排脓止痛，大风癞疾，五痔鼠瘘，补虚，小儿百病。"《别录》论黄芪："无毒。主治妇人子脏风邪气，逐五脏间恶血，补丈夫虚损，五劳羸瘦，止渴，腹痛泄利，益气，利阴气。"黄芪不仅主大风而解外（表），而且养胃气津液而除水饮浊邪。

《别录》论饴糖："主补虚乏，止渴，去血。"《日华子本草》："益气力，消痰止嗽，并润五脏。"《本草汇言》论饴糖："治中焦营气暴伤，眩晕，消渴，消中，怔忡烦乱。"《长沙药解》论饴糖："补脾精，化胃气，生津，养血，缓里急，止腹痛。"

明代医家汪昂在《医方集解》中也说："今人用建中者，绝不用饴糖，失仲景遗意矣。"

曹颖甫的《经方实验录》中姜佐景评注："夫小建中汤不用饴糖，犹桂枝汤之不用桂枝，有是理乎？"饴糖味甘气厚，能补虚生津，润燥，缓中缓急止痛，饴糖配芍药可酸甘化阴，配桂枝能辛甘化阳，用在小建中汤和黄芪建中汤中能更好地益气补中，调和阴阳营卫。所以邹澍在《本经疏证》中说："建中固以饴糖得名耳。"

如无饴糖可用蜂蜜代饴糖。蜂蜜营养价值比饴糖高。蜂蜜，古称"饴"。"一名石饴，案说文云：蜂，甘饴也。"《本经》论石蜜（天然野生蜂蜜）："味甘平，主心腹邪气，诸惊痫痉，安五脏，诸不足，益气补中，止痛解毒，除众病，和百药。久服，强志轻身，不饥不老。"

小建中汤实际上就是在桂枝汤的基础上加饴糖，辛甘化合为阳。再加上酸苦微寒的芍药，又可酸甘化阴，还能和里缓急，在建中扶正的大框架下，各药组方的重点就是调和营卫，调和阴阳。

诸药合用则中气建，胃气足，营卫调和而阴阳可平，正合方名"建中"之意。

小建中汤温中缓急养胃气，补益而除热，解表去饮，寒热补泻药物兼施，补中去实邪，缓急而不伤正。一般体弱的人，尤其是老人体虚内伤，必然伴随些许表证，胃气（津）不足。此方内外双解，使内外水湿去，津液足，胃气旺，燥热除。刘渡舟先生在《刘渡舟伤寒论讲稿》一句话非常精辟，很好地概述了卫气与胃气的重要关联："实人伤寒发其汗，虚人伤寒建其中。"

清代医家尤在泾在《金匮要略心典》中说小建中汤："此和阴阳，调营卫之法也。夫人生之道，曰阴曰阳，阴阳和平，百疾不生。若阳病不能与阴和，则阴以其寒独行，为里急，为腹中痛，而实非阴之盛也；阴病不能与阳和，则阳以其热独行，为手足烦热，为咽干、口燥而非阳之炽也。味者以寒攻热，以热攻寒，寒热内贼，其病益甚。惟以甘酸辛药，和合成剂，调之使和，则阳就于阴，而寒以温，阴就于阳而热以和……曰中者脾胃也，营卫生成于水谷，而水谷转输于脾胃。故中气立则营卫流行而不失其和。又，中者四运之轴而阴阳之机也。故中气立则阴阳相循，如环无端，而不极于偏。是方甘与辛合而生阳，酸得甘助而生阴，阴阳相生，中气自立。是故求阴阳之和者必于中气。求中气之立者必以建中也。"

方后有言："呕家不可用建中汤，以甜故也。"不能用甘滋药的呕家，是指三阴虚寒水饮上逆的。甘滋药大补津液，怕用多了而助饮，但对于津亏兼夹少许水热上逆而微呕者可以用。

小建中汤证的病证很多，如刚才讲到的虚劳里急、心中悸而烦，或心悸、鼻衄、腹中痛，梦失精，四肢酸痛、手足烦热，咽干口燥等，应用的范围比大建中汤广泛，这些病证不仅有虚寒证，而且有津虚热证，病机的关键就是一个"虚"。

黄芪建中汤证有虚劳里急诸不足，说明有表里俱津虚血弱，兼夹燥热，病机为：中气不振，津虚血弱，表里俱虚。所以用黄芪建中汤建中益气，补血生津，和里缓急。

大、小建中汤以及黄芪建中汤方名的"建中"，主旨就是养胃补津而建立中焦胃气这个根本，来调和全身阴阳的。

二、《千金》内补当归建中汤脉证病机指南

六病（法）归类：阳明太阴合病、阳明太阴（中风）合病（法）、厥阴病（法）。

典型症状：腹中刺痛，喜温喜按，少腹中急，痉挛疼痛放射至腰，吸吸少气。不能食饮，虚羸不足。心悸，衄血，失精（梦遗或自遗）。

可具症状：

（1）表证：恶风寒，发热汗出，鼻鸣，鼻塞流清涕，头痛项强，四肢沉重，骨肉酸疼，腰背强痛，湿疹等。

（2）里证：

①阳明（虚热）证：心烦，咽干口燥，失眠多梦，手足心烦热，大便微干等。

②太阴证（血虚或轻度水饮）：头重不举，头晕，或眼花、两目干涩，心悸，吸吸少气，虚寒乏气，行动喘乏，胸满气急，少腹拘急等。

③血瘀证：疼痛（刺痛、痛处拒按、固定不移、常在夜间痛甚）、肿块（青紫，腹内者触及质硬而推之不移）、出血等。

④血虚证：多梦，健忘，神疲，手足发麻，或妇女月经量少、色淡、延期甚或闭经等。

面唇舌象：面色无华，或面色苍白，或面色萎黄，或面色黧黑，眼睑、口唇、爪甲淡白，舌暗，或舌淡嫩，苔薄白或者薄黄，或无苔。

脉象：脉细数，脉细无力，或脉浮缓，或弦，或脉沉弦，或脉细涩。

（1）**特异脉象：**脉细涩，或脉弦细。

腹征：心下至胃脘部虚软，或虚里悸动，或腹直肌拘急、压痛，或脐旁抵抗或压痛，或小腹不仁。

病机：中焦胃虚，津血亏虚，血燥，血瘀，阴阳营卫不和。

核心病机：胃气虚而血虚津亏里热，欲热结血瘀。

证候要点：偏于津虚血弱血瘀。

治法：补（津血）法，通法。

方药：《千金》内补当归建中汤。

当归四两，桂枝三两，芍药六两，生姜三两，甘草二两，大枣十二枚。

上六味，以水一斗，煮取三升，分温三服。一日令尽，若大虚，加饴糖六两。汤成内之于火上暖，令饴消，若去血过多，崩伤内衄不止，加地黄六两，阿胶二两，合八味，汤成内阿胶，若无当归，以芎䓖代之；若无生姜，以干姜代之。

功能：建中养血生津，温通血脉。清热润燥，和里缓急，调和阴阳营卫。

辨治要素：凡符合本证病机的上述典型症状，可依据证、舌、脉等体征，只要具备其中部分症状便可应用内补当归建中汤，不必悉具。

服药禁忌：呕家，湿热证，纯虚寒证。

内补当归建中汤代表条文解析

《千金》内补当归建中汤："治妇人产后虚羸不足，腹中刺痛不止，吸吸少气，或苦少腹中急摩痛引腰者，不能食饮。产后一月，日得服四五剂为善。令人强壮，宜。

当归四两，桂枝三两，芍药六两，生姜三两，甘草二两，大枣十二枚。

上六味，以水一斗，煮取三升，分温三服，一日令尽，若大虚，加饴糖六两。汤成内之于火上暖，令饴消。若去血过多，崩伤内衄不止，加地黄六两，阿胶二两，合八味，汤成内阿胶。若无当归，以芎䓖代之；若无生姜，以干姜代之。"

内补当归建中汤就是小建中汤加当归。建中，就是建立中焦胃气。胃气是后天之本，消化饮食及气血津液吸收布散补养全身，全靠胃气发挥作用。胃气的功能正常既要靠真阳扶助，也要靠津液润养。

《千金》内补当归建中汤病机为血虚津亏里热，欲热结血瘀。功能建中气而生津补血，调和营卫，养血活血，又能去除血痹，温通血脉。还能清虚热而滋津润燥，在辨治妇科病症上功能强大，因为女子以血为本，治血必当建中。

黄芪建中汤则是在小建中汤是基础上，出现了太阴外证中风；当归建中汤是在黄芪建中汤的基础上，加上当归温通营血。

《本经》论当归："味甘，温。主咳逆上气，温疟寒热，洗洗在皮肤中，妇人漏下绝子，诸恶疮疡，金创，煮饮之。"《别录》论当归："味辛。主温中，止痛，除客血内塞，中风痉，汗不出，湿痹，中恶，客气虚冷，补五脏，生肌肉。"当归有养血活血的重要作用，所主治的"咳逆上气……寒热"都是气血不调的一些症状表现。当归养营血，被称为"女科之圣药"。治"妇人漏下绝子"则是着重指出了当归可以治疗耗气伤津血的妇女病。

三、大建中汤脉证病机指南

六病（法）归类：太阴病（法）、太阴少阴合病（法）。

典型症状：心下、胸腹部寒痛较重，走窜疼痛，或阵发性疼痛加重，喜温喜按，或疼痛拒按，或伴有恶心呕吐，不能饮食。

可具症状：

（1）表证：

少阴证：畏寒怕风，手足冷，咳喘，咳痰等。

（2）里证：

太阴证：心下痞满，腹满而吐，腹部寒凉，食不下，虚寒乏力，下利，口淡不渴，心下痞满，纳差，乏力，少气懒言等。

面唇舌象：面色淡白，口唇淡白，舌暗，或舌淡嫩，舌体胖大，边有齿痕，苔白或苔薄白而腻，或苔白水滑。

脉象：脉弦细，或脉弦，或脉沉弦，或沉紧。

特异脉象：脉关尺沉弦，或沉紧。

腹征：心下至脐下腹直肌拘急、压痛，或触及腹部块状物上冲，或少腹触及条索状物，或虚软，或心下至脐下胀满。

病机：中焦胃气虚寒，胃津不足，寒饮结聚，寒饮上逆。

核心病机：胃气虚寒而寒凝结聚饮逆。

证候要点：偏于中焦虚寒。

治法：温法。

方药：大建中汤。

蜀椒二合（去汗，笔者注：汉代1升＝10合，合音ge，蜀椒1升约为50g，1合＝5g），干姜四两，人参二两。

上三味，以水四升，煮取二升，去滓，内胶饴一升，微火煎取一升半，分温再服，如一炊顷（大约烧一餐饭的时间），可饮粥二升，后更服，当一日食糜（喝粥），温覆之。

服药禁忌：生冷、油腻饮食。

功能：温通中焦，养胃补津，逐寒化饮降逆，缓急止痛。

辨治要素：凡符合本证病机的上述典型症状，可依据证、舌、脉等体征，只要具备其中部分症状便可应用大建中汤，不必悉具。

大建中汤证代表条文解析

《金匮要略·腹满寒疝宿食病脉证治》第14条："心胸中大寒痛，呕不能饮食，腹中寒，上冲皮起，出见有头足，上下痛而不可触近，大建中汤主之。

大建中汤方：蜀椒二合（去汗）（笔者注：汉代1升=10合，合音gě，蜀椒1升≈50g，1合≈5g），干姜四两，人参二两。

上三味，以水四升，煮取二升，去滓，内胶饴一升，微火煎取一升半，分温再服，如一炊顷（大约烧一餐饭的时间），可饮粥二升，后更服，当一日食糜（喝粥），温覆之。"

此条论述严重的中焦虚寒胸腹部满痛的证治。

中焦胃气虚弱，寒邪结聚上冲于心胸，所以出现上焦心胸中的寒痛较重，并呕吐，不能饮食。此阴寒之邪所致之疼痛较为剧烈，上连及心胸，下波及腹部，寒凝之气在腹部上下攻冲，会造成胃肠拘挛，绞结，走窜，在腹部可以看见有形的突起，好像是腹皮上有头足的形状。寒凝结聚较重时，会出现上下阵阵剧烈疼痛，不敢用手去触碰。这就是"大寒痛"。

从方后注"如一炊顷，可饮粥二升，后更服，当一日食糜，温覆之"可以知道，这个证在大寒痛的同时，还有恶寒、手足逆冷、脉沉伏等脉证，这个伏脉是主邪闭，厥证和痛极。

这个"一炊顷"，就是大约烧一餐饭的时间。中焦虚寒腹部疼痛证，在服药后的"一炊顷"喝些热粥，是很重要的祛寒方法，热粥也是温养胃气的。再盖上被子取暖，以助药力，疗效是很好的。

这一条的心胸中及腹痛是三焦都有寒饮结聚，但以中焦阳衰阴盛为重，病机的关键在于中虚寒凝。这个"中虚"就是中阳虚衰，要用大建中汤温建中阳，祛逐寒邪，重建中焦胃气，中焦胃气乃中阳，为后天之本，其根本在于先天之本真阳振奋，不仅怕寒，还怕无津液润养。所以，建中之法非常重要，重建中焦胃气为固后天之本之法。

·大建中汤方义

《本经》论蜀椒："味辛温。主邪气咳逆，温中，逐骨节皮肤死肌，寒湿，痹痛，下气，久服之，头不白，轻身增年。"

《别录》论蜀椒："大热。主除五脏六腑寒冷，伤寒，温疟，大风，汗不出，心腹留饮宿食，止肠澼下利，泄精，女子字乳余疾，散风邪，瘕结，水肿，黄疸，鬼疰，蛊毒，杀虫鱼毒。久服开腠理，通血脉，坚齿发，调关节，耐寒暑。"

《本经》论干姜："味辛温。主胸满咳逆上气，温中止血，出汗，逐风，湿痹，肠澼，下利。生者尤良，久服去臭气，通神明。"

《本经》论人参："味甘微寒。主补五脏，安精神，定魂魄，止惊悸，除邪气，明目，开心益智。久服，轻身延年。"

《别录》论饴糖："主补虚乏，止渴，去血。"缓中，补虚，生津，润燥。

方中蜀椒善祛阴寒之邪，既能入上焦心胸以止痛，又能温中以止泻。干姜善祛里寒以温中阳。干姜与蜀椒同用，是取其二者的阳热之性，力祛阴寒之气，可速制寒邪，恢复中阳。人参、饴糖，养胃气，建中阳，和气血，缓解拘急疼痛。饴糖可以用蜂蜜来代替，用在这个方中，也能很好地益气补中，缓急止痛。诸药合用，中阳复，阴寒消，中气建，胃气振奋，诸证可愈。

《医宗金鉴》对大建中汤方证的评析，从病机、症状及药物功用上都比较精辟简明："心胸中大寒痛，谓腹中上连心胸大痛也，而名大寒痛者，以有厥逆脉伏等大寒证之意也。呕逆不能饮食者，是寒甚格拒于中也。上冲皮起，出现有头足者，是寒甚格拒于外。上下痛不可触近，是内而脏腑外而经络，痛之甚亦由寒之甚也。主以大建中汤，蜀椒、干姜大散寒邪，令有微汗，则寒去而痛止。此治心胸中寒之法也。"

· 《伤寒论》和《金匮要略》中四个建中汤的区别

小建中汤补胃气津液，调和阴阳上下内外，偏于热证夹寒。

大建中汤补津液，养胃气，偏于中下焦虚寒拘急。

黄芪建中汤补胃气津液，调和阴阳营卫气血，偏于表虚。

内补当归建中汤补津液，调和阴阳营卫气血，偏于血虚血瘀。

下 篇

经方医学临证篇

导 语

　　本篇为我用经方辨治的部分医案解析，通篇秉承仲圣"勤求古训，博采众方""精究方术"之古训，践行孙思邈"大医精诚""博极医源"之劝勉，以医案实例阐释经典名方辨治法度，辨证明确，察机精准，用方简要，法度谨严，疗效彰显。通过医案中细致的辨证解析，以示辨六病（法）病机而用方的思路和方法，开阔经方应用思路，拓宽经方的应用范围，希冀达到启迪经典中医思维、圆通应用古代经典名方临证之目的。

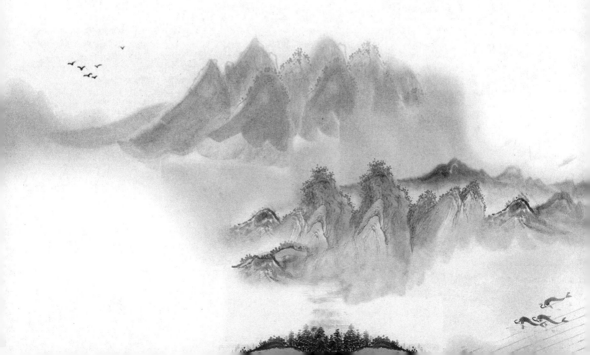

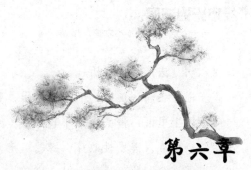

第六章
经方辨治重病机　谨遵法度效可期

医案一　头痛、咳嗽、湿疹

桂某，女，62岁。2016年10月20日初诊。

主诉：阵发性头痛伴咳嗽2个月余。

病史：有高血压病史6年。2个月前因血压控制不稳而导致发作性头痛，又因上呼吸道感染引起支气管炎出现咳嗽屡治不愈，还增背部瘙痒难忍多方治疗效不明显，特从外地返回本市求服中药治疗。

刻诊：阵发性左侧头痛，头晕不适，上午较重下午减轻。阵发性咳嗽，咳少量白色黏痰。左侧肩胛间区及腹部有稀疏暗红色皮疹，阵发性发热瘙痒难忍，抓痕明显。无寒热，无汗，眼干，咽痒口干不渴，无口苦，无胸闷心慌。心烦，眠差，纳可，食后腹胀，无胃痛泛酸呃逆，二便可。大鱼际肌肤枯槁而薄。舌紫暗嫩光剥少苔水滑。脉弦细略数。

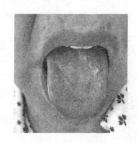

六病（法）脉证辨析：

表证：头痛，皮疹，咽痒，眼干，辨为上焦表滞，营卫郁滞。

半表半里证：偏头痛上午较重下午减轻，咽痒，眼干，左侧肩胛间区有稀疏暗红色皮疹，阵发性热痒，脉弦，辨为少阳中风，正邪交争于上焦表位，半表半里，上焦郁热，休作有时。

里证：头晕不适，咳嗽，咳白痰，舌嫩苔薄白水滑，脉弦细，辨为太阴病，水饮上逆。

食后腹胀，大鱼际肌肤枯槁而薄，舌嫩苔薄白水滑，脉弦，辨为太阴中焦胃虚。

皮疹热痒，口干，心烦，眠差，舌暗光剥少苔，脉细略数，辨为阳明病，热伤津液，热扰神明，外结。

舌紫暗，辨为太阴瘀血。

六病（法）辨证：少阳太阴阳明合病，属少阳。

病机：胃虚，郁热伤津，下焦饮逆，营卫郁滞。

核心病机：枢机不利而表里三焦津伤。

治法：调和枢机，通表透里，养胃补津。

方药：小柴胡汤。

柴胡24g，黄芩10g，人参10g，旱半夏20g，炙甘草10g，大枣6枚（擘），生姜15g（切片）。

7剂，日1剂，水煎分2次服。

嘱：忌食生冷、辛辣刺激及过于油腻食物。

二诊：诸症明显减轻，意外的是3个月前曾患面神经麻痹的右侧面部也有明显知觉了。仍然有咳嗽、咳痰、偏头痛，但较前减轻。将小柴胡汤中柴胡易前胡，继服14剂痊愈。

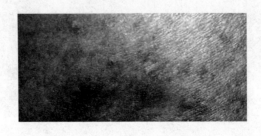

六病（法）辨治法度的思考

该案症状表里兼有，虚实夹杂，寒热互见，症状与病机涉及表里三焦，核心病机偏于火证。

有太阴胃虚水饮病机，又有阳明热伤津液病机等，除头痛特点偏于一侧并有上午较重下午轻之时间特点，即少阳病正邪交争休作有时的特征外，还有较多的少阳小柴胡证特征。多经合病但以少阳为主，所以属少阳，就按少阳经（法）方证主之。

所谓"属"病，就是说六经合病时传变或未传变，多经病症状并存，属某经（法），就以某经（法）为主来用方。《伤寒论》中也有很多属病的条文，如《伤寒论》第97条："服柴胡汤已，渴者，属阳明。"柴胡汤服后如果口渴，可能病邪未尽又传入转属阳明了，以阳明法治之。《伤寒论》第279条："本太阳病，医反下之，因尔腹满时痛者，属太阴也，桂枝加芍药汤主之；大实痛者，桂枝加大黄汤主之。"太阳病误汗，邪入里传阳明，里又有太阴寒饮夹杂，此实际上是太阳阳明太阴合病，"症候上说属太阴……教人鉴别真正太阴这种腹满时痛……实际上不是太阴病"（《胡希恕伤寒杂病论讲座》），应当是属阳明，以阳明为主的方证治疗。

所以选用小柴胡汤原方调和枢机，通表透里，养胃补津。

二诊以柴胡易前胡，主要针对咳嗽、咳痰等水证，这是活用小柴胡汤的一个诀窍。

《本经》论柴胡："味苦，平。主心腹，去肠胃中结气，饮食积聚，寒热邪气，推陈致新。"《别录》论柴胡："微寒。主除伤寒，心下烦热，诸痰热结实，胸中邪逆，五脏间游气，大肠停积水胀，及湿痹拘挛，亦可作浴汤。"

《别录》论前胡："味苦，微寒。主治痰满，胸胁中痞，心腹结气，风头痛，去痰实，下气。治伤寒寒热，推陈致新，明目，益精。"

柴胡和前胡皆有疏散寒热、发表透里、疏导三焦、通达气机之功，但各有偏性，柴胡偏于清郁火调气机而主升，前胡偏于祛痰下气而主降。

医案二　头痛

王某，男，58岁。2018年9月26日初诊。

主诉： 头痛反复发作12年，加重近1年。

病史： 12年前在部队一次训练后大汗洗澡受风，开始头痛约1周，经治痊愈。此后每月都发作一次头痛，或受风寒，或休息不好，或生气，或无明显诱因都会发作，头痛发作与否和饮酒无关。每次头痛发作都要持续1周左右，发作时伴恶心或干呕。去年8月份以来发作比较频繁，几乎每10天就要头痛1次，曾去多家医院检查，都诊为血管神经性头痛，服中、西药不少，但不能控制复发，求治。

刻诊： 头痛，双侧颞部尤重，痛重时伴头晕沉，无眩晕，时恶心。口稍苦，咽不干，咽有痰涎，无咳嗽，无恶寒发热，无胸胁满闷心慌，无心烦，无高血压病史。纳可，食后心下堵塞感，嗳气较多，汗出正常，易怒，大便溏，小便可。舌红，舌体胖大边有齿痕，苔前部薄黄水滑，后部稍厚腻，苔中裂纹。脉弦略数，左寸浮关尺涩，右寸关滑尺沉。

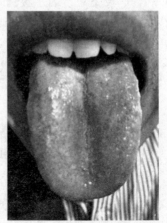

六病（法）脉证辨析：

表证： 头痛，舌红苔前部薄黄，中有裂纹，脉略数，左寸浮关尺涩，辨为太阳病，上焦表束，营卫郁滞化热伤津。

半表半里证： 头痛，双侧颞部尤重，时恶心干呕，每10天发作头痛1次，口稍苦，易怒，脉弦，辨为少阳病，上焦郁火，气机不利，正邪交争于半表半里，休作有时。

里证： 痛重时伴头晕沉，无眩晕，时恶心干呕，咽有痰涎，食后心下堵塞感，嗳气较多，大便溏，舌体胖大边有齿痕，苔后部稍厚腻，水滑，脉右寸关滑，双尺沉，辨为太阴病，中焦胃虚水饮，水饮夹气逆于上焦，趋于下焦。

六病（法）辨证：太阳少阳太阴合病。

病机：表束，胃虚，郁热伤津，饮夹气逆，下焦水饮。

核心病机：胃虚津伤而表里三焦枢机不利。

方药：小柴胡汤合吴茱萸汤。

柴胡24g，黄芩10g，党参10g，旱半夏20g，炙甘草10g，吴茱萸15g，大枣6枚（擘），生姜30g（切片）。

7剂，日1剂，水煎分3次服。

嘱：忌食生冷、辛辣及过于油腻食物，戒烟酒。

二诊：疗效明显，服后当晚就头痛就减轻了，诉药太苦，咽中仍然有痰。二诊柴胡易前胡，吴茱萸减为10g，继服7剂。

三诊：诉药后像换了个人似的，头脑清醒许多，原来10天就发作一次的头痛没再发作了。继服7剂。

四诊：诸症基本消失，嘱停药观察。

六病（法）辨治法度的思考

该案头痛特点双侧颞部尤重，时恶心干呕，为少阳病位，少阳发病特征，休作有时。病机涉及胃虚津伤与表里、三焦。

用小柴胡汤解表通里，降逆化饮，养胃补津，调和气机。

因有太阴证舌脉的证据，所以加吴茱萸，含吴茱萸汤。

《伤寒论》第378条："干呕，吐涎沫，头痛者，吴茱萸汤主之。"吴茱萸汤证为太阴上焦证，病机为胃虚而水饮上逆。

《本经》论吴茱萸："味辛温，主温中下气止痛，咳逆寒热，除湿血痹，逐风邪，开腠理。"《别录》论吴茱萸："大热，有小毒，主痰冷，腹内绞痛，诸冷、实不消，中恶，心腹痛，逆气，利五脏。"所以，吴茱萸是味好药，表里双解，治疗少阴太阴头痛非常有效，但就是有些苦。

医案三　头痛、胸痹、胁痛

牛某，男，39岁。2017年3月22日初诊。

主诉：头痛伴胸胁疼痛3月余。

病史：3个月前1次酒后开始头痛，继之又出现右侧胸胁部阵发性抽掣样憋闷疼痛，曾去医院检查无阳性体征，多方治疗不能根治，靠每天服用布洛芬缓释胶囊和卡马西平片缓解疼痛，停药即痛。有高血压病史3年，收缩压最高155mmHg左右，舒张压正常，靠降压药维持血压。嗜烟酒。

刻诊：精神差，乏力，头痛，主要部位在后头部及头部两侧，上午轻下午重，发作时不会自行缓解。阵发性右胸胁部抽掣憋闷疼痛，每天发作数十次，每次约持续3分钟左右可自行缓解。无身痛，无头晕，无咳嗽咳痰，纳可，畏寒肢冷无发热，汗出正常，易感冒，眠可，口干无口渴口苦，二便可。面暗，舌暗，舌下青筋暴露，舌体胖大边有齿痕，苔边薄微黄水滑，裂纹多。脉寸沉紧关尺弦。腹诊双侧胸胁及上腹部无压痛。

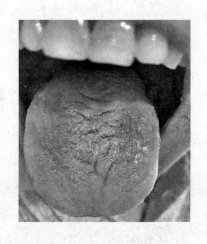

辅助检查：血压145/80mmHg。心电图及心脏彩超无异常。数字X摄影（DR）：双肺纹理增多增粗。

六病（法）脉证辨析：

表证：后头部及头部两侧疼痛，胸胁部抽掣憋闷疼痛，面暗，唇暗，舌暗，舌下青筋暴露，舌体胖大边有齿痕，苔薄微黄水滑，脉寸紧关尺弦，辨为上焦表位瘀饮阻络（非少阳证）。

精神差，乏力，畏寒肢冷，易感冒，舌体胖大边有齿痕苔薄微黄水滑，脉沉，辨为少阴病，表虚寒、失于温煦，卫表不固。

里证：胸胁部抽掣样疼痛，面暗，舌淡暗舌下青筋暴露，辨为太阴伤血，血瘀阻络。

胸胁部憋闷，舌体胖大边有齿痕苔微黄水滑，脉关弦，辨为太阴下焦饮夹气逆。

口干，舌胖大边有齿痕苔微黄水滑，脉关弦，辨为中焦胃虚停饮，气不化津，胃虚不制。

口干，苔边薄微黄水滑，裂纹多，辨为阳明微热伤津。

六病（法）辨证： 少阴太阴合病，兼夹阳明微热。

病机： 真阳虚，表寒，中虚饮逆，营血瘀阻，津伤。

核心病机： 真阳虚而表寒里饮上逆。

治法： 温阳祛寒，温胃降逆，祛瘀化饮，通络止痛。

方药： 桂枝去芍药加麻辛附子汤。

桂枝 10g，肉桂 5g（后下），炙甘草 10g，黑附片 10g，麻黄 10g，细辛 10g，大枣 6g（擘），生姜 15g（切片）。

5 剂，日 1 剂，水煎 1 小时（只煎 1 次），分 2～3 次服。

二诊： 疗效明显，药后头痛明显减轻，胸胁部掣痛次数减少，疼痛程度减轻。加川芎 10g，继服 5 剂痊愈。

六病（法）辨治法度的思考

该案的重要启示就是不要固化思维，一见头两侧痛胸胁部痛就认为是少阳病。关键要在证候中细辨病机，看看有没有少阳证病机，否则开口动手便错。

该案头痛伴胸胁疼痛 3 个月余，病久表里皆有虚寒，病机关键在于表寒里饮上逆，血瘀阻络。治法重点在于温阳祛寒，解表蠲饮以通络止痛。选用桂枝去芍药加麻黄细辛附子汤。

桂枝去芍药加麻黄细辛附子汤出自《金匮要略·水气病脉证并治》："气分，心下坚大如盘，边如旋杯，水饮所作，桂枝去芍药加麻黄细辛附子汤主之。"

气分病，阳衰阴寒饮凝，营卫气血被寒所滞而运行转化不利，在表则手足逆冷恶寒身冷骨节疼痛麻痹不仁；在里则气机运行紊乱而腹满肠鸣、矢气遗尿。

阴寒凝聚，胃虚停水，气不化津，水气结聚而现心下硬满如盘边如复杯之水肿气臌等证候。营卫不利、气机不疏，水难消散，就须以辛温散寒透表及温中化饮降逆之药温通阳气，调和营卫，养胃生津，散寒化饮，疏调气机，大气一转，其气乃散。

胡希恕先生说："实（气多而频矢）者矢气，虚（寒水多而不禁）者遗溺，皆营卫不利，寒水在里所致。"（《胡希恕伤寒论讲座》）

从条文及方药组成来看，桂枝去芍药加麻黄细辛附子汤证为少阴伤寒之营卫不利、饮瘀凝滞证。病机为表里虚寒，营卫不利，饮瘀凝滞。治法为温阳解表，温卫通营，养胃补津，祛寒化饮。

在该案中桂枝与肉桂同用，是一个非常圆融且疗效好的用药法门。桂枝与肉桂皆温里补中，温营散寒助气化，桂枝重在解肌，散寒调营卫而行血中之滞以通血脉；肉桂重在入下焦，温里祛寒而益火消阴，据证机同用而相得益彰。

麻黄辛发表温散寒，逐寒饮去瘀滞，醒脑开窍通经止痛。

附子温里、扶阳、祛寒、通经络而止痛。

细辛散寒祛风，逐饮降逆，温通三焦，通窍解痉，除痹止痛，是治外感风寒、头痛身痛、肺寒停饮、痰多咳喘等症要药。

桂枝去芍药加麻辛附子汤内含多个方义，可针对多维病机施治：麻黄附子甘草汤，温阳解表，微汗祛邪；麻黄细辛附子汤，温阳解表，祛寒化饮；桂枝去芍药加附子汤，温阳散寒，和胃养津，平冲降逆；桂枝甘草汤（桂枝四两，甘草二两），温胃通营，养胃补津，解肌发表；大半个甘草附子汤（炙甘草二两，黑附片一枚，白术二两，桂枝四两），温卫通营，散寒除湿，通痹止痛；甘草麻黄汤（甘草二两，麻黄四两），发汗解表，发越水气；大半个生姜甘草汤，温中和胃，补养津血，散寒除湿，发越水气，祛邪扶正兼顾，效如桴鼓。

近现代蜀中名医范中林潜心研究《伤寒论》，对张仲景六经辨证思想的见解尤为深刻，最善用四逆汤、麻黄细辛附子汤、麻黄附子甘草汤、桂枝汤。在其医案中，绝大部分案例都是将麻黄细辛附子汤、麻黄附子甘草汤与四逆汤、桂枝汤同用，生姜与干姜同用，其组方药少而精，常不足8味药，辨治诸多外感内伤杂病，疗效不可思议。

二诊加川芎是为加强行气止痛之功。

《本经》论川芎："辛甘温，主中风入脑头痛，寒痹筋挛缓急，金创，妇人血闭无子。"《别录》论川芎："主除脑中冷动，面上游风去来，目泪出，多涕唾，忽忽如醉，诸寒冷气，心腹坚痛，中恶，卒急肿痛，胁风痛，温中内寒。"

川芎是一味治疗头痛的良药，川芎能上行头目，下达血海，旁通四肢，活血行气，不仅止痛，还能温阳通阳。

医案四　咳嗽、喘证

宋某，男，70 岁。2017 年 12 月 7 日初诊。

主诉：咳嗽喘息 1 个月余。

病史：有慢阻肺史，1 个月前因感冒发病，咳嗽、咳痰、喘息，动辄尤甚，曾在当地县医院住院治疗 10 天，除咳痰量减少外，余症状减少不明显，且饮食愈来愈差。曾服 10 余剂汤药效不好，且恶心泛酸、胃难受不适，痛苦异常，求治。

刻诊：咳嗽，咳痰色白夹杂暗黄，量少而黏，胸闷喘息，动辄尤甚，咳甚时胸腹部及两胁部皆胀满难受。易出汗，咳喘重时尤为汗多，四肢酸痛，时干呕，纳差，胃泛酸难受不适，饮食无味，食后腹胀，口苦干渴不欲饮水，心烦。无头痛眩晕，无恶寒发热，无嗳气无腹痛，住院治疗期间曾拉几天稀水样便，每日 4～5 次，经治疗后每天排大便 2～3 次溏黏不爽，小便淡黄稍频，

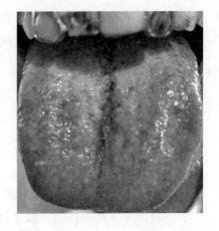

夜间小便次数多。唇干裂，舌暗舌尖红，舌体胖大边有齿痕，苔白稍厚腻，中有多处裂纹。脉左寸关弦尺沉，右脉滑关尺沉。腹诊触及上腹部胀满顶手，无压痛。

六病（法）脉证辨析：

咳嗽、咳痰色白、胸闷喘息，咳甚时胸腹部及两胁部皆胀满难受，时干呕，舌体胖大边有齿痕，苔白稍厚腻，脉关弦尺沉，辨为太阴病胃虚生饮，水饮上逆。

四肢酸痛，易出汗，咳喘重时尤为汗多，舌体胖大边有齿痕，脉沉弦，辨为太阴外证中风，表虚，水湿困表。

咳痰夹杂暗黄色，量少而黏，口苦干渴，胃泛酸难受不适，心烦，唇干裂，舌暗舌尖红，舌苔中有多处裂纹，右脉滑，辨为阳明病，上焦、中焦阳明热扰，热伤津液。

纳差，饮食无味，食后腹胀，触及上腹部胀满顶手，小便频数，舌体胖大边有齿痕，苔白稍厚腻，脉寸关弦尺沉，辨为太阴病，中焦胃虚，气滞，中不制下。

大便溏，每日 2～3 次，小便频数，舌体胖大边有齿痕，苔白稍厚腻，脉沉弦，辨为太阴病，下焦水饮。

大便溏黏不爽，舌暗舌尖红，舌体胖大边有齿痕，苔白稍厚腻，辨为下焦水热互结。

口渴不欲饮水，舌暗，辨为太阴瘀血。

六病（法）辨证： 太阴阳明合病，属厥阴。

病机： 上焦阳明郁热伤津，中焦太阴胃虚寒饮，中不制下，下焦水热互结，水饮上逆。

核心病机： 胃虚而水热互结上逆。

方药： 生姜泻心汤。

旱半夏 18g，生姜 20g（切片），干姜 5g，黄连 5g，黄芩 15g，党参 15g，炙甘草 15g，大枣 6 枚（擘）。

7 剂，日 1 剂，水煎分 3 次服。

二诊： 患者精神比上次明显好转，诉这几剂药后疗效明显诸症皆有好转，咳嗽喘息都减轻了，特别是胃里不再难受，食欲改善，唯咳喘时仍然胸闷胁胀满，但也较以前有所减轻。

上方加桂枝生姜枳实汤： 旱半夏 18g，生姜 20g（切片），干姜 5g，黄连

5g，黄芩 15g，党参 15g，炙甘草 15g，桂枝 15g，枳壳 18g，大枣 6 枚（擘）。7 剂，日 1 剂，水煎分 3 次服。

三诊：诸症进一步明显好转，又服 7 剂巩固疗效，临床治愈。

六病（法）辨治法度的思考

该案患者以咳嗽喘息为主症来诊，腹胀满只是夹杂症，并非不能用泻心汤，要学会拓宽临证思路。

初诊脉证素有太阴胃虚寒饮，又病久生热，寒热错杂，虚实夹杂，病机关键是中焦胃虚水热互结，气机升降失常，乃寒热错杂痞证。

虽无明显呕吐，但有干呕、咳嗽喘息、泛酸，视为呕之水饮上逆病机。

虽无明显持续腹满，但胸腹部及两胁部咳甚时胀满难受，视为痞证水热互结气机阻滞之病机。

里有寒热错杂证，表有汗出肢体酸痛。

三泻心汤中唯有生姜泻心汤既能辛开苦降、燮理中焦、调和湿热，又可解表，故选之。

方中生姜甘草汤可补养胃气津液固中焦，以制约水饮上逆而解除咳嗽喘息。

方中甘草干姜汤可温中以制下，解决小便频数。

二诊因寒饮冲逆胸中较甚，咳喘时仍然胸闷胁胀满，依据"方势相须"的原则，合桂枝生姜枳实汤与生姜泻心汤方势协同为用，以温中化饮、平冲降逆，加强温固中焦、化饮下气、除痞解表之功。

《金匮要略·胸痹心痛短气病脉证并治》说："心中痞，诸逆心悬痛，桂枝生姜枳实汤主之。桂枝生姜枳实汤方：桂枝、生姜各三两，枳实五枚。"

寒饮停聚阳气不运而心中痞，寒饮冲逆而心悬痛；桂枝温中化饮、旁流气机而降逆解表；生姜温中散寒化饮，止咳下气平喘，开结除痞；枳实开解下气消痞除满。

医案五　胸痹、消渴

刘某，女，55岁。2016年12月17日初诊。

主诉：左侧胸部闷痛伴口干渴1个月。

病史：患者有糖尿病史4年余，因服二甲双胍等降糖药后胃肠道反应过重而未规范用药，并且不忌口，导致血糖居高不降。1个月前因家庭琐事生气后而出现胸部闷痛偏于胸骨左侧，持续性疼痛伴口干渴难耐，曾去医院未查出器质性病变，血糖、血压皆偏高，服中西药近1个月，症状没有明显缓解。

刻诊：左侧胸闷胸痛，时轻时重，重时前胸后背皆痛，深呼吸及咳嗽时亦加重，心窝处（剑突下）伴有热感。口不苦，口咽干燥口渴难耐，喝水频繁但不解渴，乏力懒动，无头晕头痛身痛，无畏寒，出汗正常，接送小孩上学时总感心慌，心烦，寐差，翻来覆去难以入眠，纳可，食后腹稍胀满，夜间小便频数，大便可，每日1次。面暗唇暗，大鱼际肌肉苍白瘦削，舌暗红，舌体胖大，舌苔薄近乎光剥，全舌裂纹较多。脉细略数，左寸浮弦有力关尺沉，右寸关弦滑尺沉。

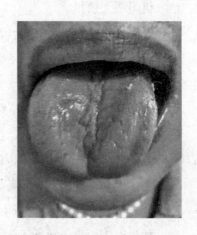

辅助检查：血压：150/85mmHg。空腹血糖：18.3mmol/L。

六病（法）脉证辨析：

半表半里证：一侧胸闷胸痛涉及前胸后背，心烦，辗转难眠，口咽干燥口渴难耐，喝水频繁但不解渴，心窝处（剑突下）伴有热感，舌暗红苔薄近乎光剥，裂纹较多，脉弦细略数，辨为少阳郁火上扰于上、中焦之间，上焦中焦之间气机失畅，郁火伤津。

里证：心慌、乏力懒动，舌苔薄黄，前中后段裂纹较多，脉细略数，辨为阳明津伤不养。

心慌、食后腹稍胀满，夜间小便频数，舌体胖大边有齿痕，脉关弦尺沉，辨为太阴中焦胃虚停饮，下焦水饮上逆。

翻来覆去难以入眠，面暗唇暗，大鱼际肌肉苍白瘦削，舌暗红，辨为郁火津伤及营（卫阳不入营阴）。

六病（法）辨证：少阳阳明太阴合病，属少阳。

病机：胃虚，气滞，郁热伤津，下焦饮逆，津伤及营。

核心病机：胃虚津伤营弱而三焦气机不利。

治法：调和枢机，养胃补津和营。

方药：大阴旦汤。

柴胡 40g，党参 15g，黄芩 15g，旱半夏 30g，炙甘草 15g，白芍 20g，大枣 6 枚（擘），生姜 15g（切片）。

6 剂，日 1 剂，水煎于三餐 40 分钟后服。

嘱：忌食生冷、辛辣刺激及过于油腻食物。

二诊：诉药后胸痛基本消失，咽干燥口渴等诸症皆明显减轻。血压 135/80mmHg。令患者特别高兴的是并没有坚持服西药，但空腹血糖已经降至 8.8mmol/L。病机仍在，原方不变继服 6 剂。

三诊：诉诸症基本消失，空腹血糖 7.2mmol/L。患者没想到中药降糖也这么有效。停服汤药，嘱节制饮食，加强运动以降糖。

六病（法）辨治法度的思考

该案为糖尿病，属中医消渴病津伤之范畴。消渴病津伤，涉及三焦，但立极于胃气。

《素问·脉要精微论》："瘅成为消中。"消中为胃中热邪炽盛，即胃不和。

《灵枢·五变》："五脏皆柔弱者，善病消瘅。"五脏柔弱与胃气化生水谷精微不足不养五脏有关。

《素问·通评虚实论》："消瘅……肥贵人则高粱之疾也。"饮食不节，过食肥甘厚味而伤及胃气，善病消瘅。

《灵枢·本脏》："脾脆，则善病消瘅、易伤。"脾脆，即脾胃气虚弱。

胃气虚弱，水热瘀互结于中焦，三焦气机不运，气化不及，津血亏虚，精气不足，致使五脏失养而功能皆弱，消瘅多发。

因有胃不和、三焦气机不利的病机，所以柴胡剂在消渴病的辨治上很有优势，应用机会较多。

该案证见寒热错杂，虚实夹杂，胃虚津伤饮逆，病机总为胃虚而三焦气机不利，津血皆伤。治疗法度重在调畅气机，和养胃气，敷布濡养津血，以阴旦法为治。

《辅行诀》云："大阴旦汤，治凡病头目眩晕，咽中干，每喜干呕，食不下，心中烦满，胸胁支痛，往来寒热方。柴胡八两，人参、黄芩、生姜各三两，甘草二两（炙），芍药四两，大枣十二枚，半夏一升（洗）。上八味，以水一斗二升，煮取六升，去滓。重上火，缓缓煎之，取得三升，温服一升，日三服。"

大阴旦汤为小柴胡汤加芍药，不仅能调和枢机，通畅三焦，而且养胃气、输布补津液以和营血。

《本经》论芍药："味苦，平。主邪气腹痛，除血痹，破坚积，寒热疝瘕，止痛，利小便，益气。"《别录》论芍药："味酸，微寒。主通顺血脉，缓中，散恶血，逐贼血，去水气，利膀胱大小肠，消痈肿，时行寒热，中恶，腹痛，腰痛。"

由这些论述可知，芍药可以养津液，并入营血逐血痹利血脉，还能利尿逐水饮。所以大阴旦汤在糖尿病的辨治中能发挥重要的作用。

该案糖尿病，属中医消渴病津伤之范畴，柴胡剂多有应用机会。

医案六　胸痹

王某，女，58 岁。2018 年 4 月 9 日初诊

主诉：背部畏冷发凉伴胸闷 3 个月余。

病史：糖尿病史 5 年。2017 年 5 月，因重感冒静脉输液治疗后背部曾感觉时热时冷近 1 个月，经治疗后症状消失。3 个月前，又因感冒诱发背凉症状（无时热时冷），并渐加重，由肩胛间区畏冷发凉至整个背部。医院 CT 示：右

肺中叶及左肺舌叶炎性病变；心电图提示：ST-T 改变，无其他阳性体征，多方治疗无效，痛苦异常，前来求治。

刻诊：背部畏冷发凉，严重时感到透心凉，睡觉时常常凉醒，自感盖被子也暖不热，阵发性胸闷，纳可，食后胃脘部胀满，无嗳气，无干呕，眠差，正常出汗，手足心发热，无咳嗽咳痰，无头晕头痛，无心慌，无发热，无胸胁胀痛，口干不苦，口渴欲饮温而偏凉的水，眠差，大便稍干，一天一次，小便调。舌淡，舌体胖大边有齿痕，苔微黄腻有裂纹，舌下青筋浅淡，脉寸关弦细，尺沉有力。

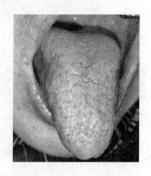
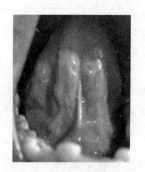

六病（法）脉证辨析：

阵发性胸闷，背部畏冷发凉，严重时感到透心凉，舌淡舌体胖大边有齿痕，苔白微黄腻，舌下水滑，脉寸关弦细，尺沉有力，辨为太阴病，水饮内停（心下留饮），水饮上逆。

食后胃脘部胀满，辨为太阴病，中焦胃虚，失于运化。

感冒诱发背凉，背部畏冷发凉，严重时感到透心凉，睡觉时常常凉醒，自感盖被子也暖不热，舌淡舌体胖大边有齿痕，苔白微黄腻，脉寸关弦细，尺沉有力，辨为少阴病，表虚，表寒。

舌下青筋浅淡，辨为少阴病，营血虚。

手足心发热，口干，口渴欲饮温而偏凉的水，眠差，大便稍干。舌苔微黄腻有裂纹，脉寸关弦细，尺沉有力，辨为阳明病，热扰上焦，热扰神明，神虚涣散，里热伤津，里微结。

六病（法）辨证： 太阴少阴阳明合病。

病机： 水饮内停、上逆，胃虚，津血虚，里微结。

核心病机：胃虚而水饮内停。

治法：养胃健运，化饮降逆，敷布津血。

方药：桂枝去桂加茯苓白术汤。

赤芍 15g，炙甘草 10g，生白术 15g，茯苓 15g，生姜 15g（切片），干姜 15g（打碎），大枣 6 枚（擘）。

6 剂，每日 1 剂，分 2 次服。

嘱：调畅情志，忌辛辣刺激及过于油腻饮食。

二诊：诉服第二剂药时背部畏冷发凉即明显减轻。7 剂药服完背部畏冷发凉基本消失。仍然阵发性胸闷、食后胃脘部胀满、手足心发热但减轻，口稍苦口干，口渴欲饮温而偏凉的水，眠差，大便稍干，每天 1 次，小便调。舌淡，舌体胖大边有齿痕，舌边及舌尖部红，苔中后部薄微黄腻。脉寸关弦滑，尺沉有力。

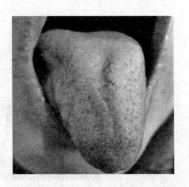

六病（法）脉证辨析：

阵发性胸闷，食后胃脘部胀满，舌淡舌体胖大边有齿痕，苔白微黄腻，脉弦，辨为太阴病，中焦胃虚，水饮内停，水饮上逆。

口苦，阵发性胸闷，食后胃脘部胀满，大便稍干，舌边红，舌苔中后部微黄腻有裂纹，脉弦，辨为少阳病，郁热伤津，三焦气结（气机不利）。

手足心发热，口干，口渴欲饮温而偏凉的水，眠差，大便稍干。舌边尖红，舌苔中后部微黄腻有裂纹，脉寸关滑，尺沉有力，辨为阳明病，热扰上焦，热扰神明，里热伤津，里微结。

六病（法）辨证：少阳阳明太阴合病。

病机：胃虚，气机不利，津血虚，水饮上逆，里微结。

核心病机：胃虚水饮而三焦气机不利。

治法：疏调三焦气机，养胃补津，化饮降逆。

方药：四逆散加干姜、五味子。

前胡 20g，赤芍 20g，枳壳 20g，炙甘草 20g，干姜 15g，五味子 15g。

6 剂，每日 1 剂，先用约 50g 大米煎汤，以滤出的米汤水煎药，分 2 次服。

嘱：调畅情志，忌辛辣刺激及过于油腻饮食。

三诊：诸症基本消失，精神佳，上方又开 6 剂继服。

患者是外县人，后其家乡来人看病时说患者已经好了。

六病（法）辨治法度的思考

初诊主诉胸闷伴背部畏冷发凉，病机在于太阴留饮。

《金匮要略·痰饮咳嗽病脉证并治》："夫心下有留饮，其人背寒冷如掌大。"留饮日久饮停心下伺机发作，后背冷为背腧经络穴位反应，水性寒，背当胃之后，治疗"当以温药和之"。

核心病机乃胃虚而水饮内停，用桂枝去桂加茯苓白术汤养津血、利水而祛留饮。

《伤寒论》第 28 条："服桂枝汤，或下之，仍头项强痛……桂枝去桂加茯苓白术汤主之。桂枝去桂加茯苓白术汤方：芍药三两、甘草二两（炙）、生姜（切）、白术、茯苓各三两，大枣十二枚。上六味，以水八升，煮取三升，去滓，温服一升，小便利则愈。本云桂枝汤令去桂枝，加茯苓、白术。"

刘渡舟先生称桂枝去桂加茯苓白术汤为"苓芍术甘汤"，很是贴切。苓桂术甘汤旨在通阳利水而治胸满心悸；苓芍术甘汤旨在和阴利水而治心下满痛，小便不利。

该案初诊寒包火，祛寒饮则火现，阴证转阳，是为正治。

二诊核心病机为胃虚水饮而三焦气机不利，所以用四逆散加干姜、五味子调三焦气机而养胃补津，化饮降逆。干姜、五味子都是《伤寒论》四逆散方后注可据证所加之药。要注重研究这些方后注的加药方法，灵活地拓宽四逆散用方思路。

《本经》论姜："味辛，温。主胸满，咳逆上气，温中止血，出汗，逐风湿痹，肠澼下利。生者尤良。"《别录》论姜："味辛，微温。主治伤寒头痛、鼻塞，咳逆上气，止呕吐。"

《本经》论五味子："味酸温，主益气，咳逆上气，劳伤羸瘦，补不足，强阴，益男子精。"《别录》论五味子："无毒，主养五脏，除热，生阴中肌。"

二者相伍，既能温中化饮降逆，又能温中养胃补津，加强四逆散通畅气机的作用。

医案七 心悸、喘证（冠心病、慢性阻塞性肺疾病）

王某，女，76岁，2016年3月18日初诊。

主诉： 胸闷心慌伴喘息气短两月余。

病史： 有慢支病史20余年。两个月前因感冒诱发咳嗽咳痰喘息，某医院诊为：慢性阻塞性肺疾病、心力衰竭、冠心病、高血压。住院治疗半月，咳嗽咳痰基本消失，但心慌气短喘息仍无明显减轻，求服中药治疗。

刻诊： 精神差，胸闷心慌喘息气短，动辄加重，出虚汗较多，无咳嗽咳痰，平卧时有憋闷感。乏力懒动，总想睡觉但又睡不着，畏寒无发热，四肢凉，腰酸重，双下肢沉重，踝部按肿，纳差，口干稍苦，口渴不欲饮水，无咽干，无心烦，二便可。大鱼际处肌肉尚饱满，舌暗，舌体胖大边有齿痕，舌下青筋瘀暗，苔白中罩黄滑。脉弦细尺沉。

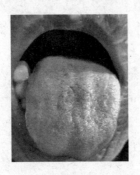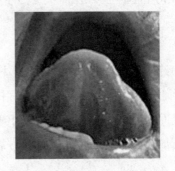

六病（法）脉证辨析：

表证： 精神差，乏力懒动总想睡觉但又睡不着，畏寒四肢凉，腰酸重，双下肢沉重，踝部按肿，出虚汗，舌体胖大边有齿痕苔白，脉弦细尺沉，辨为少阴病，真阳亏虚，少阴中风，营虚卫弱，湿滞于表。

里证： 胸闷心慌喘息气短憋闷，纳差，双下肢沉重，踝部按肿，舌体胖大边有齿痕苔白，脉弦尺沉，辨为太阴病，水饮内停，内停中焦而上逆，停聚肢体肌肉而水盛津亏不养。

口渴不欲饮水，舌暗，舌下青筋瘀暗，辨为太阴瘀血。

口干稍苦，苔稍黄滑，辨为阳明微热，寒饮郁久而化热伤津。

六病（法）辨证：少阴太阴合病，兼夹阳明微热。

病机：真阳亏虚，胃虚，微热津伤，血瘀，水饮。

核心病机：真阳虚而气不化津、水饮上逆。

治法：温阳祛寒，温中化饮，利水祛瘀。

方药：真武汤合桂枝加龙骨牡蛎汤。

黑附片 15g，白芍 18g，白术 12g，茯苓 18g，桂枝 12g，肉桂 5g（后下），炙甘草 12g，灵磁石 30g，生龙骨 15g，生牡蛎 15g，生姜 18g（切片），大枣 8 枚（擘）。

5 剂，水煎分 3 次服。

二诊：心慌伴喘息气短诸证明显减轻，平卧时仍然有憋闷感但比前减轻，口稍苦，小腹胀，大便 3 日未解，小便可。舌紫暗，舌体胖大，边有齿痕，苔黄微腻，脉弦细。小腹按之坦软无硬块。

病机：阳虚里寒，饮气上逆，阳明微结。

核心病机：真阳虚而饮气上逆。

方药：真武汤合桂枝生姜枳实汤。

黑附片 30g（先煎 1 小时），白芍 18g，白术 12g，茯苓 18g，桂枝 12g，肉桂 5g（后下），枳壳 30g，生姜 18g（切片）。

5 剂，日 1 剂，水煎分 3 次服。

三诊：疗效持续好转，又开 5 剂，服后诸症消失，停药观察。

六病（法）辨治法度的思考

该案系久病伤及真阳，损及胃气津液而瘀血水饮互结。病机关键在于阳虚寒饮盛。水饮浊气上逆而出现胸闷、心慌伴喘息气短等诸症。

《伤寒论》第 316 条："少阴病，二三日不已，至四五日，腹痛、小便不利，四肢沉重疼痛，自下利者，此为有水气。其人或咳，或小便利，或下利，或呕者，真武汤主之。"

该案里外一派寒饮之象，即使有阳明热也属寒饮瘀血久郁而化的微热，寒

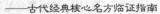
饮一化，其热自除。所以主方用真武汤能温真阳而化寒饮，表里寒湿凝聚皆可祛除，方中的白芍酸凉不仅可利水养津血，还可清阳明微热。

下肢水肿应当与溢饮所致之四肢肌表水肿鉴别。溢饮是水饮溢于四肢肌腠，病在表，是饮盛于表卫阳阻遏所致，应当汗出而解之。《金匮要略·痰饮咳嗽病脉证并治》："病溢饮者，当发其汗，大青龙汤主之；小青龙汤亦主之。"而此案之下肢水肿根源在于真阳亏虚、阴寒内盛、水饮不化，所以不能用汗法，必须温其里而化水饮为津液。

合桂枝加龙骨牡蛎汤，一可调和营卫，二能通阳安心神。虽无神志症状，但心悸病机仍然为水饮逆乱而阴阳精神不交。

《金匮要略·血痹虚劳病脉证并治》第8条："夫失精家，少腹弦急，阴头寒，目眩（一作目眶痛），发落，脉极虚芤迟，为清谷，亡血，失精。脉得诸芤动微紧，男子失精，女子梦交，桂枝加龙骨牡蛎汤主之。"

该条所述病机为表虚寒，胃虚，精（津）虚，营卫不和，阴阳不交。其核心病机为胃虚而精（津）虚，营卫不和，阴阳精神不交。病机特点为精（津）血虚而兼神志病证。

龙骨、牡蛎所治的"咳逆，泄利脓血，女子漏下"及"鼠瘘，女子带下赤白"等症，皆水饮所致。

心慌的病机为心不敛神。不敛神是因上焦心神之间有阻隔，这个阻隔即痰饮不化、气血不通或不和，使心神不能感应，阴阳不抱。龙骨、牡蛎化痰饮通阴阳，阴阳通则心神感应，阴阳相抱而心神自敛。

桂枝有温通腠理而降逆气之功，龙骨、牡蛎有交通精神，镇惊悸，安心神之效。临床治疗心悸或神志病，不论阴证或阳证，合用桂枝加龙骨牡蛎汤，疗效很好，这是我治心神病证的临床诀窍之一。

二诊时患者虽诸症减轻，但仍心慌、喘息、气短，平卧时仍有憋闷感伴口苦小腹胀，还大便不畅，这是有饮阻气逆病机，气机当升不升，当降不降，升降反作，饮随气逆。故以真武汤为主方合桂枝生姜枳实汤，以枳壳、生姜温中去饮，通气降逆。

《金匮要略·胸痹心痛短气病脉证治》曰："心中痞，诸逆，心悬痛，桂枝生姜枳实汤主之。"此条即水饮浊气冲逆心胸而致心胸疼痛痞闷之证。

方证病机为饮停心下随浊气上逆，心悬痛为寒饮痹阻心脉。生姜质润多汁，温中和胃补津发越水气寒湿；桂枝温卫通营，通阳除结气而降逆气；枳实消痞散结助桂枝降逆气。此方治胸痹心痛胸闷疗效很好。

医案八 胸痹

郭某，女，63 岁。2015 年 1 月 22 日初诊。

主诉：胸骨及两侧肩胛区憋胀疼痛 20 余天。

病史：有高血压病史。3 个月前因广场锻炼不慎扭伤胸部，逐渐出现胸骨处及肩胛区疼痛不适，逐渐加重，咳嗽呼吸受限。经服多种中西药治疗后有所缓解，但仍时轻时重，严重影响生活质量，且因服药刺激胃而胃胀烧心难受不适，遂来求诊。

刻诊：胸骨及两侧肩胛区憋胀疼痛，时轻时重，痛甚时汗出较多，时胸闷，时头痛，心烦，口干微渴不苦，怕冷不发热，无咳喘，无身疼痛，纳可，二便可。舌淡胖大边有齿痕，苔薄白水滑。脉细涩，寸关浮尺沉。

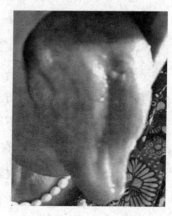

辅助检查：血压：145/85mmHg。心电图：HR 77bpm，ST-T 改变（Ⅱ、Ⅲ、aVF），偶发房早。

六病（法）脉证辨析：

表证：胸痛，时胸闷，时头痛，两肩胛区疼痛，出汗，苔薄，脉寸浮，辨为太阳病，上焦表滞。

怕冷，出汗，苔薄，脉浮，辨为太阳中风证，营卫不和。

里证：心烦，烧心，口干微渴，舌红苔薄黄，脉细，辨为阳明病，微热伤津，热扰上焦、中焦。

胃胀难受不适，房早，舌胖大边有齿痕，苔水滑，脉关浮尺沉，辨为太阴病，胃虚水饮上逆。

扭伤，舌暗红，脉涩，辨为太阴伤血（瘀血）。

六病（法）辨证：太阳太阴阳明合病。

病机：表虚津滞，上焦瘀饮郁结，郁热津伤，营卫不和，胃虚饮逆。

核心病机：表里虚而津滞饮逆。

方药：桂枝加厚朴杏子汤。

桂枝 10，肉桂 5g，赤芍 15g，炙甘草 10g，厚朴 10g，杏仁 20g，大枣 6 枚（擘），生姜 15g（切片）。

3 剂，日 1 剂，水煎分 3 次服。

嘱：忌食生冷、辛辣刺激及过于油腻食物。

二诊：诸症明显减轻，继服 3 剂，加防风 10g，临床痊愈。

六病（法）辨治法度的思考

患者不慎扭伤胸肋神经，这种损伤若治之不当，恢复很慢。因其胸痛与心绞痛不符，所以排除冠心病心绞痛。

该案有上焦瘀血与水饮互阻，此为实证内结、阻络不通，又有郁久化热伤津并热扰上焦、中焦。怕冷，出汗为中风证营卫不和之证，因服西药刺激胃，而胃胀烧心难受不适，为伤及胃气。脉证合参，病机关键为上焦饮瘀与郁热夹杂内结，阻滞上焦气机，不通则痛。

桂枝加厚朴杏子汤证有两个条文。《伤寒论》第 43 条说："太阳病，下之微喘者，表未解故也，桂枝加厚朴杏子汤主之。"《伤寒论》第 18 条说："喘家，作桂枝汤，加厚朴杏子佳。"

条文所述之证为下后表不解，表邪欲陷阳明而成上焦里实，但此内陷轻微而致使饮气上逆。方证病机为表滞兼夹里虚，饮气上逆与郁热欲结上焦，阻滞气机。

该证水饮上逆与郁热结聚于上焦，里气升降出入障碍，营卫气血不通，所以方选桂枝加厚朴杏子汤以发表透邪，温中降逆，祛瘀除结。此乃以病机统病证，拓宽经方临证应用思路，不要以为桂枝加厚朴杏子汤仅治咳喘。

方中桂枝汤调和营卫，补中益气，除痹结，通血脉，降逆气；加厚朴"主中风伤寒，头痛寒热……血痹……"（《本经》）解表理气降逆除饮；加杏仁"主咳逆上气雷鸣……金创……"（《本经》）降逆祛饮，除痹化瘀。由此可见，杏仁不仅祛痰降逆，还能活血化瘀。

二诊加防风乃相须为用。《本经》论防风："味甘温，无毒。主大风，头眩痛，恶风，风邪，目盲无所见，风行周身，骨节疼痹（御览作痛），烦满。久服轻身。"《别录》论防风："味辛，无毒。主治胁痛，胁风头面去来，四肢挛急，字乳金疮内痉，叶，主治中风热汗出。"防风一药用途很广，我认为其为风病第一要药，自古被称为"风中之润剂"。防风不但能解表祛风，治疗风疹瘙痒等症；而且能胜湿除痹，用于风湿痹痛疗效也很好；还能治疗内伤化风，风夹诸邪所致之内伤杂病。临床治疗范围颇为广泛。现代药理研究也证实，防风内含挥发油、苦味甙、甘露醇等，具有镇痛、抗菌、解热作用。防风镇痛，能明显提高痛阈。

医案九 胸痹、心悸、眩晕

王某，女，54 岁。2016 年 8 月 4 日初诊。

主诉：反复发作胸闷心慌伴头晕 3 个月余。

病史：3 个月前因家务事生气近 1 周，一开始感到胸闷、气不够用，需长出气才舒服，心慌阵阵发作，头晕沉不适，上午重下午轻。曾去某医院诊为心律失常，服中西药治疗，也服过 20 多剂汤药，药量大，每次服后即感胃中胀满、难受干呕，疗效不显。因多方治疗无明显疗效，唯恐治不好而日益紧张焦虑，症状更重，求治。

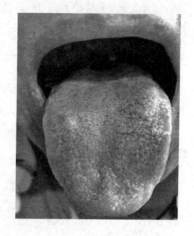

刻诊：精神差，阵发性胸闷心慌，心下有憋胀感，时轻时重，每天发作 20 余次，头部感到晕沉不适，上半身阵阵烘热汗出，下半身

偏凉，无头痛身痛，易饥但食欲差，勉强进食或稍多进食后便胃部撑胀，整个胸部及上腹部都窜痛不适，嗳气频频，感到食物塞在胃里就不下去，口苦，口渴，口中黏腻，无咽干，心烦焦虑，眠差，无胁胀痛，无干呕，无手足凉，大便每天2次，前干后溏不爽，蹲厕久而痔疮下血，小便可。唇暗，舌暗，舌尖边红，舌体胖大微干边有齿痕，苔薄白兼黄腻微干，苔面多处裂纹。脉细、促，左弦尺沉，右寸关滑尺沉有力。

辅助检查：24小时Holter监测：①窦性心律；②偶发室早（高位间隔部，部分室早呈插入性）；③大于1.5秒长RR间期7次，最长1.92秒，均为室性早搏完全代偿所致；④部分导联ST异常；⑤心率变异性正常。胃镜示：①胃底小息肉；②慢性浅表性胃炎。

六病（法）脉证辨析：

胸闷，心慌时心下处憋胀感，多食则胃胀，胸部及上腹部窜痛不适，嗳气频，口苦，心烦焦虑，舌尖边红，苔薄白微黄，苔面多处裂纹，脉弦细，辨为少阳病，上焦气机郁滞，郁火伤津。

怕热，上半身阵阵烘热汗出，易饿，多食则胃胀，胸部及上腹部窜痛不适，嗳气频，口苦，口渴，心烦焦虑，眠差，大便前干，舌尖红，苔薄黄，苔面多处裂纹，脉细尺沉有力，辨为阳明病，热闭上焦气机，热蒸汗出，热伤津液，热扰神明。

头晕沉，口中黏腻，进食后胃胀，大便溏，舌体胖大边有齿痕，苔薄白，脉促，沉弦，辨为太阴病，胃虚，水饮上逆。

大便后溏黏不爽，蹲厕久而痔疮下血，舌尖边红，舌体胖大微干边有齿痕，苔薄白兼黄腻微干，辨为下焦太阴阳明水热互结，阻滞气机（气结）。

上午发作多，下午发作减少，辨为少阳病，休作有时病性特征。

上半身阵阵汗出，下半身偏凉，辨为气滞而阴阳气不相顺接。

痔疮下血，唇暗，舌暗，辨为太阴伤血，瘀血。

六病（法）辨证：少阳阳明太阴合病，属厥阴（气与水火夹杂互结）。

病机：气滞（气结），气逆，胃虚，津伤。

核心病机：胃虚而三焦气结。

方药：四逆散加薤白。

柴胡 20g，赤芍 20g，枳壳 20g，炙甘草 20g，薤白 20g。

5剂，每日1剂，先用约50g大米煎汤，以滤出的米汤水煎药，分3次服。

嘱：调畅情志，不过于恐病；忌辛辣刺激及过于油腻饮食；忌熬夜。

二诊：药后诸症好转。一开始看药少而心存疑虑，服后胸闷心慌逐日见轻，气短消失，头晕等症明显减轻，心情转佳，认为药虽简单，但疗效很好。效不更方，上方继服7剂。

三诊：诸症持续好转，仍口苦，大便稍溏，无黏腻不爽感，痔疮下血消失，食欲恢复，饭后仍腹胀嗳气但减轻。原方不变，将各味药从20g减为15g，继服7剂。

四诊：诉胸闷心慌基本消失，心烦焦虑明显减轻，又去医院查心电图，早搏消失。恐再犯病而不愿停药。

嘱其停服汤药，予以四逆散原方：柴胡 50g，赤芍 50g，枳壳 50g，生甘草（另包自炒）50g。1剂。粉碎过筛成细粉，每天3次，每次用米汤水送服3g。

五诊：2周后电话回访，病情稳定，还在服用散剂。嘱其暂停服药观察，调畅情绪，避免生气，不适随诊。

六病（法）辨治法度的思考

四逆散依病机应用原方，或以四逆散方后注加味，或依据病机方势合方都有很好的疗效，切忌无章法地滥加药，打乱四逆散方药配伍格局。

用四逆散一定要抓住表里、三焦之间气结、气郁化热的核心病机，或上焦火郁、中焦胃不和、下焦里结轻症的病机。

四逆散证冠以"四逆"，"四逆"是必具之症。但不能固化思维，仅理解是热闭气机之四肢末端逆冷。少阳阳明气郁、气闭、气结而阴阳气不相顺接或逆乱，津血不能畅达表里、三焦之间，致上下或左右不对称的病变，亦为"四逆"。

该案寒热错杂，虚实夹杂，水火并见，津伤入于血分，脉证合参，诸症皆因气郁气结化火而致，热扰三焦，伤损胃津，郁阻三焦气机，致上焦不通，津不得下，胃气不和。病机关键乃三焦气机郁结。

以四逆散除结通闭，疏调三焦气机为主，加薤白温中化饮，上宣胸阳下除气结。方药功效总体趋势为：疏调三焦气机，养胃补津，除结滞，化饮降逆。三焦气机调畅，诸症会迎刃而解。

医案十　眩晕

张某，女，65岁。2018年8月31日初诊。

主诉： 反复发作眩晕2个月余，加重10余天。

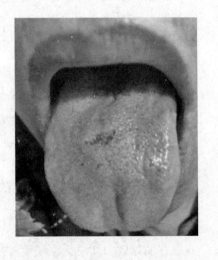

病史： 有高血压病史10余年，腔隙性脑梗死病史3年，后循环缺血病史5年。2个月前晨起感到眩晕，天旋地转，恶心呕吐，不能活动，随即去某医院住院治疗10天，诸症好转而出院，已能活动走路，但仍然头晕。近10天眩晕再次加重，躺下和起来时眩晕，走路基本正常，再于某医院以"中枢性眩晕"予静脉点滴及口服多种药物治疗，无明显疗效，求治。

刻诊： 眩晕，躺下和起来时眩晕加重，口苦口干口渴，无咽干，恶心无呕吐，阵发性头痛多汗，无恶寒发热，无身痛肢肿，无胸腹胀满，无心慌，无嗳气，心烦郁闷，眠可，纳可，二便可。唇暗，舌暗淡胖大，苔白水滑，舌面多处裂纹。脉左三关皆弦，右寸关滑尺沉。

辅助检查： 血压：180/110mmHg。空腹血糖：6.6mmol/L。

六病（法）脉证辨析：

表证： 时头痛多汗，辨为中风证，表虚。

里证： 眩晕，躺下起来时天旋地转，舌淡胖大苔白水滑，脉左寸关弦尺滑，右三关皆沉，辨为太阴病，中焦胃虚停饮，寒饮上逆。

眩晕，口苦，心烦郁闷，舌苔裂纹，脉左寸关弦，辨为少阳病，枢机不利，气郁。

口渴，口干，心烦，舌苔裂纹，右寸关滑，辨为阳明病，津伤。

高血压，腔隙性脑梗死，后循环缺血，唇暗，舌暗，辨为太阴瘀血。

六病（法）辨证：太阴（里证、外证）少阳阳明合病。

病机：胃虚，水饮上逆，津伤，血瘀，表虚。

核心病机：胃虚而饮气上逆。

方药：

方一：茯苓泽泻汤。

茯苓 30g，泽泻 40g，白术 15g，桂枝 10g，炙甘草 10g。

3 剂，每日 1 剂，水煎分 2 次服。

方二：大阴旦汤加川芎。

柴胡 24g，黄芩 10g，人参 10g，旱半夏 20g，炙甘草 10g，赤芍 15g，川芎 10g，大枣 6 枚（擘），生姜 20g（切片）。

5 剂，日 1 剂，水煎分 2 次服。

嘱：先服 3 剂茯苓泽泻汤，然后服大阴旦汤加川芎 5 剂。忌食生冷辛辣及过于油腻食物。

二诊：8 剂药服完后，患者非常感谢，说已经好了 70%。现在仍然有头重脚轻的感觉，但起卧已不再眩晕，仍有口苦、口干、口渴等症，仍处于郁闷状态，心烦焦虑，什么事都不开心，大便偏干。

此乃胃虚而气机不利，气郁、火郁证兼夹，以疏调气机为治。

方药：小柴胡汤合四逆散。

柴胡 24g，黄芩 10g，人参 15g，旱半夏 20g，炙甘草 15g，赤芍 15g，枳壳 15g，大枣 6 枚（擘），生姜 20g（切片）。

7 剂，日 1 剂，水煎分 2 次服。

嘱：忌食生冷辛辣及过于油腻食物。

三诊：诸症基本消失，心情好转明显，不想停药，又开 5 剂，嘱服后停药观察，不适随诊。

六病（法）辨治法度的思考

该患者舌脉证虽太阴少阳阳明三证并见，但刻诊所苦所急的核心病机在于水饮上凌清窍，所以先以茯苓泽泻汤健胃、养津、降饮逆。

茯苓泽泻汤方药比例有所调整，以泽泻汤比例为主以健胃气，利水消饮，降逆止眩。茯苓泽泻汤方药有苓桂术甘汤、泽泻汤及桂枝甘草汤经方单元，共奏健胃养津，化饮降逆，调和营卫之功。

《金匮要略·痰饮咳嗽病脉证并治》："心下有支饮，其人苦冒眩，泽泻汤主之。泽泻汤方：泽泻五两，白术二两。"

水饮消后津伤会更加显现，再以大阴旦汤调和枢机，养胃气布津液降饮气上逆。

二诊阴证出阳，仍有气郁症状，病机关键在于胃虚而气机不利，气郁、火郁证兼夹，治以疏调气机为主。所以方选小柴胡汤合四逆散。既能和胃气，化饮降逆，又能疏调气机，而通气结火微结。

柴胡为主药，入少阳，通表透里，清散郁火，推陈致新。

四逆散有芍药甘草汤和枳实芍药散二方的方元（经方单元），气血同调而偏于气证，水火并治而偏于火证。

《本经》论芍药："味苦平。主邪气腹痛，除血痹，破坚积，寒热疝瘕，止痛，利小便，益气。"《别录》论芍药："味酸，微寒，有小毒。主通顺血脉，缓中，散恶血，逐贼血，去水气，利膀胱、大小肠，消痈肿，时行寒热，中恶，腹痛，腰痛。"芍药入阳明，气血并治，祛郁热，通结滞，敷布津液、除血痹，利尿化饮。

《本经》论枳实："味苦，寒。主大风在皮肤中，如麻豆苦痒，除寒热结，止利，长肌肉，利五脏，益气轻身。"《别录》论枳实："味酸，微寒，无毒。主除胸胁淡癖，逐停水，破结实，消胀满、心下急、痞痛、逆气胁风痛，安胃气，止溏泄，明目。"枳实入阳明，行气破积，除寒热结，通畅气机。

炙甘草入六经，养胃补津，解郁热，调和阴阳寒热。

由上可知，芍药甘草汤能除血痹，通结滞，养胃气，敷布卫津。枳实芍药散能通气机，破血瘀，除血痹。

总之，诸药相合，关键在于可通调气机而疏郁结，敷布津血、降逆化饮而止眩晕。

医案十一 胸痹、不寐

赵某，女，54岁。2016年4月7日初诊。

主诉：胸闷伴失眠2个月余。

病史：2个月前患者因严重腹泻呕吐在某诊所输液，治疗后出现胸闷进行性加重，又以冠心病、急性胃肠炎收住某医院治疗12天，出院后仍感胸闷伴夜寐不安，求治。

刻诊：胸闷不舒时轻时重，食后泛酸，嗳气较多，胸闷亦加重，无腹胀肠鸣，无头晕心慌，无畏寒发热，口不苦，口干渴不欲饮水，眼涩不适，白天乏力没精神，夜间难以入眠，愈睡不着愈心烦焦虑，大便1日2次，稀溏黏滞不爽，小便黄较次数多，有时憋不住但无尿痛。大鱼际处肌肉干瘪，舌质暗变尖红，舌体胖大，边有齿痕苔厚黄腻。脉沉细，左寸关弦，右寸弦关稍涩。腹诊上腹及两胁部按之虚软。

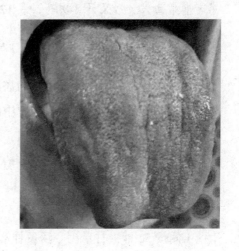

辅助检查：心电图：窦性心律，心率79bpm，Ⅱ、Ⅲ、avF、V3、V4、V5ST段呈水平型压低0.03～0.08mV。

六病（法）脉证辨析：

心烦焦虑，泛酸，失眠，眼涩不适，口干口渴，小便黄，舌质红，苔黄，脉沉细，辨为阳明里热，热扰心神，燥热伤津。

胸闷不舒（视为痞满），上腹及两胁部按之虚软，食后泛酸，嗳气较多

（视为呕），舌体胖大边有齿痕苔厚腻，脉弦，辨为太阴胃虚水饮上逆。

口干渴不欲饮水，大便稀溏，舌体胖大边有齿痕苔厚腻，脉弦，辨为太阴胃虚水饮内停下趋。

小便频数，辨为胃虚中不制下。

六病（法）辨证：厥阴病。

病机：太阴胃虚水饮，阳明热伤津液，寒热水饮互结。

核心病机：胃虚而水热互结，气机升降失常。

方药：甘草泻心汤。

旱半夏20g，干姜15g，黄连5g，黄芩15g，党参15g，炙甘草20g，红枣6枚（擘）。

6剂，日1剂，水煎分3次服。

二诊：诸证明显减轻，已经可以安眠，心烦大减，特别是尿频明显减轻，患者非常高兴。后又开2次药，服12剂临床治愈。

六病（法）辨治法度的思考

该案主证中的胸闷不舒可视为痞满；食后泛酸、嗳气较多可视为呕；大便稀溏黏滞不爽可视为利；病机为胃中虚，水热互结于中焦为痞，客气上逆于上焦为嗳气，趋于下焦而为大便稀溏，水热互结，寒饮协热而利则黏滞不爽。

口干渴为津不足，胃气虚上不治下而小便频数，又加重津伤。

病机以胃虚而水热互结，气机升降失常为关键。原方甘草泻心汤就能对治。

1两按5g计，甘草泻心汤炙甘草用30g，比干姜多2倍，还有甘草干姜汤意，意在救胃气而复胃津，胃气足则助中焦痞结疏通，上下气机流通而水热互结得解。

小便频数并非皆为肾虚，多于中焦胃气亏虚有关。《金匮要略·肺痿肺痈咳嗽上气病》："肺痿吐涎沫而不咳者……上虚不能制下故也，甘草干姜汤以温之。"此上虚为里（胃）虚。《伤寒论》第29条："伤寒脉浮，自汗出，小便数，心烦，微恶寒，脚挛急，反与桂枝汤欲攻其表，此误也，得之便厥，咽中干，烦燥吐逆者，作甘草干姜汤与之，以复其阳。"胃气为津液生化之源，甘草干姜汤温中补津固胃气，补里虚而制下，可治该案小便频数。

不寐也多与胃气相关。《素问·逆调论》："阳明者，胃脉也。胃者，六腑之海，其气亦下行。阳明逆，不得从其道，故不得卧也。下经曰：胃不和则卧不安，此之谓也。"胃气虚而不和，阴阳气机升降失常，则会造成心神不宁，阳不入阴，睡卧不安。

《内经》半夏（秫米）汤，即《灵枢》卷十之半夏汤，专为不寐而设。其功能化痰和胃，主治痰饮内阻，胃气不和，夜不得卧能治不寐。李时珍《本草纲目》曾说半夏能除"目不得瞑"。不寐用甘草泻心汤治疗，其中半夏能发挥很好的祛痰降逆、和胃气之功而治疗不寐。

西医学研究也证实：胃肠存在一些内分泌细胞，其分泌的物质类似大脑内分泌物，能调节胃肠神经乃至全身神经功能。慢性胃肠疾病长期慢性刺激，会影响胃肠内分泌细胞分泌功能，致人体神经系统调节失常而失眠。半夏有良好的调节胃肠、镇静神经中枢作用。

医案十二　心悸

陈某，男，53 岁。2018 年 08 月 28 日初诊。

主诉：反复发作心慌 1 月余。

病史：患者有高血压病史 15 年，靠服降压药控制血压，服药不规范，血压忽高忽低不稳定。1 个月前因干活（建筑工）劳累而出现心慌症状，并逐渐加重，曾去某医院检查提示心律失常。经服中成药及抗心律失常的西药治疗，疗效不明显，求服中药治疗。

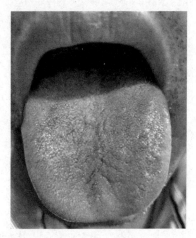

刻诊：每天发作心慌，严重时感到心中颤抖、胸闷、胸痛，有时连及胁痛，怕冷，

出汗多，头晕，心烦，口干稍苦，无口渴，无咽干，无身疼痛，正常出汗，眠差，纳可，大便2天一次，前干后基本成形，小便可。舌淡胖大，苔薄白微黄腻，舌面上部裂纹。脉弦，左寸浮关尺滑，右寸关滑尺沉有力。

辅助检查：血压：160/90mmHg。心脏彩超：①二尖瓣、三尖瓣反流（少量）；②静息状态下室壁运动正常；③左室舒张功能减低。24小时动态心电图：①窦性心律；②偶见加速的房性逸搏及逸搏心律；③偶发房性早搏，部分未下传；④偶发双源室性早搏；⑤偶见Ⅱ度Ⅰ型房室阻滞阻滞QRS波群脱漏所致；⑥大于15s的长RR间期3次，其中大于2s的一次，均由Ⅱ度Ⅰ型房室阻滞的QRS波群脱漏所致；⑦部分导联T波异常。

六病（法）脉证辨析：

表证：怕冷，出汗，眠差，脉左寸浮苔薄白微黄，辨为中风证，表虚，营卫不和。

半表半里证：头晕，胸闷、胸胁痛，心烦，口稍苦，脉弦，辨为少阳病，上焦郁火，气机郁滞，下焦饮逆。

里证：心烦，大便2天一次，便前干，舌苔微黄腻，舌面前部裂纹，脉寸关滑尺沉有力，辨为阳明病，上焦热扰，热伤津液，下焦里微结。

头晕，胸闷，心慌，重时有心颤抖感，血压160/90mmHg，心律失常，舌淡胖大苔薄白微腻，脉弦，辨为太阴病，中焦胃虚，下焦水饮上逆。

六病（法）辨证：太阳少阳太阴阳明合病。

病机：中风表虚，热扰上焦，热伤津液，中焦胃虚，下焦水饮上逆，里微结。

核心病机：表里、三焦不利，胃虚饮逆。

方药：柴胡加龙骨牡蛎汤。

柴胡20g，黄芩10g，党参10g，旱半夏18g，桂枝10g，肉桂3g（后下），茯苓10g，灵磁石30g，生龙骨15g，煅牡蛎15g，生大黄6g（后下），大枣6枚（擘），生姜10g（切片）。

7剂，日1剂，水煎分2次服。

二诊：患者诉服后有效，头晕、胸闷、胸胁痛、心烦等症明显减轻，仍然心慌，严重时感到心里颤抖，但比前有所减轻，口干较重，已经不苦，怕冷，出汗多。舌淡胖大苔薄白微黄，舌面前部裂纹，脉左寸浮关尺弦滑，右寸关滑尺沉有力。血压：145/80mmHg。

六病（法）辨证：

表证：怕冷，出汗，眠差，脉左寸浮苔薄白，辨为中风证，表虚，营卫不和。

里证：心烦，口干，舌苔微黄，舌面前部裂纹，脉寸关滑尺沉有力，辨为阳明病，上焦热扰，热伤津液。

头晕，胸闷，心慌，严重时感到心里颤抖，血压145/90mmHg，心律失常，舌淡胖大苔薄白，脉弦，辨为太阴病，中焦胃虚，下焦水饮上逆。

六病（法）辨证：太阳太阴阳明合病。

病机：营卫不和，热扰上焦伤津，中焦胃虚，下焦水饮上逆。

核心病机：营卫不和，胃虚饮逆而精神不交。

方药：桂枝加龙骨牡蛎汤。

桂枝10g，肉桂5g（后下），炙甘草10g，生龙骨、生牡蛎各15g，三七粉6g（冲服），枣仁10g，大枣6枚（擘），生姜20g（切片）。

7剂，日1剂，水煎分2次服。

三诊：疗效明显，诸症皆明显减轻。又服7剂，临床治愈，停服汤药。

六病（法）辨治法度的思考

患者反复发作心慌1月余，伴心中颤抖、胸闷、胸痛，有时连及胁痛，还有怕冷、出汗、头晕、心烦等，初诊符合柴胡加龙骨牡蛎汤方证病机，所以选用该方而见效。

《伤寒论》第107条说："伤寒八九日，下之，胸满烦惊，小便不利，谵语，一身尽重，不可转侧者，柴胡加龙骨牡蛎汤主之。柴胡加龙骨牡蛎汤方：柴胡四两，龙骨、黄芩、生姜（切）、铅丹、人参、桂枝、茯苓各一两半，半夏二合半（洗），大黄二两，牡蛎一两半（熬），大枣六枚（擘）。上十二味，以水八升，煮取四升，内大黄，切如碁子，更煮一两沸，去滓，温服一升。本云，柴胡汤今加龙骨等。"

柴胡加龙骨牡蛎汤方证病机为表湿滞，上焦郁火（伤津，扰神），中焦胃不和，下焦水饮（湿）上凌或兼夹里结成实。核心病机为胃不和而表里、三焦枢机不利。病机特点为表里三焦枢机不利而兼心神病证。

二诊时，柴胡证基本消失，但所苦之症仍为心慌，严重时感到心里颤抖。证变机变方亦变，所以选桂枝加龙骨牡蛎汤调和营卫，交通精神阴阳，养胃补津。

《金匮要略·血痹虚劳病脉证并治》第8条："夫失精家，少腹弦急，阴头寒，目眩发落，脉极虚芤迟，为清谷，亡血，失精。脉得诸芤动微紧，男子失精，女子梦交，桂枝加龙骨牡蛎汤主之。桂枝加龙骨牡蛎汤方：《小品》云：虚羸浮热汗出者，除桂，加白薇、附子各三分，故曰二加龙骨汤。桂枝、芍药、生姜各三两，甘草二两，大枣十二枚，龙骨、牡蛎各三两。上七味，以水七升，煮取三升，分温三服。"

桂枝加龙骨牡蛎汤方证病机为表虚寒，胃虚，精（津）虚，营卫不和，阴阳不交。治疗心神情志病证非常有效，心慌、心神不安者用此方的机会很多。

医案十三　胸痹、心悸

张某，男，66岁。2018年11月21日初诊。

主诉： 反复发作胸闷伴前胸下部畏冷3个月余。

病史： 3个月前做喷绘工作紧张出汗，汗后因过度吹电扇而感觉胸闷和浑身怕冷。开始以为是受风感冒，口服两天感冒药后，症状局限于前胸中下部至心下畏冷，并反复胸闷不适，时轻时重。去某医院做胸片、心电图等检查，无明显阳性体征。曾按冠心病服过阿司匹林片、复方丹参滴丸等中西药，也服过20多剂汤药，均无明显疗效，求治。

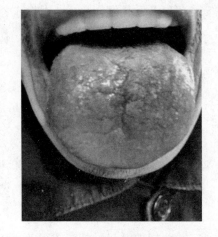

刻诊：阵发性胸闷，自感前胸中下部至心下好似有一团冰块而冰冷不适，无头痛头晕，无发热，无心慌，无手足凉，纳差，食后胃胀嗳气较频，凌晨1点左右口咽干燥较重，常醒来饮水漱口，但不想喝入多少水，口不苦，不渴，心烦，眠差，无胁胀痛，无干呕，大便2天一次，稍干，小便可。舌红胖大，苔薄白中后部微腻，苔面多处裂纹。脉左弦滑大，右寸关弦，尺沉有力。

辅助检查：心电图：①窦性心律；②部分导联ST-T改变（V1、V2、V3 ST压低0.03～0.05mv）。DR胸片：双侧肺纹理增粗。

六病（法）脉证辨析：

胸闷，胃胀，嗳气频，口咽干燥，凌晨1点左右较重，舌红，苔面多处裂纹，脉弦，辨为少阳病，上焦气机郁滞，郁火伤津。

胸闷，胸中下部至心下好似有一团冰块而冰冷不适，纳差，食后胃胀，舌胖大，脉弦，辨为太阴病，胃虚（胃虚寒），饮停中焦、上逆。

心烦，大便2天一次，稍干，舌红，苔面多处裂纹。左脉滑大，右尺沉有力，辨为阳明病，三焦热扰津伤。

口干燥欲饮水漱口不愈咽，辨为太阴瘀血。这是比较典型的瘀血证机，漱水不欲咽，即口燥咽干只想用水漱口而不欲咽下。常见于热性病热入营血或瘀血内阻病证。《伤寒论》202条有论："阳明病，口燥，但欲漱水不欲咽者，此必衄。"《金匮要略·惊悸吐衄下血胸满瘀血病脉证治》也说："病人胸满，唇痿舌青，口燥，但欲漱水不欲咽，无寒热，脉微大来迟，腹不满，其人言我满，为有瘀血。"

怕热，上半身阵阵烘热汗出，胃易饿，多食则胃胀，胸部及上腹部窜痛不适，嗳气频，口苦，口渴，心烦焦虑，眠差，大便前干，舌尖红，苔黄腻微干，苔面多处裂纹。脉细尺沉有力，辨为阳明病，热闭上焦气机，热蒸汗出，热伤津液，热扰神明。

凌晨1点左右口咽干燥，辨为少阳病欲解时，欲解时为正邪交争时段，如果病证不解即会加重。

胸中下部至心下有一团冰块而冰冷不适，辨为气结饮停。

六病（法）辨证：少阳阳明太阴合病，属厥阴。气证与水证、火证夹杂，以气证为主。

病机：气郁（气结），气夹饮逆，胃虚（虚寒，津虚），津伤。

核心病机：三焦气郁而饮停中焦。

方药：四逆散加干姜、五味子、三七。

柴胡 20g，赤芍 20g，枳壳 20g，炙甘草 20g，干姜 15g，五味子 15g，参三七粉 6g（冲服）。

7 剂，日 1 剂，先用约 50g 大米煎汤，以滤出的米汤水煎药，分 2 次服。

嘱：忌辛辣刺激及过于油腻饮食，忌熬夜。

二诊：诉从第 2 剂药开始，胸闷伴前胸下部畏冷等诸症逐渐好转。上方不变又开 7 剂继服。

三诊：前胸下部畏冷消失，仍有阵发性胸闷，但明显减轻，开四逆散原方加三七参各等份打细粉，嘱患者以米汤水送服，每日 3 次，每次服 3g。

半月后电话回访，临床基本治愈，还在服散剂巩固疗效。

六病（法）辨治法度的思考

从该案得到的启示是，不要一见胸前区畏冷发凉，就不辨阴阳地误用附子等热药。因该案舌脉证大多为阳证，无真阳虚损的病机，滥用附子必致坏病。切记辨证首明阴阳真假。

四逆散应用原方就有疗效，或依病机以四逆散方后注加味，或依据病机方势或药症、药势合方加药，疗效最好，切忌随意加过多的药。

该案寒热错杂，虚实夹杂，水火并见，津伤入于血分。辨证为少阳阳明太阴合病，属厥阴，是因为有气与水火夹杂互结，气证为主。乃阳明太阴水火互结而气机阻滞，所以阴阳气不相顺接、逆乱，津血不能畅达三焦。治则为疏调三焦气机，除气结，温中养胃补津。

加干姜温中化饮降逆。《本经》论干姜："味辛温。主胸满咳逆上气，温中，止血，出汗，逐风湿痹，肠澼下利，生者优良，久服去臭气，通神明。"《别录》论干姜："大热，无毒，主治寒冷腹痛，中恶，霍乱，胀满，风邪诸毒，皮肤间结气，止唾血。生姜，味辛，微温。主治伤寒头痛、鼻塞，咳逆上气，止呕吐。又，生姜，微温，辛，归五脏。去淡，下气，止呕吐，除风邪寒热。"

加五味子养五脏，益津（精）气，降逆气。《本经》论五味子："味酸温。主益气，咳逆上气，劳伤羸瘦，补不足，强阴，益男子精。"《别录》论五味子："无毒，主养五脏，除热，生阴中肌。"

三七既能止血，又能活血、养血。该案加一味三七冲服，可助养血和营、通利血脉。《本草纲目拾遗》曰："人参补气第一，三七补血第一，味同而功亦等，故称人参、三七为中药之最珍贵者。"清代医家黄元御《玉揪药解》："三七味甘微苦，性温，无毒。能和营止血，通脉行瘀。"清代医家黄宫绣《本草求真》："三七气味苦温，能于血分化其血瘀。"

医案十四　眩晕

杨某，男，50岁。2017年5月31日初诊。

主诉：头晕1年余，加重半月。

病史：1年前不明原因头晕目眩呕吐，去某医院检查诊为腔隙性脑梗死、后循环缺血、颈椎病。住院治疗10天，眩晕呕吐好转出院，但一直头晕不愈，头重脚轻，曾在诊所静脉点滴，也服过几十剂大剂量汤药、活血化瘀的中成药及西药，一直疗效不明显，痛苦异常，求治。双侧股骨头置换术后。吸烟史20余年，嗜酒，皆已戒除。

刻诊：头晕，头重脚轻，不敢走远路，受风寒及天冷时加重。乏力无精神，左眼角稍痛，无恶心呕吐，无头痛身痛，无恶寒发热，颈部强硬疼痛不适，汗多，耳鸣已经3年余，口苦无咽干不渴，咽痒干咳。心烦，食后胃脘部及胸胁部胀满难受不适，嗳气较频，无胃痛，二便可。舌淡，舌体胖大，舌尖边红，苔中白腻微黄

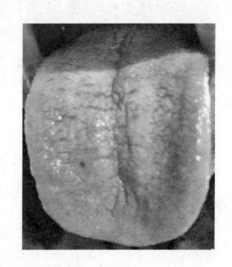

多有裂纹。脉弦，左寸关滑尺沉，右寸浮滑关尺沉。

辅助检查： 头颅 CT：基底节区腔隙性脑梗死。颈椎 MRI：C4/5、C5/6 椎间盘突出，C6/7 椎间盘膨出。经颅多普勒超声：双侧椎动脉（颅外段）迂曲。

六病（法）脉证辨析：

表证： 颈部强硬疼痛不适，汗多，头晕受风寒及天冷时加重，左眼角眶稍痛，双侧股骨头置换术后，舌淡，舌体胖大，舌尖边红，苔中白腻微黄，脉弦，左寸关滑尺沉，右寸浮滑，辨为太阳中风证，表滞，表虚。

半表半里证： 口苦，咽痒干咳，耳鸣，心烦焦虑，胸胁部胀满难受不适，颈部强硬疼痛不适，汗多，舌边红，脉弦，辨为少阳证，上焦郁火，气机郁结。

里证： 头晕，头重脚轻感，不敢走远路，食后胃脘部及胸胁部胀满难受不适，嗳气较频，乏力无精神，舌淡舌体胖大舌苔中白腻，脉沉弦，左尺沉，右关尺沉，辨为太阴病，中焦胃虚，饮气上逆，气不化津血，血虚失养。

心烦，口苦，咽痒干咳，舌尖红苔微黄，多有裂纹，脉寸关滑，辨为阳明热扰上焦，热伤津液。

六病（法）辨证： 太阳少阳阳明太阴合病，属厥阴。

病机： 表虚，表滞，津伤，气机郁结，上焦郁热，中焦胃虚，下焦饮气上逆。

核心病机： 表里三焦不和而饮气上逆。

治则： 调和营卫阴阳，养胃补津，化饮降逆，清热散结。

方药： 柴胡桂枝干姜汤。

柴胡 20g，前胡 20g，桂枝 15g，干姜 10g，天花粉 20g，黄芩 15g，煅牡蛎 10g，生龙骨 10g，炙甘草 10g。

7 剂，日 1 剂，水煎分 2 次服。

嘱： 忌食生冷、辛辣刺激及过于油腻食物。

二诊： 服后头晕减轻，说比原来服过的汤药有效多了，大便偏溏，原方天花粉减至 15g，继服 7 剂。

三诊： 精神好了，已经不感乏力，头晕持续减轻，已经能够外出散步 2～3 公里，又开 7 剂，服后如病情稳定可停药。

后电话随访已经基本痊愈。

六病（法）辨治法度的思考

该案患者头晕 1 年余，长期屡治不效而寒热虚实夹杂。

从西医角度看，患者腔梗是头晕的原因之一。患者的颈椎磁共振检查还提示颈椎有多处椎间盘突出或膨出，特别是 C5/6 椎间盘突出压迫硬膜囊会出现头晕。经颅多普勒超声检查见双侧椎动脉走行迂曲，椎动脉走行迂曲常见于发育异常或颈椎病压迫椎动脉所致，会使血液流速改变而影响头部血循供应而出现头晕等症状。

患者脉证舌等体征提示有表证，有寒热里证，有半表半里证，寒热错杂，虚实夹杂，表里三焦不和，气机不畅，关键是有结，即胃虚不制，浊水浊气上逆结于胸胁。

柴胡桂枝干姜汤证的辨证要点是胸胁满微结（痞而不通之意），非少阳证胸胁苦满。如何判断此"结"？就是有表邪内陷少阳阳明化热（火），遇太阴水饮而水热互结逆于胸胁（上中两焦之间）。

凡见既有表证中风又有太阴、少阳、阳明（水火）证而出现上腹部或胸部满闷或疼痛不适并涉及两胁部的特征，包括胸胁部的皮疹等，都可以考虑是否为柴胡桂枝干姜汤证，柴胡桂枝干姜汤临证应用范围很广。

柴胡桂枝干姜汤方中只有牡蛎一味而无龙骨，但用法很重要。

《本经》论牡蛎："味咸，平。主治伤寒、寒热，温疟洒洒，惊恚怒气，除拘缓，鼠瘘，女子带下赤白。久服强骨节，杀邪鬼。"《别录》论牡蛎："微寒，无毒。主除留热在关节荣卫，虚热去来不定，烦满，止汗，心痛气结，止渴，除老血，涩大小肠，止大小便，治泄精、喉痹、咳嗽、心胁下痞热。"明末医药学家倪朱谟《本草汇言》："《心》云：牡蛎咸平。熬，泄水气。"川越正淑大亮《伤寒用药研究》："牡蛎体湮没而消灭为之用……柴胡桂枝干姜汤，柴胡加龙骨牡蛎汤，消灭胸胁也。龙骨，体镇固而沉坠为之用，柴胡加龙骨牡蛎汤，沉坠胸胁也。"

牡蛎在柴胡桂枝干姜汤中的应用要点：一是用量不大，因其性寒质重，量大走下而重镇潜阳收敛固涩，量小熬之则走上去水软坚散结，如胸胁结滞。二是"熬"，古代"熬"为用火焙干，《说文·火部》："熬，干煎也。"《方言七》："熬，火干也。"下边四点水"灬"为意符为"火"演变而成，煎熬、熬尽心血等都反映此义。

柴胡桂枝干姜汤偏于阴，偏于水结，只用牡蛎而不用龙骨而且用量小，以免方药过寒而影响经方偏温祛水化饮散结的格局。

龙骨、牡蛎是对药，协同为用，交通精神，潜阳安神定悸。

《本经》论龙骨："味甘平，主心腹鬼疰，精物，老魅，咳逆，泄痢脓血，女子漏下，症瘕坚结，小儿热气，惊痫。龙齿：主治小儿大人惊痫，癫疾，狂走，心下结气，不能喘息，诸痉，杀精物。"《别录》论龙骨："微寒，无毒。主治心腹烦满，四肢痿枯，汗出，夜卧自惊，恚怒，伏气在心下，不得喘息，肠痈内疽阴蚀，止汗，小便利，溺血，养精神，定魂魄，安五脏。"

仲景经方用牡蛎龙骨的条文方药如下，要视方中用量来用。

《伤寒论》第395条"牡蛎泽泻散"利水消肿，祛满除湿，牡蛎（熬）、泽泻、蜀漆、葶苈子（熬）、商陆根（熬）、海藻、天花粉各等份。牡蛎（熬）服用小量。

《金匮要略·疟病脉证并治》的"牡蛎汤"治牝疟祛痰截疟，镇静安神：牡蛎四两（熬），麻黄四两（去节）三两，甘草（炙），蜀漆三两。

《金匮要略·血痹虚劳病脉证并治》的"桂枝加龙骨牡蛎汤"治疗失精，龙骨、牡蛎各三两生用，交通精神。

《伤寒论》第112条的"桂枝去芍药加蜀漆牡蛎龙骨救逆汤"治疗误火伤津伤津伤胃气而下焦寒饮上凌而亡阳惊狂：牡蛎五两（熬），龙骨四两（误火）。

《伤寒论》第107条的"柴胡加龙骨牡蛎汤"治疗胸满烦惊谵语：牡蛎一两半（熬）。

《伤寒论》第118条的"桂枝甘草龙骨牡蛎汤"治疗误火误下伤津心慌烦躁不安：牡蛎二两（熬），龙骨二两（无水饮结聚）。

医案十五　水肿（糖尿病肾病）、眩晕

王某，女，67 岁。2018 年 10 月 8 日初诊。

主诉：水肿伴头晕 3 个月，加重半个月。

病史：糖尿病史 10 余年，平时靠服药控制，但不规范，半年前停服降糖药而服降糖保健品，血糖控制不好，血糖总是波动在 10mmol/L 左右，常感全身困重乏力。3 个月前开始出现头晕，眼睑浮肿，下肢轻度凹陷性水肿等症状，去医院检查诊为糖尿病肾病。住院治疗 10 天，水肿及头晕等症有所减轻，但血糖仍然在 7mmol/L 左右。半个月前，因感冒而水肿、头晕等症状又加重，不愿住院，求服中药。高血压病史 6 年，平时收缩压最高时 160mmHg，舒张压正常。

刻诊：体型肥胖，面部虚浮，眼睑稍浮肿，目下如卧蚕，头晕，时轻时重，时头晕痛，痛时头汗出，身体困重乏力，左上肢发麻，右下肢沉重，动辄汗出，纳可，吃饭时汗出较多，食后腹胀不适，无恶寒发热，口不苦，凌晨 3 点左右口干，口渴，饮水后渴不解，心烦，双下肢有凹陷性水肿，大便溏，小便频。舌体胖大边有齿痕，苔白滑腻，舌尖边稍红。脉细，左关弦尺沉，右滑尺沉。

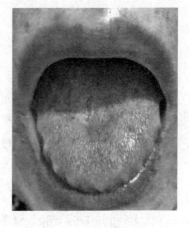

辅助检查：血压：150/68mmHg。空腹血糖：10.36mmol/L。尿素：7.48mmol/L（正常值 2.85 ～ 7.14），肌酐：235.3mmol/L（正常值 44.2 ～ 88.4）。尿检：蛋白（++），潜血（+）。

六病（法）脉证辨析：

表证：时头晕痛，痛时头汗出，左上肢沉麻，右下肢沉重，双下肢有凹陷性水肿，舌体胖大边有齿痕，苔白滑腻，脉沉，辨为太阴中风证，寒湿滞表，表虚。

里证：体型肥胖，面部虚浮，眼睑稍浮肿，目下卧蚕，头晕，身体困重乏力，食后腹胀不适，凌晨3点左右口干，双下肢有凹陷性水肿，大便溏，小便频。舌体胖大边有齿痕，苔白滑腻。脉左关弦尺沉，右滑尺沉，高血压，高血糖。辨为太阴病，中焦胃虚水饮内停，气化不利，水饮上逆，水气痞结于心下。

尿素、肌酐升高，蛋白（++），潜血（+），辨为少阴病，下焦气化不利，营伤。辅助检查结果可以作为中医辨证析病机的参考。

口干渴饮水后渴不解，心烦，舌尖边稍红，脉细，右寸关滑，辨为阳明热扰，热伤津液。

六病（法）辨证：太阴阳明少阴合病。

病机：上焦热（微热）伤津液，中焦胃虚气结水停，下焦水饮上逆，三焦气化不利，表寒，表虚，伤营。

核心病机：胃虚而三焦气化不利，水气痞结，津失输布。

方药：五苓散加黄芪。

茯苓18g，猪苓18g，生白术18g，泽泻36g，肉桂12g（后下），黄芪30g。

7剂，日1剂，用50g大米煎汤，用此汤水煎药，分2次温服

嘱：忌过于油腻及辛辣刺激食物，适当控制饮食。

二诊：药后头晕大减，眼睑已不再浮肿，身体困重及下肢水肿明显减轻，乏力减轻。舌体胖大边有齿痕，苔白滑腻，舌尖上部稍红苔微黄滑，舌下瘀暗。有阴证转阳趋势，上方加炒桃仁、红花，为"加味五苓散"（明代万全《万氏女科》）：茯苓18g，猪苓18g，生白术18g，泽泻36g，肉桂12g（后下），黄芪30g，炒桃仁12g，红花12g。7剂，日1剂，用50g大米煎汤，用此汤水煎药，分2次温服。

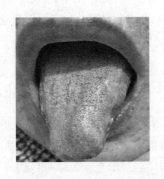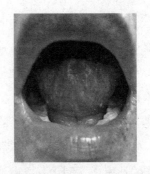

三诊：精神好，全身感觉有力了，身体困重基本消失，水肿消失，已无头晕。复查空腹血糖 7.25mmol/L。尿素 6.37mmol/L，肌酐 122.7mmol/L。尿检：蛋白（＋），潜血（－），上方又服 14 剂。

四诊：临床诸症消除。空腹血糖 6.8mmol/L。尿素 6.1mmol/L，肌酐 89.8mmol/L。尿检：蛋白（+－），潜血（－），上方又服 14 剂。停药观察，嘱规范服用控制血糖、血压的西药。

六病（法）辨治法度的思考

患者有糖尿病史，病久失治而伤及于肾，从辅助检查结果检查来看，合并糖尿病早期肾病。

初诊患者所急所苦的症状为水肿伴头晕，此病的病机关键在于病久伤及中焦胃气，中焦为气机升降之枢，气机升降正常与否，与人体生理病理状态密切相关，水津输布代谢与气机运动密切相关。病理则气不化津、气夹水逆。

中焦胃气健运则气机调畅、气化复常、水液气化津液输布正常；胃气虚损则气机升降失调，三焦气化不利，气结水停，气不化津、气夹水逆而致诸症。

从该案脉证辨，核心病机为胃虚而三焦气化不利，水气痞结，津失输布，与五苓散证机相符，故以五苓散加黄芪，调气机升降以助气化而利表里之水。

五苓散为《伤寒论》《金匮要略》中的一首非常重要的经方，临床应用范围非常广泛，不要将五苓散仅仅理解为是利水剂，这个方子实则为健胃气、调气机、促水饮气化，输布表里、三焦津液的方子。方子涵盖证机为太阳或三阴中风证、太阴水饮证、阳明里热证。系太阳或三阴中风与太阴水饮与阳明里热合病，或阴阳寒热互结成痞（水气痞）方，属厥阴。

《本经》论黄芪"味甘微温，主痈疽久败疮，排脓止痛，大风癞疾，五痔鼠瘘，补虚，小儿百病。"《别录》论黄芪："主治妇人子脏风邪气，逐五脏间恶血，补丈夫虚损，五劳羸瘦，止渴，腹痛泄利，益气，利阴气。"

黄芪味甘微温，能够"补虚""止渴"，也就是说黄芪能补胃气虚，养津、生津、升津。主"痈疽久败疮"，是治疗疮疡日久，或久治不愈，而形成的疮疡脓成而不溃或溃破而不收口，导致局部长期流稀脓、稀水。这实际上提示了黄芪有较强的补表虚，利水气，养津血的功能。

近现代中医临床大家张锡纯常将黄芪广泛运用于临床各科，屡起沉苛痼疾。他在《医学衷中参西录》中对黄芪的功能多有阐述："黄芪能补气，兼能生气……谓主痈疽，久败疮者，以其补益之力能生肌肉，其溃脓自排出也。表虚自汗者，可用之以固外表气虚。小便不利而肿胀者，可用之以利小便……黄芪之性，又善开寒饮。"

二诊阴证出阳是好现象，但要顾及瘀血，所以用五苓散加桃仁红花，以加强活血化瘀的作用。因为糖尿病肾病主要是糖尿病微血管病变，有结节性肾小球硬化型病变、弥漫性肾小球硬化型病变或渗出性病变三种类型。这些都与毛细血管间肾小球硬化、肾脏血流动力学异常有关，都属于中医血瘀的范畴，所以治疗糖尿病肾病应当考虑活血化瘀之法为最妥当。

五苓散加桃仁红花名为"加味五苓散"，出自明代医家万全《万氏女科》："治妇人产后恶露不下，败血停滞，闭塞水道，小便不通。"此为圆通活用五苓散之方，五苓散加少量药症并不失经方法度。

用经方要重视胃气津液的重要性，五苓散服用时要注意五苓散证方后注的服法："以白饮和服。"改汤剂时，就应用米汤水煎服来养胃气津液。"白饮"是什么呢？教科书认为是"白米饮，即米汤"（新世纪全国高等中医药院校规划教材《伤寒学》）。关于"白饮"，历代医家的说法不一，但多认为是白米饮，即白米汤。

我认为，这个"白饮"应该是清稀的白面汤，也就是煮捞（凉）面条时，面条捞出后的那个清稀的白面汤。

面汤为小麦面所制，《别录》论小麦："味甘微寒，主除热，止燥渴，咽干，利小便，养肝气，止漏血唾血……消谷，止利。以作面，温。"

大米为"稻米",分为粳米、籼米和糯米三种。稻米味甘、性平。《别录》论稻米:"主温中。"粳米:"味甘,苦,平,无毒,主益气,止烦,止泄。"

由上述可知,白面汤和白米汤基本功效相同,都有健胃益气、养津液、利水饮的作用。五苓散煎服,可用清稀的白面汤送服,也可用白米汤送服或煎服,而用米汤水煎药更加方便一些。用面汤会将药煎煮成药面汤,太黏,不利于煎出药效,也不利于服用。所以我平时给病人开五苓散为汤剂时,常嘱病人用米汤水煎药。

医案十六 胸痹、喘证、水肿

罗某,男,67 岁,2019 年 4 月 23 日初诊。

主诉:反复发作胸闷心慌、喘咳 3 年余,加重 1 个月。

病史:冠心病支架术后、慢性阻塞性肺疾病史。经常反复发作胸闷心慌、喘咳。1 个月前,因感冒诱发病情加重,每天都发作胸闷心慌、咳嗽喘息,动辄加重。曾去某医院以"间断胸痛 3 年余,左下肢水肿 2 年余,水肿加重 3 天"为主诉入院,诊为:①冠心病陈旧性心肌梗塞 PCI 术后,心功能 Ⅱ 级(NYHA 分级);②左下肢水肿原因待查;③头痛待查;④慢性阻塞性肺病;⑤腰椎骨折固定术后。住院治疗半月,4 月 18 日出院后不久诸症又发,求服中药。

刻诊:精神差,胸闷心慌、喘息气短,动辄喘甚,阵发性咳嗽,痰黏微黄,头晕不痛,无身痛腰痛,心下胀满,纳差,流口涎较多,乏力,心烦,眠差,双下肢可凹性水肿,左下肢水肿较甚并伴瘀斑,汗多,怕风,口稍苦,稍渴不欲饮水,无咽干,大便难排,前干后溏,2 天 1 次,小便可。面色暗黄,唇暗,舌红舌体胖大,边有齿痕,苔少,中后部薄白稍黄裂纹多,舌下青筋瘀曲。脉左寸浮涩关尺弦,右寸沉关弦尺沉。

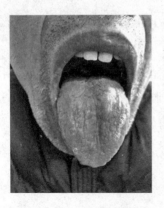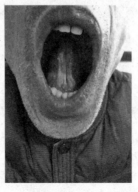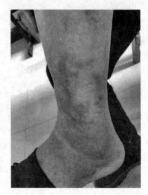

六病（法）脉证辨析：

表证：精神差，汗多，怕风，眠差，双下肢凹陷性水肿，左寸脉浮涩，辨为少阴病，表卫（津）虚不固，营卫（津）不和，溢饮。

里证：头晕，喘息，气短，咳嗽，痰黏，流口涎，心下胀满，纳差，左下肢凹陷性水肿，乏力，大便后溏，舌体胖大，边有齿痕，脉关尺沉弦，辨为太阴病，中焦胃虚，水饮内停上逆，气机阻滞。

面色暗黄，唇暗，口稍渴不欲饮水，左下肢瘀斑，舌下青筋瘀曲，辨为太阴瘀血。

心烦，眠差，口稍苦稍渴，大便难排，前干，舌红苔少，中后部薄稍黄裂纹多，左寸脉浮涩，辨为阳明病，热伤津血，阳明里微结。

六病（法）辨证：少阴太阴阳明合病，属厥阴。

病机：上焦郁火伤津，营血虚瘀，中焦胃虚停饮，下焦阳明里结，下焦水饮上逆，表卫（津）虚，营卫不和。

核心病机：胃虚津血伤，水饮内停夹气上逆。

方药：《千金》前胡（竹叶）汤。

前胡20g，旱半夏20g，黄芩10g，党参10g，肉桂10g（后下），赤芍10g，炒甘草10g，当归15g，竹叶15g，生姜30g（切片），大枣8枚（擘）。

7剂，日1剂，水煎分2次服。

二诊：药后，胸闷心慌、喘息咳嗽明显减轻，仍然动辄汗出，纳差，口稍渴不欲饮水，双下肢仍然水肿但减轻。舌脉基本同上。

方药：《千金》前胡（麦苓）汤。

236

前胡 20g，旱半夏 20g，黄芩 10g，党参 10g，肉桂 10g（后下），赤芍 10g，炒甘草 10g，当归 15g，麦冬 15g，茯苓 15g，生姜 30g（切片），大枣 8 枚（擘），蜂蜜 30g。

7 剂，日 1 剂，水煎滤汁后加入蜂蜜 30g 搅匀，分 2 次服。

三诊：胸闷心慌、喘咳持续减轻，精神好转，胃口恢复，乏力消失，已能够外出散步。又服上方 14 剂，临床治愈。

六病（法）辨治法度的思考

该案多种慢性病日久，寒热错杂，虚实夹杂，表里三焦皆病，属厥阴，是为半表半里阴证，具备水火气血的病机而偏于水气。

该案现阶段舌脉证表现为津伤较重，不宜用附子剂，否则壮火食气，会加重病情。附子一味，用对了为少火生气（津血），用误了乃为壮火食气（伤津血），所以，辨证首明阴阳水火，切不可滥用附子。

该案不仅有气夹痰饮上逆，而且有血瘀水盛，水血同病，当化饮降逆，养血利水为治。

初诊脉证合参，有前胡（竹叶）汤核心病机，胃气虚而表里、三焦气夹饮逆，津血虚瘀，所以选前胡（竹叶）汤调和营卫，温中降逆，养胃补津，养血祛瘀。

前胡（竹叶）汤出自《备急千金要方·胸痹第七》："前胡汤，主胸中逆气，心痛彻背，少气不食方。前胡、甘草、半夏、芍药各二两，黄芩、当归、人参、桂心各一两，生姜、三两，大枣三十枚，竹叶一升。上十一味㕮咀，以水九升，煮取三升，分四服。"

这首方子临床适用范围很广，辨证准确了，疗效也特别好，该方核心病机为胃虚饮逆，表里、三焦气郁津伤，营虚血瘀。证候要点为寒热错杂，半表半里半虚实半寒热半营卫，病机偏于水气，偏于寒，偏于胃虚津伤，偏于津虚及血。

二诊诸症明显好转，说明辨治法度正确，针对病机靶点施方已经起效。但因胃虚水饮较重，气不化津的病机仍然需要加强治疗，所以更方前胡（麦苓）汤，以养胃补津血，调和营卫，温中降逆，利水祛瘀。

前胡（麦芩）汤出自《备急千金要方·胸痹第七》："前胡汤，主胸中逆气，心痛彻背，少气不食方。又方：前胡、人参、生姜、麦门冬、饧、半夏、甘草、芍药、茯苓各三两，桂心、黄芩、当归各一两，大枣（三十枚）。上十三味㕮咀，以水一斗四升，煮取三升，去滓，分三服。"

该方为在前胡（竹叶）汤中去竹叶，加麦冬、茯苓和饴糖（麦芽或谷芽熬成的饴糖）为前胡（竹叶）汤主治证的基础上加强了治疗胃虚津伤、水饮逆乱的功效。

《本经》论麦门冬："味甘，平。主心腹结气，伤中伤饱，胃络脉绝，羸瘦短气。"《别录》论麦门冬："微寒，无毒。主治身重目黄，心下支满，虚劳、客热、口干、燥渴，止呕吐，愈痿蹶，强阴，益精，消谷，调中，保神，定肺气，安五脏。"麦冬重在调中健胃，益津血，除结气。

《本经》论茯苓："味甘平。主胸胁逆气，忧恚，惊邪，恐悸，心下结痛寒热烦满咳逆，口焦舌干利小便。久服安魂魄养神。"茯苓入三阴，不仅降逆化饮，化气生津，更重要的是能够疏调气机，除水气痞结。

所以，一切水证都要疏调气机而治水，大自然的水趋下流，人身之水津仍然是顺流五脏六腑四肢百骸的，只有与浊气相夹才会逆乱无制，而生诸症。古代医家早就在临证中注意到了这个问题，如元代医家朱丹溪说："善治痰者，不治痰而治气。气顺则一身之津液亦随气而顺矣。（《丹溪心法》）"明代医家张景岳说："治水者当兼理气，盖气化水自化也。（《景岳全书·肿胀》）"清代医家吴鞠通说："治水者不求之水之所以治，而但曰治水，吾未见其能治也。盖善治水者，不治水而治气（《温病条辨·治血论》）。"这些古贤都强调治疗痰饮水湿病证应从调气入手，治水之时调理气机是非常重要的，是治病求本之法。

医案十七　胸痹、心悸

周某，男，65 岁。2016 年 3 月 22 日初诊。

主诉： 反复发作胸痛胸闷心慌 2 年余，加重 2 个月。

病史：冠心病史 10 余年。2 年前去某医院做造影检查示，左冠状动脉多支狭窄，其中一支狭窄 90%，医院说无法行冠脉支架置入术，冠脉搭桥术也有危险，让做保守治疗（患者叙述，未见病历），经常反复发作胸痛、胸闷、心慌。近 2 个月来，几乎每天发病，服消心痛、复方丹参滴丸等药只能缓解片刻，痛苦异常，求治。

刻诊：面色晦暗，全身畏冷，头晕不适，胸痛胸闷，心慌，口不渴不苦，咽干口干不欲饮水，无恶心呕吐，出汗正常，乏力困倦，纳差，饭后腹胀，大便溏，小便可。双下肢轻度水肿，大鱼际处肌肉瘦削干燥，唇暗，舌质紫暗，舌体胖大边有齿痕，舌苔雪白水滑。脉左弦，右寸关弦，尺沉无力。

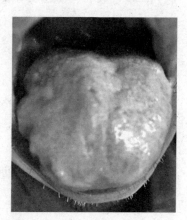

辅助检查：心脏彩超：EF（射血分数）51%，左心舒张功能减弱。

六病（法）脉证辨析：

表证：全身畏冷，心慌，乏力困倦，舌体胖大边有齿痕，舌苔雪白水滑，脉弦，尺沉无力。辨为少阴病，真阳亏虚，营血虚寒，卫阳不煦。

全身畏冷，双下肢轻度水肿，脉弦，尺沉无力，辨为少阴病，表虚寒，溢饮。

里证：头晕伴头重脚轻，胸痛胸闷，心慌，乏力，纳差，饭后腹胀，大便溏，双下肢轻度水肿，大鱼际处肌肉苍白瘦削，舌体胖大边有齿痕，舌苔雪白水滑，脉弦，尺沉无力，辨为太阴病，胃气虚，寒饮内停上逆。

咽干，大鱼际处肌肉苍白干燥，辨为胃虚津液不足。

口干不欲饮，面色晦暗，唇暗，舌质紫暗，辨为血瘀。

六病（法）辨证：少阴太阴合病。

病机：真阳亏虚，营血虚寒，胃气虚，水饮，津液不足，血瘀。

核心病机：真阳虚损而寒凝血瘀，胃虚而水饮上逆。

方药：茯苓四逆汤合苓桂术甘汤加三七粉。

黑附片 20g（先煎 1 小时），干姜 15g，炙甘草 10g，党参 10g，茯苓 30g，肉桂 15g，白术 10g，三七粉 12g（1 日 3 次，每次冲服 3g）。

7 剂，日 1 剂，水煎分 3 次服。

嘱：忌食生冷、辛辣刺激及过于油腻食物。

二诊：胸痛心慌逐渐减轻，下肢水肿基本消失，仍胸闷气短。上方黑附片加至 30g（先煎 1 个半小时），继服 7 剂，日 1 剂，水煎分 3 次服。

三诊：胸痛心慌持续减轻，头晕、畏冷、乏力困倦等诸症减轻，下肢水肿消失。仍胸闷，有气逆感，仍纳差，饭后腹胀满，大便溏，舌体胖大边有齿痕，舌苔薄白腻。脉左弦，右寸关滑，尺沉，比前稍有力。

六病（法）脉证辨析：

表证：全身畏冷，心慌，乏力困倦，舌体胖大边有齿痕，舌苔薄白腻。脉弦，尺沉无力，辨为少阴病，真阳亏虚，营血虚寒，表虚寒（卫阳不煦）。

里证：头晕，胸痛胸闷，心慌，乏力，纳差，饭后腹胀，大便溏，大鱼际处肌肉苍白瘦削，舌体胖大边有齿痕，舌苔薄白腻，脉弦，尺沉，辨为为太阴病，胃气虚，寒饮内停上逆。

胸闷，气逆感，辨为痰瘀日久化热（阳明微热），上焦气滞。

面色晦暗，唇暗，舌质紫暗，辨为太阴血瘀。

六病（法）辨证：少阴太阴合病夹阳明微热。

病机：真阳亏虚，营血虚寒，胃气虚，水饮夹气上逆，津液不足，血瘀。

核心病机：真阳虚损而寒凝血瘀，胃虚而气夹水饮上逆。

方药：茯苓四逆汤合《千金》通气汤。

黑附片 30g（先煎 1 小时），干姜 15g，炙甘草 15g，党参 10g，茯苓 30g，旱半夏 20g，陈皮 15g，吴茱萸 15g，生姜 30g（切片）。

7 剂，每日 1 剂，水煎分 3 次服。

四诊：诸证基本消失，又服 7 剂巩固疗效。嘱按时服用冠心病指南所规定的西药进行二级预防。戒除烟酒，适量运动，保持情绪稳定。

六病（法）辨治法度的思考

该案久病损及真阳与胃气，两本皆伤，里寒停饮，饮盛津亏，又久病必瘀，痰饮互结。

初诊患者核心病机在于真阳虚损而寒凝血瘀，胃虚而水饮上逆，所以主选茯苓四逆汤合苓桂术甘汤以温阳祛寒、温中化饮、活血祛瘀。

《伤寒论》第 69 条："发汗若下之，病仍不解，烦躁者，茯苓四逆汤主之。"太阳病发汗又下，不仅表不解，而且致真阳亏虚，胃虚停饮津伤，中不制下而寒饮上逆，不仅烦躁，还会出现心悸、眩晕，或咳逆、呕吐、便溏、小便不利等诸症。

茯苓四逆汤药物组成为四逆汤加人参和茯苓，不仅能扶真阳去阴寒、温中焦胃气、补津液，而且还可降逆化饮。

《伤寒论》第 67 条："伤寒若吐若下后，心下逆满，气上冲胸，起则头眩，脉沉紧，发汗则动经，身为阵阵摇者，茯苓桂枝白术甘草汤主之。"《金匮要略·痰饮咳嗽病脉证并治》："心下有痰饮，胸胁支满，目眩，苓桂术甘汤主之。"这两条都提示苓桂术甘汤方证病机为气夹太阴水饮上逆。

《本经》论桂枝："主上气咳逆，结气……补中益气。"《本经》论茯苓："主胸胁逆气……惊邪，恐悸，心下结痛……利小便。"所以，茯苓和桂枝都有除气结气逆而降气化饮的功能。

该案水饮上逆于上焦胸闷胸痛伴心慌病久，所以合苓桂术甘汤以加强降冲逆化水饮之力。

三七味苦而温，生用祛瘀生新，消肿定痛，既能止血，又能活血化瘀，具有止血而不留瘀，行血而不伤新的特点，在上方中作为药症加入，以加强活血化瘀生新而治疗胸痛之力。凡有瘀血见证者，我临证常加用少量三七散剂调服，能饮酒者黄酒送服最好。

三诊虽诸证好转，但仍然胸闷气逆，显系气机不畅，故改方。因仍有茯苓四逆汤证病机，所以仍以茯苓四逆汤作为主方不变，合《千金》通气汤。

《千金》通气汤："治胸满短气噎塞，通气汤方：半夏八两，橘皮三两，吴茱萸四十枚，生姜六两。上四味㕮咀，以水八升，煮取三升，分三次服。"

《千金》通气汤条文之意为太阴虚寒水饮上逆与阳明微热互结于上焦，气机阻滞胸中心下而致胸闷痞塞、心痛短气，属于太阴阳明合病，证乃太阴中焦虚寒，胃津不足，饮气上逆。其病机主在太阴兼夹阳明气滞。《千金》通气汤治疗太阴寒饮夹气上逆之胸痹气逆气短等症疗效很好。

·《千金》通气汤辨证要点

主证： 胸闷（胸中气塞）或胸痛心痛，短气或喘息，或心下痞满。

兼证： 咳嗽咳痰，或呕吐呃逆，或干呕，吐涎沫，纳呆，或头痛或头晕。

舌脉体征： 舌质暗淡，或舌体胖大，舌苔白腻，脉沉弦。

《本经》论橘皮："味辛温。主胸中瘕热逆气，利水谷，久服去臭，下气通神。"陈皮这味药主在理气去痰饮，既可温胸中痞塞及胃肠道痞满，又可通阳明气滞，理气而不伤正。

《本经》论吴茱萸："味辛温。主温中，下气，止痛，咳逆，寒热，除湿血痹，逐风邪，开腠理。"吴茱萸表里同治，外能解表，里可温中化寒饮，上达胸中巅顶而降逆止痛，治眩晕、头痛、胸闷、胸痛皆可获效。

医案十八　胃癌

王某，男，76岁。2018年8月13日初诊。

主诉： 上腹部胀痛3个月余，加重1周余。

病史： 3个月前开始经常出现上腹部胀痛、呕吐、吃不下饭等症状，服药疗效不明显。1周前在某医院检查确诊为胃癌晚期伴肝转移，无法手术，无法忍受化疗副作用而放弃化疗。近1周来，饮水进食非常困难，吃一点儿就往上吐出，服药无改善，求治。

刻诊： 食道处时时烧灼痛，上腹胃脘隐痛胀满难受不适，纳差，吃不下饭，饮水进食两三口就往上呕出，只能进食少许稀粥，吃一顿饭需将近1个小时，食后频频嗳气。口苦口干不渴，无咽干，无寒热，无眩晕头痛，精神差，乏力，心烦，眠差，大便量少

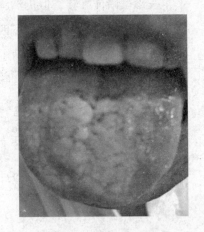

前干后溏，小便可。舌暗，舌体胖大，苔白罩黄厚腻。脉弦数，左寸关滑尺沉，右寸关尺皆沉。腹诊心下触痛，有跳动感（腹主动脉），上腹部叩之鼓音亢进，不拒按。

辅助检查：电子胃镜（2018.8.6）：食管–贲门–胃体癌？组织病理学检查（2018.8.6）：慢性胃溃疡癌变（高分化腺癌）。上腹部增强CT（2018.8.8）：①考虑肝多发转移癌；②左肾小囊肿，肝内小囊肿；③左侧肾上腺小结节；④食管下段及胃壁增厚，考虑占位；⑤腹膜后淋巴结肿大。

六病（法）脉证辨析：

精神差，乏力，食道处痛，上腹胃脘部隐痛胀满难受不适，纳差，能进食少许稀粥，上腹胃脘部隐痛胀满难受不适，饮水进食两三口就往上呕出，食后频频嗳气，大便后溏，舌暗舌体胖大，苔白厚腻，脉弦，脉关尺沉，心下触痛，有跳动感（腹主动脉），辨为太阴病，中焦胃虚停饮，浊气浊水上逆，津血生化无源。

食道时时烧灼痛，口苦口干，心烦，眠差，大便量少前干，苔白罩黄厚腻，脉弦数，左寸关滑尺沉，右寸关尺皆沉，辨为阳明病，上焦热郁，下焦微结。

食道时时烧灼痛，上腹部胀痛，饮水进食两三口就往上翻出，食后频频嗝气，大便前干后溏，舌暗，舌体胖大，苔白罩黄厚腻，脉弦数，左寸关滑尺沉，右寸关尺皆沉，上腹部叩之鼓音亢进，辨为太阴阳明中下焦水热互结，阴阳不通，气机升降失常而逆反。

六病（法）辨证：厥阴病。

病机：胃虚寒，饮气上逆，津血虚，水热互结。

核心病机：胃虚寒而水热互结、饮气上逆。

方药：《外台》半夏泻心汤合橘皮竹茹汤。

半夏20g，黄芩15g，炙甘草20g，党参15g，干姜15g，黄连5g，肉桂10g（后下），陈皮30g，竹茹18g，大枣6枚（擘）。

7剂，日1剂，水煎分3次服。

嘱：宜易消化饮食，忌辛辣刺激、油腻及生冷饮食。

二诊（2018年8月21日）：精神转佳，诉食后上呕明显减轻，已经能吃半碗稀粥和一小块馒头了，诸证减轻，上方继服7剂。

三诊（2018年8月3日）：疗效稳定，诉已经能吃一碗饭了，呕哕基本消失，有力了，胃胀，已经不太痛，睡眠仍差，咽部有痰，时有情绪烦乱，大便稍干，舌淡舌体胖大，苔白微黄，中有裂纹，脉弦数，寸关滑尺沉。

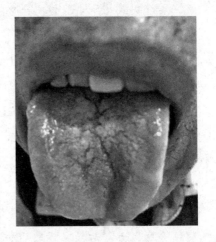

六病（法）脉证辨析：

口干，睡眠仍差，时有情绪烦乱，坐卧不安，大便前稍干，苔微黄，脉滑，辨为阳明微热扰神伤津，津伤不养，心神不安，咽部有痰，大便后溏，舌淡，舌体胖大，苔白，脉弦，辨为太阴胃虚水饮。

胃胀满，大便前稍干后溏，舌淡，舌体胖大，苔白微黄，中有裂纹，脉弦数，寸关滑尺沉，辨为太阴阳明水热互结。

六病（法）辨证： 厥阴病。

病机： 胃虚，津伤，水饮，水热互结。

核心病机： 胃虚津伤而水热互结，心神不安。

方药：《圣济总录》半夏汤（百合泻心汤）。

半夏15g，黄芩10g，百合10g，干姜6g，黄连6g，人参g，炙甘草12g，生姜6g（切片），大枣3枚（擘）。

7剂，日1剂，水煎分3次服。

四诊（2018年9月6日）：病情稳定，已经能吃饭了，能吃易消化的稀粥和蒸鸡蛋。嘱其少吃多餐。上方又服14剂，诸症明显好转，现停药观察。

六病（法）辨治法度的思考

辨析肿瘤的思考：

恶性肿瘤（中医谓之阴结、癥坚积聚）为体内细胞无序而快速的变异，细胞发生突变后，会不断分裂，不受机体控制，此可以辨为阳明热证病机；变异形成之恶性肿瘤可以视为寒热互凝成毒结，因局部变异后，胃气、卫气（津液）要聚结在肿瘤部位以祛之，发挥作用后即形成浊气浊水浊血凝结，所以治癌证，养胃气补津液是为治疗之关键节点。

什么叫抗癌？温阳益气养血是抗癌，养胃补津是抗癌，祛痰活血化瘀也是抗癌，解表、攻里、清热、祛寒凝亦是抗癌。谨遵经方法度而遣方用药，任何经方都可抗癌。抗癌，中医不要专注于什么专方专药，实际上也没有什么专方专药。白花蛇舌草、半枝莲、全蝎、蜈蚣之类的，也不是抗癌专药，如果不辨证而滥加这些药，可能会伤及胃气。经方治癌的关键在于辨六经（病）而审证察机，可依据病机靶点，有针对性地施方：如食道癌、胃癌可考虑用寒热错杂泻心汤类，如半夏泻心汤、甘草泻心汤、生姜泻心汤等法度辨治；喉癌、鼻咽癌可考虑用麻黄升麻汤、半夏厚朴汤等法度辨治；肺癌可考虑炙甘草汤、生姜甘草汤、竹叶石膏汤、葶苈大枣泻肺汤、《千金》苇茎汤等法度辨治；肝癌、胰腺癌可考虑用柴胡汤、前胡汤类法度辨治；血液病等可考虑用《小品》黄芪汤、《小品》黄芪伤多方、《千金》黄芪竹叶汤等法度辨治等。凡此种种，谨遵法度，皆可抗癌。

该案初诊寒热错杂，虚实夹杂，津血皆虚，病机是比较严重的中焦胃气虚寒并波及三焦，但又有阳明热的参与，所以病机有多个层面：津血不足、水热互结、饮气上逆。而核心病机是胃虚寒而水热互结、饮气上逆，符合甘草泻心汤方证病机，而甘草泻心汤对治该案中焦虚寒病机还稍有不足，就选用《外台》半夏泻心汤为主方。

《外台秘要·第四卷》半夏泻心汤："又疗上焦虚寒，肠鸣下利，心下痞坚，半夏泻心汤方：半夏（五两洗），黄芩（三两），甘草（三两，炙），人参（三两），干姜（三两），黄连（一两），桂心（三两）。上七味，以水九升，煮取三升，去滓，分三服。忌海藻松菜饧羊肉生葱猪肉冷水。（此仲景半夏泻心汤方本无桂心有大枣十二枚，出第四卷中）"

此方加重炙甘草量而成甘草泻心汤方义，胃虚寒及胃津伤皆可顾及。

选此方有桂枝，可温中、降逆、补津、通阳、活血。《本经》论牡桂："味辛，温。主上气咳逆，结气，喉痹，吐吸，利关节，补中益气。"桂（桂枝，桂心，肉桂）乃千古第一药，亦药亦食，六经（病）之首药，六经皆可用之。根据病机，表证一般用桂枝，里证多用肉桂或桂心，有时二者同用。桂看似普通，但用之机巧不凡，用好了疗效不可思议，大家临证须多思多悟。

牡桂树与桂花树是不同的两种植物，很多人分不清，误以为桂枝、肉桂就是桂花树的枝、根。实际上，两者所属的科是不同的，桂花是木犀科，肉桂是樟科。桂花树，其香在花；而肉桂树，其香在树皮和树枝，故可入药。

为加强疗效，以方势合橘皮竹茹汤。

《金匮要略·呕吐哕下利病脉证治》："哕逆者，橘皮竹茹汤主之。橘皮二升，竹茹二升，大枣三十枚，生姜半斤，甘草五两，人参一两。上六味，以水一斗煮取三升，温服一升，日三服。"

橘皮竹茹汤病机有太阴胃虚寒气滞，有阳明热伤津液，属厥阴寒热错杂之证，气滞冲逆较重，"厥阴之为病，消渴，气上撞心，心中疼热。"其典型症状为胃气虚证：心下痞满、纳差、乏力、少气懒言、呕哕，或咳喘，手足厥，心烦口干，舌质偏红，舌苔薄黄或腻，脉沉或者弦滑，兼有微数。

《本经》论陈皮："主胸中瘕热逆气，利水谷，久服去臭，下气通神。"陈皮量大能健胃，用二斤之多，无破气作用，否则不会用此大量，一般常用30g左右。

《本草纲目》引《别录》论竹茹："治呕哕，温气，寒热，吐血，崩中。"清代医家张璐《本草逢原》论竹茹："清胃腑之热，为虚烦、烦渴、胃虚呕逆之要药。"《医学衷中参西录》论竹茹功能比较精要："竹茹解，味淡，性微凉。善开胃郁，降胃中上逆之气使之下行（胃气息息下行为顺），故能治呕吐、止吐血、衄血（皆降胃之功）。《金匮》治妇人乳中虚、烦乱呕逆，有竹皮大丸（生竹茹2 石膏2 桂枝1 甘草7 白薇1），竹皮即竹茹也。"

二诊方证病机相应，疗效初现，效不更方，继服7剂。

三诊疗效持续好转，阴证有转阳之趋势，除尚存所减轻的系列症状外，出现口干、睡眠差、咽中痰涩、时有情绪烦乱、坐卧不安等证，有百合病阳明热燥津伤扰及血脉心神之证，核心病机为胃虚津伤而水热互结、心神不安，所以更方为《圣济总录》半夏汤，也可称为百合泻心汤。

《圣济总录·卷二十九》："伤寒百合，兼下利不止，心中愊愊，坚而烦呕。半夏3两（汤洗7遍，焙令干），黄芩（去黑心）1两半，百合1两半，干姜（炮裂）1两，黄连（去须锉，微炒）1两，人参1两，甘草（炙令赤，锉）半两。上为粗末，每服5钱匕，水1盏半，加生姜半分（拍碎），大枣3个（擘破），煎至7分，去滓，食后温服，日2次。"

《本经》论百合："百合，味甘平。主邪气腹张，心痛，利大小便，补中益气。"《别录》论百合："无毒。主除浮肿，胪胀，痞满，寒热，通身疼痛，及乳难喉痹肿，止涕泪。"

凡寒热错杂、水热互结之痞证而伴心神不安情绪不宁者可选此方，疗效确切。

经方不仅局限于《伤寒论》《金匮要略》，在《备急千金要方》《外台秘要》《圣济总录》《小品方》《深师师方》《医心方》等经典中都收录有张仲景经方及秦汉以前的有效经方。

医案十九　胸椎肿瘤骨转移

李某，女，65岁，2017年2月24日初诊。

主诉：腰背部疼痛2年，加重伴左下肢疼痛半年余。

病史：2年前患者出现腰背部疼痛，进行性加重，开始没在意，认为是劳损所致，间断服止痛抗炎药止痛，因药物刺激胃也没常服。后因疼痛加重并伴左下肢疼痛而于2017年初在省级某三甲医院检查，诊断为胸11椎体浆细胞瘤骨转移，住院治疗10余天。但出院后持续疼痛不减，又去多家医院治疗，花费不少，难以控制疼痛，生活已经不能自理，求治。

刻诊：自觉脊背部火辣辣地疼痛，腰部疼痛，左下肢胀痛，双下肢稍凉无力，极度身困乏力，不能行走，蜷卧欲睡，动辄心慌汗出，心烦焦虑，纳极差，见油腻食物就恶心，畏寒无发热，无头痛头晕，无口苦咽干，口渴不愈饮，大便前干后溏，小便可。唇暗，舌紫暗，舌下瘀斑，舌体胖大边有齿痕，舌尖红，苔白水滑苔面多处裂纹、剥落。脉细数，左沉涩，右寸关弦尺沉。

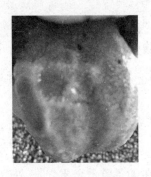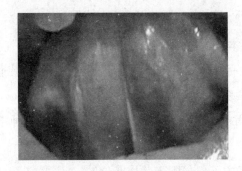

辅助检查：组织病理学检查：胸11椎体浆细胞瘤。胸部 CT：T1 和 T11 椎体、T10 左侧椎板及横突骨质破坏。脊柱及左侧髋臼多发骨质破坏。SPECT-CT（放射性核素骨扫描）：下段颈椎、左侧第二前肋、右侧第3前肋、T9～10 椎体左份、T11 椎体、右侧髋臼及左侧股骨近端骨代谢活跃，结合 CT，疑骨转移。CA125（肿瘤相关抗原125）：207u/mL（0.01～135 u/mL）。

六病（法）脉证辨析：

表证： 腰背部疼痛，左下肢胀痛，舌体胖大边有齿痕苔白，脉沉细，辨为少阴表证，寒滞气机，营血瘀阻，不通则痛。

脊背火辣辣地疼痛，辨为少阴下焦虚阳外越。

畏寒，双下肢凉，辨为少阴表寒。

身困乏力，蜷卧欲睡，脉沉细，辨为少阴真阳亏虚。

汗出，辨为少阴中风。

里证： 身困乏力，蜷卧欲睡，脉沉细，辨为少阴真阳亏虚。（少阴病既有表证，又有里证。病邪反应在为三阴之表，相对于三阳来说又属于里，是有着双重身份的特殊病证）。

纳差，口渴不愈饮，大便后溏，舌体胖大边有齿痕，舌尖红，苔白水滑，脉关弦尺沉，辨为太阴胃虚停饮。

心慌，辨为太阴水饮上逆。

口渴不愈饮，唇暗，舌紫暗舌下瘀斑，脉涩，辨为太阴伤血，瘀血化热伤津，津液不足与有形瘀滞并存，阻滞气机，津液不能上承。

心烦焦虑，大便前干，舌尖红，苔面多处裂纹，舌面多处剥落，脉细数，辨为胃津伤，阳明郁热，痰饮互结久郁化热伤津。

根据组织病理学检查及 CT 结果，辨为少阴营血虚而不养，太阴伤血（瘀血水饮凝滞）。

根据核素骨扫描及 CA125 结果，辨为瘀饮郁而化热（阳明）伤及津血。

六病（法）辨证：少阴太阴合病夹阳明微热，属厥阴。

病机：真阳亏虚，表寒，表虚，表滞，胃气虚，水饮，津液不足，瘀饮互结。

核心病机：真阳亏虚，寒滞气机，瘀饮互结痹阻经络。

方药：桂枝加附子当归细辛人参干姜汤。

桂枝 12g，肉桂 6g（后下），赤芍 18g，炙甘草 12g，黑附片 10g，当归 24g，细辛 6g，党参 12g，干姜 10g，骨碎补 30g，大枣 8 枚（擘），生姜 18g（切片）。

7 剂，水煎 1 小时以上，分 2 次温服。

嘱：忌食生冷、辛辣刺激及过于油腻食物。

二诊：疼痛减轻，认为比住院治疗的效果好，效不更方，上方黑附片加至 15g（先煎 1 小时），细辛加至 10g，继服 7 剂。

三诊：精神好转，腰背部疼痛及左下肢胀痛明显减轻，已能散步，但走不远。上方黑附片加至 20g（先煎 1 小时），继服 7 剂。

四诊：诸症持续好转，也能吃饭了，能走 2 里多路，继服 7 剂。

五诊：疼痛明显好转，上方又服 14 剂，病情稳定，日常活动如做饭等基本恢复正常。嘱其暂停服药，口服桂附地黄丸观察。生化检查肝肾功能无异常。

六病（法）辨治法度的思考

该案系胸 11 椎体浆细胞瘤骨转移，病久真阳、胃气、津液皆伤，证见寒热错杂以寒为主，虚实夹杂以虚为主，多经（病）并见以少阴为主。

治之不仅要温阳祛寒，养胃补津，还须，调和营卫，养血通脉。

该案病机为真阳虚阴寒盛，胃虚寒而饮停，营弱卫虚，津血皆伤，瘀饮互结痹滞经络，不通则痛。治宜温阳祛寒，养胃气津血，调和营卫，除湿通痹。桂枝加附子当归细辛人参干姜汤能温阳祛寒，化瘀通络，养胃补津，可对治此案的多重病机。

桂枝加附子当归细辛人参干姜汤，我将其称之为桂枝细辛附子汤加味。这个方子出自桂林古本《伤寒杂病论·辨痉阴阳易差后劳复病脉证并治》："痉病，手足厥冷，发热间作，唇青目陷，脉沉弦者，风邪入厥阴也，桂枝加附子当归细辛人参干姜汤主之。桂枝加附子当归细辛人参干姜汤方：桂枝三两，芍药三两，甘草二两（炙）、当归四两，细辛一两，附子一枚（炮），人参二两，干姜一两，生姜三两（切），大枣十二枚（擘）。上十味，以水一斗二升，煮取四升，去滓，温服一升，日三服，夜一服。"

痉病（项背强急痉挛抽搐）而手足厥冷（阴阳气不相顺接），发热间作，唇青目陷，脉沉弦，为少阴太阴阳明合病，属厥阴。乃少阴中风证之真阳不足、津虚血痹证，病机为真阳亏虚，胃虚停饮，瘀饮阻滞，气不化津，津亏血无所化，津血两虚，经脉痹阻，是阴寒证为主兼夹阳明津伤之证。

方中附子温阳化气生津，当归养血活血通脉，细辛温通经脉、祛寒化饮、除痹止痛。人参养胃补津。

主治证（症）：面色无华，唇青目陷，但欲寐，咽痛，头痛项强，身痛，四肢微急或较重疼痛，难以屈伸，鼻鸣干呕，咳喘，恶风畏寒，手足厥冷，无热或发热间作，汗出多，或小便难，脉微细，或沉弦，或细小弱偏浮无力等。

病机：表寒，表饮，表虚，真阳亏虚，胃弱津虚，饮滞血痹，里虚寒。

治则：温阳固表，温中养津，调和营卫，除湿通痹。

方中用骨碎补苦温性降，加之既能补肾而收外越之浮阳，又能强骨活血而善疗骨骼损伤。李时珍《本草纲目》引《药性本草》云骨碎补"主骨中毒气，风血疼痛，五劳六极，足手不收，上热下冷。"明医家张景岳《本草正》云："疗骨中邪毒，风热疼痛，或外感风湿，以致两足痿弱疼痛。"这些论述都皆提及骨碎补能入骨中而解邪毒（瘀饮之毒），对恶性肿瘤在骨骼内异常生长有抑制作用。

医案二十 黄疸、胁痛

潘某，男，30岁。2018年7月2日初诊。

主诉：右胁疼痛不适伴乏力1月余。

病史：患者系外出打工人员，1个多月前曾被某中医诊为"肾虚"，口服补肾中药10多剂后出现胁痛、尿黄赤、乏力等症状，去当地医院诊为肝损伤，因患者无任何肝病史，怀疑为药物所致，让其住院治疗。患者因在外地无医保，花钱多，所以立即回本地的县中医院住院治疗，住院半月后诸症有所减轻，但仍然右胁疼痛不适伴乏力不减，经人介绍求治。

刻诊：右胁至心下胀满疼痛，隐痛不适，困懒乏力，头晕伴头重脚轻感，稍有耳鸣，口不苦不干不渴，不想饮水，无胃痛，纳差，无恶寒发热，无咳嗽咳痰，无头痛身痛。心烦，正常汗，大便可，小便赤黄。舌体胖大，边有齿痕，舌中后部苔白略厚腻，舌前及边尖红，苔薄黄，上中部有裂纹和红点。脉弦，左寸浮关尺沉，右寸关滑尺沉。

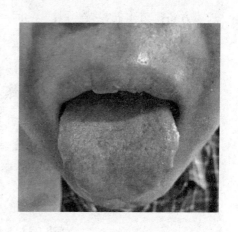

辅助检查：血生化检查（2018.6.28）：总胆红素52.51umol/L（参考值5.0～20.1），直接胆红素6.96 umol/L（0.30～6.8），间接胆红素45.6 umol/L（2.7～18.8），白蛋白39.2g/L（35～55），球蛋白38 g/L（20～29），谷丙转氨酶107U/L（0～50），谷氨酰转移酶66U/L（7～50）。

六病（法）脉证辨析：

右胁至心下胀满疼痛，隐痛不适，困懒乏力，稍有耳鸣，头晕伴头重脚轻感，口不苦不干不渴，不想饮水，纳差，左关沉，右关滑，舌体胖大，边有齿痕，舌中后部苔白略厚腻，辨为太阴病，中焦胃虚停饮，运化无力，水饮上逆（蒙于清窍）、水饮内结（结于心下及右胁部），水饮（湿）困于表里，气化不行。

心烦，小便赤黄，舌前及边尖红，苔薄黄，前中部裂纹红点，脉左寸浮，右寸关滑，辨为阳明病，热扰三焦，热伤津液。

右胁至心下胀满疼痛（隐痛）不适，舌体胖大，边有齿痕，舌中后部苔白略厚腻，舌前及边尖红，苔薄黄，前中部裂纹红点，脉左寸浮，右寸关滑，辨为水热互结于心下及右胁部。

化验结果提示转氨酶、谷氨酰转肽酶、胆红素等指标高于正常，辨为三焦气化失职（任何西医检查结果都可作为中医辨证的延伸，为中医辨证所用）。

六经辨证：阳明太阴合病，属厥阴。

病机：胃虚，水饮上逆，热扰三焦，气化不利，水（湿）热互结。

核心病机：胃虚湿热蕴结而三焦气化不利。

方药：茵陈五苓散。

茵陈 30g，茯苓 15g，猪苓 15g，白术 15g，肉桂 10g（后下），泽泻 30g。7 剂，日 1 剂，用 50g 大米煎汤滤出，以此米汤水煎药，分 3 次温服。

嘱：忌辛辣刺激及过于油腻饮食，忌烟酒。

二诊（2018 年 7 月 9 日）：患者诉诸症明显减轻，小便不黄了，食欲大为改善，体力逐渐恢复，血生化检查结果明显好转，总胆红素 27.55umol/L，间接胆红素 22.8umol/L，谷氨酰转移酶 59U/L，余皆正常。效不更方，原方又开7 剂。

六病（法）辨治法度的思考

该案为阳明太阴合病，属厥阴水热互结扰于三焦之证。

该案无少阳证，但有右胁至心下胀满疼痛，易误辨为少阳病，切勿一见胸胁部不适即辨为少阳证，辨证要精细化。

该案舌象多水热（湿热）象，不是柴胡剂所主，柴胡剂舌脉证多为津伤，不可用于水热（湿热）之证。

《伤寒论》74 条："中风发热，六七日不解而烦，有表里证，渴欲饮水，水入则吐者，名曰水逆。五苓散主之。"

五苓散证有表证存在，该案脉浮，肌肤黄，心烦等皆可辨为表证，上焦亦为表。茯苓主入太阴，可治胸胁逆气心下结痛。《本经》论茯苓："味甘平。主胸胁逆气，忧恚，惊邪，恐悸，心下结痛，寒热烦满，咳逆，口焦舌干，利小便。"《别录》论茯苓："止消渴，好睡，大腹淋沥，膈中痰水，水肿淋结，开胸腑，调脏气，伐肾邪，长阴，益气力，保神守中。"

《金匮要略·黄疸病脉证并治》第18条说："黄疸病，茵陈五苓散主之。茵陈五苓散方：茵陈蒿末十分，五苓散五分。上二物合，先食饮方寸匕，日三服。"

茵陈主入阳明，可治热结黄疸。《本经》论茵陈："味苦平。主风湿寒热，邪气，热结黄疸。久服轻身，益气耐老。"《别录》论茵陈蒿："微寒无毒，主治通身发黄，小便不利，除头热，去伏瘕。久服面白悦，长年。"

茵陈五苓散方证病机：三焦气化不利，水热结蕴于肌表而黄。

典型症状：黄疸，渴而口燥烦，或水入则吐（水逆），小便不利。

可具症状：胸胁胀满、短气或腹满，或心下痞满，或心悸，或者头面、肢体暗黄水肿，发热汗出，恶风寒、头痛，或头晕，项强，鼻鸣，鼻塞流清涕，舌质淡，或舌暗胖大，舌苔黄滑或白滑，脉浮，或沉弦，或滑。

医案二十一 不寐

葛某，女，53岁。2018年9月3日初诊。

主诉：失眠1个月余。

病史：1个月前因感冒输液5天后，开始夜间难以入眠，最初几天只能迷迷糊糊地浅睡2小时左右，经服一些养血安神的中成药后可以睡3小时左右，持续至今。曾服过1周的汤药无改善，也不愿服镇静药，痛苦异常，求治。

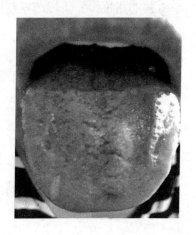

刻诊：失眠，入睡困难，睡着后为浅睡，多梦易醒，3 小时左右便醒，醒后就辗转反侧难以再入眠。口干、不苦、不渴，晨起头晕头重，无恶寒发热，无头痛身痛，无胸胁满闷，无咳嗽咳痰。心烦焦虑，阵发性燥热汗出，食后胃胀，大便可，小便夜频，尿热而排出量少，有一点尿就想排，但排不多，无尿痛。舌暗红胖大，舌苔水滑多处裂纹。左脉弦细，右寸关滑尺沉。

辅助检查：尿常规检验提示无异常。

六病（法）脉证辨析：

（1）**表证（少阴主营层面）**：失眠，入睡困难，睡着后为浅睡，多梦易醒，醒后辗转反侧难以再入眠，阵发性汗出，舌暗红，左脉细，辨为少阴营伤，阳（卫）不入阴（营），营与卫不相谐和。

（2）**里证**：口干，阵发性燥热汗出，心烦焦虑，尿频、尿热而排出不多，舌红、苔多处裂纹，右寸关滑尺沉涩，辨为阳明病，三焦热郁，热伤津液，下焦水热微结。

晨起头晕，食后胃胀，小便夜频，舌胖大舌苔水滑，左脉弦，右尺沉，辨为太阴病，中焦胃虚停饮上逆，下焦水饮。

失眠，小便夜频尿热而排出不多，舌红胖大、舌苔水滑多处裂纹，左脉弦细，右寸关滑尺沉涩，辨为厥阴病，三焦气化不利，下焦水热微结伤及津液营血。

六病（法）辨证：少阴（营）阳明太阴合病，属厥阴。

病机：伤营，三焦热郁，伤津，胃虚，饮逆，水热微结伤及津血（营）。

核心病机：三焦气化不利而水热微结伤及津血（营）

方药：猪苓汤。

猪苓 10g，茯苓 10g，泽泻 10g，阿胶 10g（烊化），滑石 30g。

6 剂，日 1 剂，水煎分 2 次服，中午饭后半小时及晚睡前服用。

嘱：忌熬夜，自我调整生物钟，晚上 10 点以前一定要上床睡觉，夜间忌频频看表，因为越看越焦躁。

二诊：效佳，服后尿频尿热基本消失，能睡 4 个小时了，继服原方 6 剂

三诊：很高兴，说药后诸症基本消失，可以呼呼大睡了。效不更方，又开 6 剂。

四诊：已愈，停药观察。嘱其调畅情绪，作息正常，不能熬夜（上床睡觉不能超过晚上 11 点）。

六病（法）辨治法度的思考

治疗失眠的方法甚多，不一而足。六病（法）辨证，涵盖病脉证机，关键在于辨识病机。经方治疗失眠是很有优势的，疗效也是很好的。不能一见失眠就想到酸枣仁汤、温胆汤再加上大队自拟镇心安神药。

该案失眠的辨证眼目，为夜尿频、尿热而量少，心烦燥热难眠，提示核心病机为水热皆盛且有微结，所以符合猪苓汤的方证病机，投之即效。

明代医家张景岳在《景岳全书·不寐》中说："不寐证虽病有不一，然惟知邪正二字则尽之矣。盖寐本乎阴，神其主也，神安则寐，神不安则不寐。其所以不安者，一由邪气之扰，一由营气不足耳。有邪者多实，无邪者皆虚。"在治疗上则提出："有邪而不寐者去其邪而神自安也。"

该案水热互结为夜间卫气入于营的障碍，水热互结一除则营卫交合相谐而寐自安。由此案可知辨明病机的重要性，可以拓宽经方的临床应用范围。

《伤寒论》第 319 条说："少阴病，下利六七日，咳而呕渴，心烦不得眠者，猪苓汤主之。猪苓汤方：猪苓（去皮）、茯苓、泽泻、阿胶、滑石各一两。上五味，以水四升，先煮四物，取二升，去滓，内阿胶烊尽，温服七合，日三服。"

《伤寒论》第 282 条说："少阴病，欲吐不吐，心烦，但欲寐，五六日自利而渴者，属少阴也。"

第 319 条下利六七日，说明少阴病传入太阴，下利日久伤了津液，胃津不足（胃中干），会出现阳明里热。少阴病一般传里而为太阴病，但也有传入阳明的，致使阴阳合病。临床上什么情况都会遇到，仲圣举例是在教我们临证思路要拓宽思路。

胃津虚不能制下，下焦太阴水饮会逆于上焦，出现咳而呕之症；上焦阳明热扰心神则心烦；热伤津液会口渴；热入营血，营卫不谐，阳不入阴则不得眠；下焦水热互结还会出现小便不利，甚则小便热涩疼痛有血。

猪苓汤证的病机为中焦气化不利，下焦饮逆、水（湿）热互结，热入营血。核心病机为下焦水热互结而热入营血。猪苓汤多用于小便不利或淋沥不尽、口渴欲饮的证候。对泌尿系统疾病如泌尿系感染，尿频，尿急，血尿，尿痛，前列腺炎，尿路结石，肾盂肾炎，肾病水肿、小便不利，咳喘，或心下痞满，或心悸等，辨证属于气化失司、水（湿）热互结、津血受损的，都可以用猪苓汤可清热养津血，利水化气。

医案二十二　郁证、汗证

高某，女，33 岁，2018 年 8 月 17 日初诊。

主诉：怕冷伴心烦汗多 1 年余。

病史：性格内向，常生闷气，1 年前感到怕冷怕风，心烦急躁，动辄出汗较多，曾被诊为抑郁症。多方治疗，服过不少中成药和汤剂，无明显疗效，痛苦异常，求治。

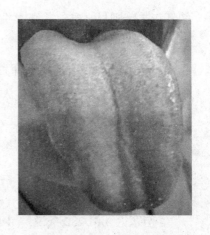

刻诊：怕冷，怕风，穿稍厚点又感到热燥，出汗多，心烦焦虑，无头痛身痛，无眩晕，无干呕或呕吐，无身热，纳可，口苦口干口渴，饮水多，喝矿泉水感到舒适，入睡困难，平时月经有瘀血块，二便可。舌体胖大淡嫩，苔薄白微腻。脉弦细，寸浮关尺滑有力。

六病（法）脉证辨析：

怕冷，怕风，舌苔薄白，寸浮，辨为太阳表虚证。

动辄出汗多，辨为中风证（太阳、阳明、厥阴都有中风证）。

心烦急躁，出汗，穿稍厚点又感到热燥，入睡困难，口苦口干口渴，饮水多，喝矿泉水感到舒适，脉细，关尺滑有力，辨为阳明病，热扰上焦，热伤津液，阳明外证。

常生闷气，辨为气郁。

舌体胖大淡嫩，苔薄白微腻，脉弦，辨为太阴胃虚水饮。

月经有瘀血块，苔白微腻，脉弦，辨为太阴伤血（血瘀）。

六病（法）辨证：阳明太阳太阴合病，属厥阴（有郁结）。

病机：太阳表虚寒，阳明热扰上焦，阳明津伤，太阴胃虚，阳明郁热，太阴水饮，太阴瘀血。

核心病机：阳明热郁于里，格阴于外（因气郁不畅而水热郁结于里，以热为主，表里阴阳气不相顺接）。

方药：黄连黄芩栀子牡丹芍药汤加淡豆豉。

黄连15g，栀子15g，黄芩15g，赤芍15g，牡丹皮15g，淡豆豉40g。

5剂，日1剂，水煎分2次服。

嘱：忌食生冷、辛辣刺激及过于油腻食物。自我调整心态。

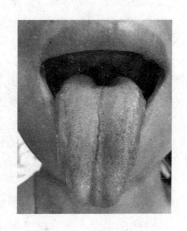

二诊：药后诉，药很有效，心烦急躁明显减轻了，心态也正在自我调整。怕冷、怕风、心烦急躁、入睡困难等症状明显好转。口苦、出汗好转，仍然口干、口渴、饮水较多。舌体胖大淡嫩，舌前及边尖红，苔薄黄微腻。脉弦细，寸浮关尺滑有力。

六病（法）脉证辨析：

轻度怕冷，怕风，舌苔薄黄，寸浮，辨为太阳表虚证。

动辄出汗多，辨为中风证（太阳、阳明、厥阴都有中风）。

出汗，口干口渴，饮水多，舌边尖红苔薄黄，脉细，关尺滑有力，辨为阳明病，热扰上焦，热伤津液，阳明外证。

舌体胖大淡嫩，苔腻，脉弦，辨为太阴胃虚水饮。

六病（法）辨证：阳明太阳太阴合病（热多寒少，无郁结）。

病机：太阳表虚，阳明郁热，阳明津伤，太阴胃虚，太阴水饮，太阴瘀血。

核心病机：阳明热郁伤津而营卫不和。

方药：白虎加桂枝汤加人参（党参代）。

石膏60g（包煎），知母24g，炙甘草6g，桂枝10g，党参15g，粳米50g

（另煎，滤水煎药）。

5 剂，日 1 剂，水煎分 2 次服。

嘱：忌食生冷、辛辣刺激及过于油腻食物。继续自我调整心态。

三诊：已无怕冷、怕风，其他诸症持续明显减轻，又服 5 剂，临床治愈。

六病（法）辨治法度的思考

人体生理上为阴阳之体，病理上则寒热互见，阴阳失于中和平衡就会引起营卫气血失调，寒热虚实兼夹。

患者因气机不畅，火热与水饮郁结于里，格阴于外出而出现怕冷、怕风等表证。但偏于火证，如穿稍厚点又感到热燥，出汗多，心烦焦虑，口苦口干口渴，饮冷水多等。所以初诊、二诊的核心病机都为阳明热郁，选方又要顾及胃虚、表虚和痰湿。

初诊有郁结，所以主方选用兼顾表里、虚实、寒热，而偏于阳明热郁证的黄连黄芩栀子牡丹芍药汤加淡豆豉最对病机。该方酸寒清热，适用于火证而兼痰湿、兼表虚之证。

黄连黄芩栀子牡丹芍药汤加淡豆豉汤出自桂林古本《伤寒杂病论》："病温，头痛，面赤，发热，手足拘急，脉浮弦而数，名曰风温，黄连黄芩栀子牡丹芍药汤主之。黄连黄芩栀子牡丹芍药汤方：黄连三两，黄芩三两，栀子十四枚（擘），牡丹二两，芍药三两。上五味，以水六升，煮取三升，去滓，温服一升，日三服。"其主治厥阴寒热错杂的少阳阳明太阴合病。方证病机为三焦湿热，表里津伤。方证病机特点为火证兼有水证、虚证、寒证、表证。

牡丹皮一味在该案中非常重要，能清表里之热，散寒补虚治中风，祛瘀血而安五脏，为除瘀血药中的补虚药。《本经》论牡丹皮："味辛寒，主寒热，中风瘛疭、痉、惊痫邪气，除癥坚瘀血留舍肠胃，安五脏，疗痈疮。"《别录》论牡丹皮："味苦微寒，无毒，除时气，头痛，客热，五劳，劳气，头腰痛，风噤，癫疾。"

方中加淡豆豉有栀子豉汤意，以清热除烦祛痰湿。

二诊里热郁结基本解除，有阴证转阳的趋势，这从舌脉可见。阳证的重点还是要解决阳明郁热之病机，兼表津伤而营卫不和，所以用白虎加桂枝汤加人参，10 剂而诸症悉除。白虎加桂枝汤出自《金匮要略·疟病脉证并治》："温疟者，其脉如平，身无寒但热，骨节疼烦，时呕，白虎加桂枝汤主之。白虎加桂枝汤方：知母六两，甘草二两（炙），石膏一斤，粳米二合，桂枝（去皮）三两。上挫，每五钱，水一盏半，煎至八分，去滓，温服，汗出愈。"

温疟即瘅疟，临床以但热不寒为主症，《素问·疟论》云："但热而不寒者……手足热而欲呕，名曰瘅疟。""疟脉自弦"，脉弦缓乃平，条文中证有阳明热，有太阳中风表证如关节疼痛、汗多、呕等，所以用白虎汤与桂枝甘草汤合方。

白虎加桂枝汤的方证病机为阳明里热津伤夹表寒气逆。方义为桂枝辛温散寒解肌，甘温养营补津，并开表而降冲逆。桂枝乃经方第一药，六病（法）皆可应用桂枝。

方中加党参代人参在于养胃补津安神。《本经》论人参："味甘，微寒。主补五脏，安精神，定魂魄，止惊悸，除邪气，明目，开心益智。"《别录》论人参："微温无毒……调中，止消渴通血脉。"

医案二十三　泄泻

赵某，女，85 岁。2018 年 6 月 2 日初诊。

主诉：泄泻 10 余天。

病史：10 天前患者不明原因腹泻，水样便，平均每天 2 次，重时 4 次。服西药无效，也服过几剂大包的中药，反而泄泻更甚，不愿住院治疗，因其长期在我处服中药治病，求治。糖尿病史 20 余年，高血压病史 30 余年。目前血糖控制在 7mmol/L 左右，血压 160/70mmHg 左右。

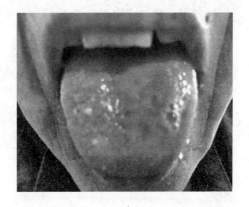

刻诊：泄泻，乏力，纳差，畏冷，现仍穿长袖厚衣秋裤，无发热，无腹痛腹胀，有肠鸣，无头晕头痛身痛。无口苦，心烦，有口干口渴欲饮热水，双目下卧蚕浮肿，小便少。舌体胖大嫩，苔薄白水滑，舌边尖红。脉左寸浮关尺沉弦，右细弦。

六病（法）脉证辨析：

表证：畏冷，夏季气温高仍穿长袖厚衣秋裤，左寸浮，右脉细弦，舌淡嫩舌苔薄白水滑，辨为少阴病，表寒。

里证：目下卧蚕浮肿，纳差，肠鸣，腹泻，舌体胖大嫩，苔薄白水滑，脉关尺沉弦，辨为太阴病，中焦胃虚，下焦水饮。

口干渴饮热水，小便少，乏力，关尺沉弦，舌后部淡，辨为太阴病，中焦胃虚气化不利，水饮不化津液。

心烦，口干渴，小便少，舌尖边红，中有裂纹，辨为阳明病，热伤津液。

六病（法）辨证：太阴阳明少阴合病。

病机：上焦热（微热）伤津液，中焦胃虚停饮，下焦水饮。气化不利，表寒（清代温病学家杨栗山在《伤寒温疫条辨》中首先提出一个重要的概念"虽有表证实无表邪"，这可解释很多无外邪侵袭而反应于表位的症状表现）。

核心病机：胃虚而三焦气化不利，津失输布。

方药：五苓散。

茯苓 15g，猪苓 15g，生白术 15g，泽泻 30g，肉桂 10g（后下）。

6 剂，日 1 剂，50g 米煎汤，用此汤水煎药，分 2 次温服。

嘱：多饮开水，忌辛辣刺激及过于油腻饮食。

其子反馈：患者服 2 剂药后即脱去厚衣，6 剂药，泄泻痊愈。

六病（法）辨治法度的思考

五苓散证胃虚气结水停与微热互结而表里、三焦气化不行，功在养胃气，化水饮为津液，水饮得化，津液得以输布则肌肤得养而表寒去、泄泻止。故服 2 剂药后即脱去厚衣。

不要一见身冷即用附子剂，因该案尚未过多涉及真阳亏虚，辨证首明阴阳。

该患者慢性病病久而且年高，纳差泄泻，又服大剂中药伤及胃气，要重点考虑后天之本胃气的虚损。五苓散中用肉桂易桂枝，就能加强温中养阳、养胃气、化津液的功效。用经方要重视津液输布的重要性。

散剂改汤剂时，注意用米汤水养胃气津液。

医案二十四　不寐

孙某，女，48 岁。2018 年 8 月 6 日初诊。

主诉：失眠 3 年余，加重 1 个月。

病史：患者长年外地做生意，3 年来因生意上的原因经常处于焦虑紧张状态，入眠特别困难，曾被某医院诊为焦虑性神经症，服过不少中、西药物改善不大。近 1 个月来彻夜难眠，曾吃一位名医的中药，3 剂 400 多元，不仅没效，而且服后烦躁不安，不能吃饭，现靠吃助眠药（地西泮片）3 片只能睡 3 个小时左右，心电图及生化检查等无阳性体征，求治。

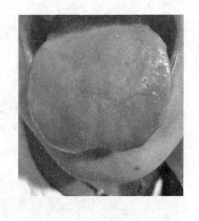

刻诊：失眠，时时头晕头重痛，心下有阵发性跳动感，心烦不安，夜间为甚，无恶寒身热，口稍干苦不渴，无咽干，腹胀腹痛，无咳嗽咳痰，正常汗，二便可。舌嫩暗红，舌体特胖大，舌苔薄白微黄水滑。脉细，左寸关涩尺沉涩，右弦。

六病（法）脉证辨析：

表证：失眠，头重痛，心烦夜甚，舌嫩暗红，舌体胖大，脉细，苔薄白水滑，辨为少阴病，表滞（无外邪），水饮滞表，营血虚瘀，阴阳（营卫）不和，阳（卫）不入阴（营）。

里证：头晕，心下时有跳动感，舌暗红，舌体特胖大，舌苔白水滑，脉右弦，辨为太阴病，胃虚停饮，水饮上逆。

舌暗红，舌体胖大，苔白水滑，左寸关涩尺沉涩，右弦，辨为血瘀水盛互结。

心烦，焦虑紧张，口稍干苦，舌红，苔微黄，脉细，辨为阳明病，热扰津伤。

六病（法）辨证： 少阴太阴阳明合病，属厥阴。

病机： 胃虚，阴阳不和，水饮上逆，营血虚瘀水盛，热扰津伤。

核心病机： 血瘀水盛互结而阴阳营卫不和。

方药： 当归芍药散。

当归 6g，赤芍 30g，川芎 15g，茯苓 12g，泽泻 15g，白术 12g。

7 剂，日 1 剂，水煎滤出后兑入药用黄酒 30mL，分 2 次温服（中午和晚睡前）。

嘱： 忌辛辣刺激饮食，调畅情绪，夜间 11 点前一定要上床入静待睡，夜间忌看钟表，顺其自然。

二诊： 诉睡眠明显改善，能睡 4 个小时了，镇静药减去了 1 片，身体感到非常轻松，诸症明显减轻。又开 7 剂，嘱逐渐停服镇静药。

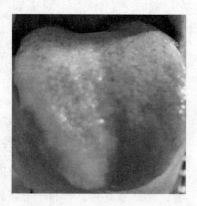

三诊： 诉睡眠明显改善，现在入睡比以前快多了，以前基本靠镇静药还得 1 小时左右才能入睡，现在已经能睡 6 个小时左右了，目前每晚只服半片镇静药。又开 7 剂，嘱服后停药观察。

六病（法）辨治法度的思考

失眠多见，但辨治不易，治疗失眠多首选酸枣仁汤或温胆汤，再叠加柏子仁、朱砂、远志、夜交藤、合欢皮等药。如此的弊端是疏于辨证，疗效并不好。辨治失眠的关键在于辨六经（病），析病机。

该案失眠关键在于血瘀血虚水盛，长期情志郁结而营血虚瘀，致使水盛，阻碍了阳（卫）入于阴（营）的大道，所以阴阳不能合抱收藏而不寐。

该案有血瘀水盛互结，所以属厥阴，核心病机乃血瘀水盛互结而阴阳营卫不和。

用当归芍药散养血通脉，祛瘀化饮降逆，通阴阳和合大道是为正治，果然疗效甚好。

用经方辨证在于细，关键在于辨清病机之所在，不可单纯以病或以证套方、诸药杂投而失去章法。

医案二十五　性早熟

冯某，女，6岁10个月。2018年9月10日初诊。

主诉：双侧乳房增大半年余。

病史：今年7月份，家长发现患儿双侧乳房异常增大，便去省、市医院做各项检查，诊为性早熟，多方治疗，无明显疗效，求治。家长诉患儿无误服"雌激素类药"，近1年来常喝豆浆拌入蜂蜜，常吃小黄鱼。

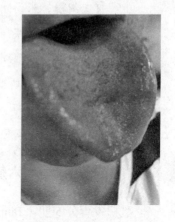

刻诊：双侧乳房增大隆起对称，乳头稍突出，外形呈ⅱ期（B2）状态，乳核约2cm，轻度胀痛。双下肢时有疼痛。出汗正常，纳可，口干不苦不渴，易怒，无头痛头晕，无恶心、呕吐，无恶寒发热，无胸胁满闷。大便两天1次，便干难排。舌边尖红，苔薄白，中有裂纹。脉细，左寸关弦，右滑尺沉有力。

六病（法）脉证辨析：

双侧乳房异常增大隆起对称，乳头稍突出，乳核约2cm，轻度胀痛，易怒，口干，脉弦细，舌边尖红，苔薄黄，脉左寸关弦，右滑尺沉有力，辨为少阳病，气机郁滞（结），郁而化火（亢盛）。乳房为少阳胸胁病位。

口干，大便干难排，舌边尖红，苔薄黄，脉右滑尺沉有力，辨为阳明病，热伤津液。

双下肢时有疼痛，苔薄黄，辨为太阳表滞。

六病（法）辨证：少阳阳明太阳合病。气证与火证夹杂互结。

病机：气滞（气结），郁火，伤津，表滞。

核心病机：上焦气结化火亢盛。

方药：

方一：四逆散加桂枝、夏枯草。

柴胡 15g，白芍 15g，枳壳 15g，炙甘草 15g，桂枝 10g，夏枯草 15g。

7 剂，每日 1 剂，先用约 50g 大米煎汤，以滤出的米汤水煎药，分 2 次服。

方二：四逆散。

柴胡 50g，赤芍 50g，枳壳 50g，炙甘草 50g（微波炉烘干）。

上药打成细粉，米汤水调服，每日 3 次，每次 3g。

嘱：忌食蜂蜜和豆浆。服药期间忌过于辛辣刺激及过于油腻的饮食。

二诊：药后乳房胀痛明显减轻，又开 7 剂，嘱休息 3 天后继服。

三诊：双侧乳房有所减小，胀痛消失。又开药 14 剂。嘱服 7 剂后休息 3 天，继服 7 剂后停服汤药。继服散剂。

四诊：1 个月后乳房发育渐趋正常，去医院检查，乳核基本消失。

六病（法）辨治法度的思考

乳房发育分 5 期（Tanner 分期）。

I 期（B1）：幼女型，青春期前，仅乳头突出，乳房尚未发育。

n 期（B2）：乳房开始隆起，乳晕增大，乳头稍突出，可触及乳房硬结或硬块，可伴有胀痛，是青春期发育的最早标志，平均年龄 10～11 岁。

uI 期（B3）：乳房和乳晕进一步增大，与胸壁界限不清，色泽较深，平均年龄 12 岁。

W 期（B4）：乳头乳晕进一步增大，乳晕在乳房上形成第二个隆起，乳头增大，乳房轮廓明显，平均年龄 14～15 岁。

V 期（B5）：乳房发育完成，乳晕上的第二隆起消失，即成人乳房。平均年龄 16～18岁。

该案小患者因饮食不当，导致第二性征发育过早。对于性早熟，西医没什么好办法，中医治疗却有一定的优势。该案有四逆散证病机，所以可以用于治疗性早熟，这就是经方拓宽临证应用。四逆散病机关键在于表里、三焦之间气结、气郁化热，或上焦火郁，中焦胃虚，下焦水饮，或里结轻症。

该案乳房发育亢进，是为气郁化火亢盛，郁结在胸胁。因此治法要疏调气机，清热解表，散结养津。

四逆散加桂枝，并不一定只有心悸可加。桂枝在该案中主治胸胁疼痛，降逆散结，解表通脉。《别录》论牡桂："无毒，主治心痛，胁风，胁痛，温筋通脉，止烦，出汗。"《本经》论牡桂："味辛温，主上气咳逆，结气喉痹，吐吸，利关节，补中益气。"

加夏枯草在于强力清郁火，散结气，破癥坚。《本经》论夏枯草："味苦辛寒，主寒热瘰疬，鼠瘘，头创，破症，散瘿，结气，脚肿，湿痹，轻身。"夏枯草辛可散郁结，寒可清郁火，为清火散郁结良药。

应用四逆散关键在于弄通四逆散证条文隐含的病机内涵，抓核心病机，方虽简，但可辨治很多疑难杂病。

医案二十六　肠痈

钟某，男，46岁。2018年5月5日初诊。

主诉： 发热伴腹痛1月余。

病史： 1个月前患者在外地因右下腹疼痛反复发作，便于4月21日去某医院查CT示：阑尾炎并周围脓肿形成和肺部感染，遂回本县某医院以"间歇性右下腹疼痛4周，腹痛加重伴发热5天"于2018年4月24日住院。经治后肺部感染症状基本消失，而"复发性阑尾炎、腹腔脓肿、肠粘连"术后发热持续不退并伴反复腹痛，应用多种抗生素无明显疗效，求治。

刻诊： 每天发热（最高38℃，最低39.5℃），发热前稍感冷，下午较重，右下腹疼痛，术后并没有未切除阑尾，只冲洗腹内包块周围积脓，留置腹腔引流管，不断有大量脓液溢出。口不苦，口干渴欲饮温水，口干无咽干，无恶寒，无呕吐，无头痛眩晕身痛，心烦，纳差，眠可，乏力，给退热药后大量出汗，热退后不久，体温旋即又起。大便一日3次成形无干结，小便黄赤。舌淡，舌体胖大边有齿痕，苔黄腻，中有裂纹。脉数，左寸关弦尺沉有力，右寸关滑尺沉有力。触诊腹部胀满，腹肌稍紧张，脐周及脐下压痛，右下腹压痛较甚，无反跳痛。

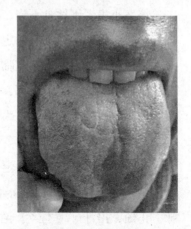

辅助检查：胸部、下腹部CT（2018.4.21）：①右中肺局限性感染；②右下肺内侧基底段小结节影，建议追踪复查；③回盲区异常密度影，考虑阑尾炎并周围脓肿形成。腹部超声（2018.5.6）：右下腹混合性包块。

六病（法）脉证辨析：

（1）**半表半里阳证**：发热（中高度热）稍恶寒，下午较重，退热药后大量出汗，心烦，脉弦，辨为少阳中风证，郁火（邪气）与正气（胃气）交争与半表半里，寒热往来，休作有时。

（2）**半表半里阴证**：腹部胀满，腹肌稍紧张，脐周及脐下压痛，右下腹压痛较甚，腹腔积脓溢脓，口不苦口干渴欲饮温水，口干无咽干，心烦，小便黄赤。舌淡舌体胖大边有齿痕，苔黄腻，中有裂纹，脉数，左寸关弦尺沉有力，右寸关滑尺沉有力。辨为厥阴病，下焦水热互结而痞满。

纳差，乏力，腹部胀满，腹肌稍紧张，脐周及脐下压痛，右下腹压痛较甚，腹腔积脓溢脓，舌淡舌体胖大，边有齿痕，脉沉，辨为太阴病，中焦胃虚，寒生膜胀（气滞），脏寒生满病（气溢出而胀满），水气逆乱。

干渴欲饮温水，口干，心烦，大量出汗，腹部胀满，腹肌稍紧张，脐周及脐下压痛，右下腹压痛较甚，小便黄赤，舌苔黄腻，中有裂纹，脉数，左寸关弦尺沉有力，右寸关滑尺沉有力，辨为阳明病，阳明外证，上焦热扰，热伤津液，中焦里结。

六病（法）辨证：少阳阳明厥阴太阴合病，属少阳阳明。

病机：外证中风，上焦郁火，热伤津液，中焦胃虚，里结，水气逆乱，下焦水热互结。

核心病机：三焦火郁，水热互结，水气逆乱。

方药：大柴胡汤加银花。

柴胡 24g，黄芩 15g，赤芍 10g，旱半夏 20g，枳壳 20g，大黄 10g，银花 30g，生姜 30g（切片），大枣 6 枚（擘）。

3 剂，日 1 剂，水煎分 2 次服。

嘱：忌辛辣刺激及过于油腻饮食。

二诊（2018 年 5 月 7 日）：诉服后体温渐减，最高不超过 38℃，腹胀痛明显减轻，仍然溢脓较多，口苦、口干、口渴欲饮。因是外县人，药还没有服完，怕断药而提前赶来。

六病（法）辨证：少阳阳明厥阴太阴合病，属少阳阳明。

方药：大柴胡汤合大黄牡丹汤加生石膏。

柴胡 24g，黄芩 15g，赤芍 10g，旱半夏 20g，枳壳 20g，大黄 10g，牡丹皮 15g，桃仁 15g，冬瓜仁 30g，芒硝 10g（后下煎沸）；生石膏 40g，生姜 30g（切片），大枣 6 枚（擘）。

3 剂，日 1 剂，水煎分 2 次服。

嘱：忌辛辣刺激及过于油腻饮食。

三诊（2018 年 5 月 9 日）：诉服后体温正常，腹痛明显减轻，仍然溢脓但明显减少，口苦口干渴欲饮，大便溏，小便可，今出院。

六病（法）辨证：少阳阳明厥阴太阴合病，属少阳阳明。

方药：大柴胡汤合大黄牡丹皮汤

柴胡 24g，黄芩 15g，赤芍 10g，旱半夏 20g，枳壳 20g，大黄 6g，牡丹皮 15g，桃仁 15g，冬瓜仁 30g，芒硝 6g（后下煎沸），生姜 30g（切片），大枣 6 枚（擘）。

5 剂，日 1 剂，水煎分 2 次服。

嘱：忌辛辣刺激及过于油腻饮食。

四诊（2018 年 5 月 15 日）：未再发热，腹痛基本消失，大便溏。

方药：大柴胡汤

柴胡 24g，黄芩 10g，赤芍 10g，旱半夏 20g，枳壳 10g，大黄 3g，生姜 30g（切片），大枣 6 枚（擘）。

3 剂，日 1 剂，水煎分 2 次服。

嘱：忌辛辣刺激及过于油腻饮食。

电话回访痊愈。

六病（法）辨治法度的思考

该案初诊多经合病，寒热错杂，虚实夹杂，水热互结，但病机以少阳阳明之证为主，多经（病）合病，以何经（病）为主，就以何病之方主之。所以用大柴胡汤为主，和解少阳，清热化饮，破结通下，调畅三焦气机。

火盛者谓之毒，初诊加银花是为解毒之用。银花入阳明，清热解毒，凉血止痢。《别录》论银花："忍冬，味甘温，无毒，主治寒热身肿。"《本草纲目》说银花："治……诸肿毒，痈疽疥癣，杨梅诸恶疮，散热解毒。"明·张介宾《本草正》说银花："双花，善于化毒，故治痈疽、肿毒、疮癣、杨梅、风湿诸毒，诚为要药。毒未成者能散，毒已成者能溃，但其性缓，用须倍加。"

二诊仍然有发热腹胀痛，溢脓较多，口苦口干渴欲饮，以阳明毒热为主，合以大黄牡丹皮汤消肿排脓，攻下通腑。

《金匮要略·疮痈肠痈浸淫病脉证并治》第 4 条说："肠痈者，少腹肿痞，按之即痛如淋，小便自调，时时发热，自汗出，复恶寒。其脉迟紧者，脓未成，可下之，当有血。脉洪数者，脓已成，不可下也，大黄牡丹汤主之。大黄牡丹汤方：大黄四两，牡丹一两，桃仁五十个，瓜子半升，芒硝三合。上五味，以水六升，去滓，内芒硝，再煎沸，顿服之，有脓当下，如无脓当下血。"

条文中所述少腹肿痞，痛如石淋一般，以小便利为鉴别要点，小便自调说明不是淋证。发热汗出恶寒，是痈疮蕴脓的特征，按之脉迟紧，这是脓未成，可用下法攻逐瘀血。脉洪数了，脓就形成了，气血也亏虚了，化脓欲穿孔，或已经穿孔者不宜攻下，否则会更伤气血。但并非绝对，因为方后注说用大黄牡丹汤"有脓当下，如无脓当下血"，可见大黄牡丹汤为排脓良方。该案有脓肿包块，说明内蕴脓毒瘀血，可用大黄牡丹汤排脓祛瘀血肿毒。

大黄牡丹汤中冬瓜子是消肿排脓良药，《本草纲目》说"冬瓜子治肠痈"。

引《大明本草》说："冬瓜子治热毒痈肿。"芒硝和大黄皆为除癥坚瘀血积聚，推陈致新之药。牡丹皮也是祛瘀血治痈疮脓肿的良药，《本经》论牡丹皮："味辛寒。主寒热，中风，瘈疭，痉惊痫邪气，除癥坚，瘀血留舍肠胃，安五脏，治痈疮。"

二诊因患者持续发热伴心烦、口干渴，故加生石膏以加强清阳明热而除烦止渴之效。《本经》论石膏："味辛微寒，主中风寒热，心下逆气惊喘，口干舌焦不能息，腹中坚痛，除邪鬼，产乳，金创。"《别录》论石膏："味甘大寒，无毒主除时气，头痛，身热，三焦大热，皮肤热，肠胃中膈热，解肌发汗止消渴，烦逆腹胀，暴气喘息，咽热。"

该案据病机圆通活用经方，疗效优于静脉点滴抗生素。

医案二十七　泄泻、鼻衄、痔

王某，女，51岁。2017年4月11日初诊。

主诉：泄泻8个月余伴鼻衄、痔疮半月余。

病史：8个月来，每天都有大便溏泄黏腻，伴小腹下坠难受不适。曾去多家医院就诊，有的诊为"慢性肠炎"，有的诊为"结肠炎"，有的诊为"肠易激惹综合征"，多次输液及多方服药等均无明显疗效。近半月来又出现了鼻衄，每天流鼻血1～2次，还因排便蹲厕过久而犯痔疮，肛门疼痛下血鲜红，痛苦异常，求治。

刻诊：精神差，大便溏黏腻，每天午饭后胃中灼热难受不适时即流鼻血，量不多，药棉塞鼻可止。食后腹稍胀，嗳气较多，痔疮下血疼痛，受风易感冒，轻度鼻塞流涕，易出汗，饮食无味，口黏口苦不渴，心烦焦虑，无乏力，无头痛眩晕，无恶寒发热，小便可。大鱼

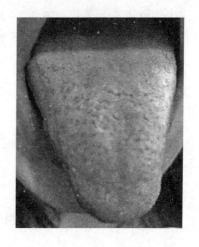

际苍白瘦削，舌暗边尖红，舌体胖大边有齿痕，苔白厚舌中黄腻，中有多处裂纹。脉细，左寸关弦尺沉，右脉滑。腹诊触及心下虚软，小腹有咕咕水声。

六病（法）脉证辨析：

触及心下虚软，小腹有咕咕水声口黏，大便溏泄，辨为太阴胃虚水饮。

大便时小腹下坠，辨为下焦寒热互结，气机阻滞。

食胃中灼热难受不适，大便黏稠，舌暗边尖红胖大边有齿痕，苔白舌中黄腻，脉关弦滑，辨为太阴阳明水热互结。

食后流鼻血，舌边尖红苔黄腻，辨为中虚水热互结，热扰上焦。

饮食无味，食后腹胀、嗳气，舌体胖大边有齿痕，苔白，脉弦，辨为太阴胃虚。

痔疮下血，辨为太阴伤血。

下血鲜红，辨为阳明热（风夹热者下血鲜红）。

鼻塞流涕，易出汗，辨为中风表证。

口苦口干，心烦焦虑，舌边尖红苔黄，脉细滑，辨为上焦阳明热扰。

舌暗边尖红苔中有多处裂纹，脉细，辨为阳明热伤津液。

六病（法）辨证：厥阴病。

病机：太阴胃虚寒饮，阳明热伤津血，中下焦水热互结。

核心病机：胃虚而中下焦水热互结。

治疗：半夏泻心汤。

旱半夏20g，炮姜15g，黄连5g，黄芩15g，党参15g，炙甘草15g，防风10g，红枣6枚（擘）。7剂，日1剂，水煎分3次服。

二诊：3剂药后即不再流鼻血，7剂药服完，鼻衄和痔疮下血皆消失。仍然大便溏黏但减轻，食欲恢复，精神状态好转，原方炮姜易干姜，去防风，继服7剂。

三诊：诸症进一步明显减轻，又服7剂愈。

六病（法）辨治法度的思考

该案寒热错杂，虚实夹杂，中有痞阻而腹满；气机升降失调，食后气夹水热逆于上焦则鼻衄，嗳气；趋于下焦则利；水热互结，气机不畅则小腹下坠；

胃气虚则大鱼际苍白瘦削。

临证应抓住中焦胃虚，阳明热与太阴饮互结于中焦，气机逆乱，升降失常，津血俱伤的病机而治。

《伤寒论》第149条："伤寒五六日，呕而发热者……但满而不痛者，此为痞，半夏泻心汤主之。"

《金匮要略·呕吐哕下利病》："呕而肠鸣，心下痞者，半夏泻心汤主之。"

半夏泻心汤方证病机为太阴胃不和，太阴水饮与阳明里热互结于中焦，寒热错杂，气机逆乱，呕而肠鸣，心下痞满伴协热利。该案有半夏泻心汤证病机，故方选半夏泻心汤和中益胃养津血，降逆化饮除痞结。

本案加防风主要是治疗痔疮下血，兼以止溏泻。防风生用、炒炭都可止血，炒炭尤佳，治便血、崩漏、鼻衄等，能疗痔疮下血。《丹溪心法》曰："痔者，皆因脏腑本虚，外伤风湿，内蕴热毒以故气血下坠，结聚肛门，宿滞不散，而冲突为痣也。"宋代医家唐慎微《证类本草》引《经验后方》说"防风治崩中"，能升脾之清阳，入血分增强止血之效。在槐角丸中亦用防风，治诸痔、脱肛及肠风下血。防风辛甘微温而润，乃双向调节，既能通便，又能止泻。

《本经》论干姜："味辛温，主胸满咳逆上气，温中，止血出汗，逐风湿痹，肠澼下利，生者尤良。"炮姜炒黑，辛散作用大减，温中守而不走，有温中止泻和温经止血的双重作用，为治中焦虚寒、脾不统血之要药。

医案二十八 嗜睡症

万某，女，36岁。2016年7月29日初诊。

主诉：嗜睡2个月余。

病史：患者2个月前因家务事生气，两天没吃饭，开始感到困顿睡眠较多，情绪平缓之后，每次餐后当即感到上腹部胀满难受不适，进食后半小时就想睡觉，每天如此，曾去某医院查胃镜示：慢性非萎缩性浅表性胃炎；彩超示：胆囊壁毛糙。曾服过多种中西药，有泮托拉唑片、马来酸曲美布汀片、普利胃炎胶囊、消炎利胆片等，疗效都不明显，痛苦异常，求治。

刻诊：餐后半小时就感觉大脑昏沉不清想睡觉，餐后上腹部胀满隐痛，难受不适，频频嗳气，纳差，口稍苦，口干无咽干，口渴欲饮冷水，无眩晕头痛，无乏力，无恶寒发热，心烦，夜晚入睡困难，眠浅多梦，汗出正常，大便一天1次，排便费力，稀溏黏夹杂不消化块状物，小便可。舌淡嫩胖大边有齿痕，舌边尖红，舌中后部苔白微黄厚腻。脉左弦，右寸关沉涩尺弦。腹诊上腹部按之稍胀满，无压痛，不拒按。

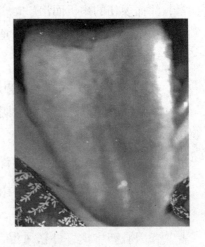

六病（法）脉证辨析：

餐后半小时就感觉大脑昏沉不清想睡觉，餐后上腹部胀满隐痛难受不适，频频嗝气，纳差，触及上腹部稍胀满，舌淡嫩胖大边有齿痕，苔中后部黄厚腻，脉左弦，右寸关沉涩，辨为太阴病，中焦胃虚，停饮生痰，痰（饮）蒙清窍，气机阻滞。

舌淡嫩胖大边有齿痕，舌中后部白苔，脉弦，右寸关沉辨为太阴病，中焦胃虚寒。

心烦，口渴欲饮冷水，夜晚入睡困难，眠浅多梦，舌中后部黄苔，辨为阳明病，热扰上焦，伤津损营。

大便一天1次，稀溏黏夹杂不消化块状物，辨为下焦水热互结，里结。

六病（法）辨证：太阴阳明合病，属厥阴。

病机：上焦阳明郁热伤津损营，中焦太阴胃虚寒饮，湿（饮）蒙蔽清窍，下焦水热互结，水饮上逆。

核心病机：胃气虚而中焦气机升降失常，痰（饮）蒙清窍。

方药：甘草泻心汤。

旱半夏20g，干姜15g，黄芩15g，黄连5g，党参15g，炙甘草20g，大枣6枚（擘）。

7剂，日1剂，水煎分2次服。

二诊：诉服3剂药后精神状况就明显好转，饭后嗜睡的症状减轻，上腹部胀满隐痛难受不适的症状逐渐减轻，食欲改善，效不更方，上方继服7剂痊愈。

六病（法）辨治法度的思考

该案餐后嗜睡与胃气虚相关。从该案可知，甘草泻心汤乃双向调节，既能治疗不寐，又能治疗多寐，都与胃中虚有关。

该案胃虚而中气不足，运化失健，气血津精不能上奉于心脑则多寐；中焦水热互结，气机升降不通，水饮上逆则餐后上腹部胀满隐痛难受不适，频频嗳气。

金元时代医家李东垣《脾胃论·肺之脾胃虚论》说："脾胃之虚怠惰嗜卧。"元代医家朱丹溪在《丹溪心法·中湿》中也说："脾胃受湿沉困无力，怠惰好卧。"抓住胃气虚而中焦气机升降失常，痰（饮）蒙清窍这个核心病机遣方用药就能够和胃生津，疏通中焦气机而祛除痰饮蒙蔽清窍，清窍津气得复而头脑清醒爽适。

《伤寒论》第158条甘草泻心汤方证病机为胃中虚（胃气虚）、水热互结，与该案脉证病机相合，主方选用甘草泻心汤则是方机相应，能祛痰（饮）降逆消痞，和胃醒神。用经方不在于用药多，不在于用方大，关键在于辨明六经（病）和病机。

医案二十九　淋证

邱某，女，76岁。2017年6月12日初诊。

主诉：小便频数半年余，加重1个月。

病史：患者有腔隙性脑梗死、高血压病史。半年前开始感觉尿频，一有便意还不及走到厕所就要排出，多次尿裤子。曾去医院检查小便无异常，曾静脉点滴抗生素1周，服用汤药及西药等无明显疗效，求治。

刻诊：尿频、尿急，每日小便无数次，夜间尤甚，无尿热尿痛，腰酸沉痛不凉，乏力，出汗偏多，小腹下坠感，头晕，纳差，上腹满，食后较重，无心烦，无寒热，无身痛腰痛，口不苦不干不渴，大便溏不黏，舌淡暗，舌体胖大边有齿痕，苔薄白水滑，脉左沉细，右寸关弦尺沉。

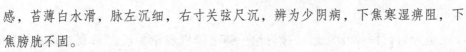

六病（法）脉证辨析：

表证： 腰痛，尿频数，小腹下坠感，苔薄白水滑，脉左沉细，右寸关弦尺沉，辨为少阴病，下焦寒湿痹阻，下焦膀胱不固。

里证： 纳差，上腹满，食后较重，大便溏，脉右关弦尺沉，辨为太阴病，中焦胃虚寒。

头晕，舌胖大边有齿痕，舌苔白水滑，脉右关弦尺沉，辨为太阴病，水饮上逆。

六病（法）辨证： 少阴太阴合病。

病机： 胃虚寒，下焦不固，寒湿痹着，饮逆。

核心病机： 胃气虚寒而下焦不固。

方药： 肾着汤。

炙甘草20g，干姜20g，白术10g，茯苓20g。

7剂，日1剂，水煎分2次服。

嘱： 忌食生冷、辛辣刺激及过于油腻食物。

二诊： 患者服后反馈疗效甚好，尿频明显减轻，认为药虽不多，但比以前服的任何汤药都有效。继服原方7剂，诸症悉除。

三诊： 嘱停服汤药，口服桂附地黄丸2周以巩固疗效。

六病（法）辨治法度的思考

该案小便频数并非外邪而是中焦胃虚，不可一见尿频便认作淋证而不辨寒热，一见小便数就认为是肾虚不固而大量应用补肾收涩缩尿的药。

该案病机关键在于太阴里虚，中不制下而小便频数。

《金匮要略·肺痿肺痈咳嗽上气病脉证并治》第 5 条说："肺痿吐涎沫而不咳者，其人不渴必遗尿，小便数，所以然者，以上虚不能制下故也。此为肺中冷，必眩，多涎唾，甘草干姜汤以温之。"

《金匮要略·五脏风寒积聚》："肾着之病，其人身体重，腰中冷，如坐水中，形如水状，反不渴，小便自利，饮食如故，病属下焦，身劳汗出，衣（一作表。我认为此字为"表"合适）里冷湿，久久得之，腰以下冷痛，腹重如带五千钱，甘姜苓术汤主之。"

"肾着"，乃"留滞附着或痹着"之意。"肾着"病的人，"其人身体重"，说明病机以水湿之邪为主，留滞附着肾的外府腰部及其以下如下焦、下肢关节等，体现寒湿之邪的病机。所以，该案小便频数等症状属于下焦虚寒不固，寒湿下注之病机，所以用肾着汤证偏于中下焦寒湿痹阻，能温中制下，除湿通痹止淋。这也是经方拓宽临证思路而应用。用这个方子，要注意方中药物的基本配比：干姜、茯苓与甘草、白术的比例是 2∶1。但治疗寒湿痹痛，白术药量可以适当加大。《本经》论白术："味苦温。主风寒湿痹，死肌，痉，疸，止汗，除热，消食。"其药症的第一句话就是"主风寒湿痹"。

用方在于燮理整体阴阳而不在于对症治标，所以用药不在多而在于精准。

医案三十　淋证

秦某，女，50 岁。2018 年 9 月 13 日初诊。

主诉：尿频 10 余天。

病史：10 余天前因感冒输液治疗 3 天，出现尿频症状，无尿热尿痛，去某医院未查出任何阳性体征，服左氧氟沙星及治疗淋证的中成药如三金片、通淋颗粒等无效。因尿频难以控制，感到尴尬，所以不敢外出，很是痛苦，求治。

刻诊：尿频，滴沥不尽，一天十数次，昼夜都尿频，有一点尿就控制不住，晚去卫生间一会儿就会尿裤子。手指及足趾稍有肿胀、无疼痛，晨起面部稍浮肿，无小腹痛，无恶寒发热，有轻度头痛，无胸闷心慌，无心烦，正常汗，食欲可但口中黏腻食之无味，无胸胁胀痛，无干呕，无嗳气，口不苦，无咽干，口干渴欲饮温水，饮水多时感到恶心，无咽干，无手足厥冷，大便每天 1 次，稀溏不黏。舌暗，舌体胖大边有齿痕，苔白滑腻，舌中及根部尤甚，舌红，舌苔中根部薄黄，点状红斑。脉弦细，左寸关滑，右寸浮关尺沉稍有力。

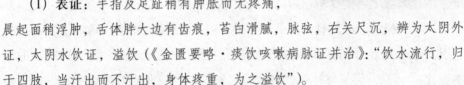

六病（法）脉证辨析：

（1）**表证**：手指及足趾稍有肿胀而无疼痛，晨起面稍浮肿，舌体胖大边有齿痕，苔白滑腻，脉弦，右关尺沉，辨为太阴外证，太阴水饮证，溢饮（《金匮要略·痰饮咳嗽病脉证并治》："饮水流行，归于四肢，当汗出而不汗出，身体疼重，为之溢饮"）。

（2）**里证**：尿频，滴沥不尽，一天十数次，舌体胖大边有齿痕，苔白滑腻，右关尺沉稍有力，辨为太阴病，水饮内停下趋。脉弦，右关尺沉稍有力乃水积而寒，浊（尿）遗之象，而非里热实象。

夜间亦尿频，有一点尿就憋不住，晚去卫生间一会儿就尿裤子，舌体胖大边有齿痕，苔白滑腻，舌中及根部尤甚，脉弦，右关尺沉稍有力，辨为少阴病，下焦真火不足，下元不固，膀胱失约（小便清长）。

欲饮温水，口中黏腻食之无味，饮水多时感到恶心，大便稀溏，尿频，舌体胖大边有齿痕，苔白滑腻，舌中及根部尤甚，舌面多处点状红斑，脉弦，右关尺沉，辨为太阴中焦胃虚，寒饮内生，水饮上逆趋下。

口干渴，舌暗，舌前色红，苔薄黄，点状红斑，左寸关滑细，辨为阳明病，热伤津液。

六病（法）辨证：厥阴病。

病机：中焦胃虚，肾气不足，水饮内停，溢饮在表，下元不固，阳明津伤。此乃两本皆病，上热下寒，寒热错杂，虚实夹杂之证。

核心病机：胃虚不制，肾气不足而气化不利，内生水饮、下元不固。

方药：肾气丸。

桂枝 10g，肉桂 5g（后下），黑附片 10g，熟地 20g，山萸肉 12g，怀山药 12g，泽泻 10g，茯苓 10g，牡丹皮 10g。

5 剂，日 1 剂，水煎 40 分钟滤出后，兑入 30g 蜂蜜溶化，分 2 次服。

二诊：患者诉疗效特好，服 1 剂药后尿频即减轻，5 剂药服完，诸症好转大半。该患者处于围绝经期，因其子在外地上学耳后一处皮肤溃疡不愈，总是心情忧郁，操心思虑过度。现口苦，仍然口干渴欲饮温水但减轻。白天尚有轻度尿频，但已经能够外出活动，可以憋住尿，外出不怕尿裤子了。手指及足趾肿胀消失，仍然晨起面稍浮肿，口中稍黏腻，饮食知味，大便溏而不黏。舌暗红，舌面边尖及前部红，多处点状红斑，舌苔中后部白腻罩黄，舌尖边红。脉弦细，左寸关尺滑，右寸滑关尺沉稍有力。

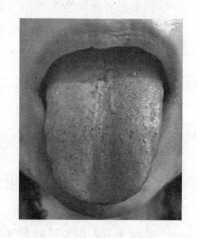

六病（法）脉证辨析：

（1）**半表半里证**：心情忧郁，操心思虑过度，口苦，舌暗，舌苔薄白腻罩黄，舌面点状红斑，舌边及前部红，脉弦细，辨为少阳病，气机郁滞（气结），上焦火郁，津伤。

（2）**里证**：晨起面稍浮肿，欲饮温水，口中稍黏腻，大便溏，尿稍频，舌体胖大边有齿痕，苔白，脉弦，右关尺沉，辨为太阴中焦胃虚停饮，下焦水饮。

口干渴，舌暗，舌前部色红苔薄黄，舌面点状红斑，左寸关滑细，辨为阳明病，热伤津液。

六病（法）辨证：少阳阳明太阴合病。

病机：气机郁滞（气结），上焦火郁，津伤，中焦胃虚，下焦水饮。

核心病机：气机郁滞（气结）、胃虚不制而下元不固。

方药：四逆散加味。

柴胡 15g，赤芍 15g，枳壳 15g，炙甘草 15g，肉桂 10g（后下），茯苓 15g。

5 剂，日 1 剂，以 50g 大米煎汤滤出后，以米汤水煎药，分 2 次服。

三诊：微信回访，患者说一切恢复正常，表示非常感谢。

六病（法）辨治法度的思考

该案患者所急所苦的是严重的尿频。

初诊既有表证又有里证，除小便频外，还有口渴，而且饮水多时感到恶心，容易误辨为五苓散证。这就是辨证时没有注意到细节问题。

此证已经伤及真阳，如"晨起面稍浮肿，夜间亦尿频，有一点尿就憋不住，晚去卫生间一会儿就尿裤子，苔白滑腻舌根部尤甚，脉尺沉稍有力（下焦水积而寒，浊遗《脉经》)"。

该案肾气不足，肾阳肾阴皆有亏虚，蒸腾气化不及，所以太阴少阴厥阴主时之上焦、下焦水饮不能气化为津液而尿频。这就是个辨证的细节问题，五苓散顾及不到肾气不足的问题。

实际上五苓散也可能有效，但疗效不会太好，因为这个尿频比较严重，治之必须顾及肾气。方选肾气丸固护肾气以促气化。

肾气丸，又称八味肾气丸（又叫崔氏八味丸），乃仲景之方，在《金匮》《外台》《千金》中附、桂用量不一，但皆是据证而来。我在该案中用肾气丸变为汤剂，附、桂的药物配比看似不合比例，实际是遵循经方法度的。

二诊阴证转阳，因患者年尚不高、无久病，真阳不足之证系感冒误用寒凉所致，所以方证病机辨准确了易于纠正。患者长期思虑过度，久有气郁，二诊少阳阳明之证凸显，所以再辨时核心病机为气机郁滞（气结）、胃虚不制而下元不固，以四逆散加肉桂、茯苓而收全功。这就叫证变机变方亦变，辨证用方一定要精准。这个四逆散所加之味，也是四逆散方后的或然证所加之药，符合仲景法度，所以疗效明显。

选此案的目的，一是想要大家尽可能拓宽临证思路，不要陷入一见水肿就用"五苓散"的简单方证对应的窠臼；二是要大家看病多思考，多从证的细节去辨析，以达用方尽可能精准的目的。

医案三十一　嗜睡症

赵某，男，35 岁。2015 年 1 月 21 日初诊。

主诉： 嗜睡 3 个月余。

病史： 3 个月前因感冒输液 1 周后开始嗜睡，并逐渐加重，一坐就欲瞌睡，片刻就可睡着，睡时鼾声大。曾去多家医院检查无异常，服不少调节植物神经功能的药，无明显疗效，求治。平素嗜烟酒。

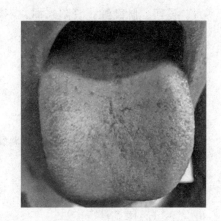

刻诊： 嗜睡，时心慌，喉中常有痰，阵发性头晕痛，最近 1 周两前臂出现皮疹瘙痒。无汗，无乏力，无畏寒发热，无身痛腰痛，纳差，无腹满胀，口不苦不渴无咽干，二便调。舌暗，舌体胖大，苔白腻滑。脉微数，左寸浮紧尺稍沉，右寸浮紧关尺弦。

辅助检查： 血压：140/85mmHg。心电图：HR 86bpm，大致正常心电图。

六病（法）脉证辨析：

表证： 头痛，两前臂皮疹，鼾声大，脉寸浮紧，辨为太阳病，津聚束表。

里证： 嗜睡，头晕，时心慌，喉中常有痰，纳差，素嗜烟酒，舌暗舌体胖大、苔白腻滑，脉弦，寸浮紧尺稍沉，辨为太阴病，胃虚停饮，痰饮上逆，痰蒙清窍。

六病（法）辨证： 太阳太阴合病。

病机： 津滞于表，饮逆，痰蒙清窍。

核心病机： 胃虚而痰饮逆于上焦，蒙蔽清窍。

方药： 半夏麻黄丸。

旱半夏 20g，生麻黄 20g（先煎去上沫）。

5 剂，日 1 剂，水煎，煎成滤出药液后兑入蜂蜜 20g，分 3 次服。

嘱：忌食生冷、辛辣刺激及过于油腻食物，嘱其逐渐戒烟、限酒。

1周后手机随访，患者说服2剂就有效，5剂服完已经恢复正常作息，皮疹瘙痒也消失，现在外地打工，表示感谢。

六病（法）辨治法度的思考

该案为输液后水饮过盛，脉弦苔滑腻，痰饮上饮逆而心慌、嗜睡。因无乏力、畏寒、脉微细，真阳未损，不能辨为少阴病而误用附子等药。

嗜睡未必都是少阴真阳亏虚，痰饮上逆、蒙蔽清窍亦可致病，心悸不必畏惧麻黄，此乃水证，水饮上逆则心悸；痰饮蒙蔽清窍则嗜睡头晕昏冒（头脑不清醒），脉紧数为阳郁，弦为水饮。病机关键在于水饮，麻黄即可发越水气而透表，又可开窍醒神。

《金匮要略·惊悸吐衄下血胸满瘀血病》："心下悸者，半夏麻黄丸主之。"

《伤寒论》第273条："太阴之为病，腹满而吐，食不下，自利益甚，时腹自痛。若下之，必胸下结硬。"从该条看，思路宜宽，太阴水饮上逆会腹满而吐，亦可心悸。

半夏麻黄丸方证病机为胃虚饮逆。其功可发表透邪，开窍醒神，温中降逆、化痰祛饮。炼蜜为丸，作汤剂须加蜂蜜，以养胃气。

半夏麻黄丸基本方义：麻黄透表邪，发越水气而降逆，并醒脑开窍；半夏温胃化痰饮而降逆，蜂蜜养胃补津。

医案三十二 重症肌无力

万某，男，59岁。2016年7月6日初诊。

主诉：全身无力伴阵发性心慌7年。

病史：2010年冬天因建筑工作出汗过多后脱衣服受冻感冒，1个多月未愈而患病，睁眼无力，颈部托不住头，硬食物嚼不动。2011年去某医院诊为"胸腺瘤、重症肌无力、缺血性心脏病"，住院切除胸腺瘤，但切除后仍然无力，长期服用溴新斯的明、强的松及中药等药治疗，虽未发展，但症状改善不明显。2008 年曾得过心肌梗死，现仍坚持服用阿司匹林肠溶片等药二级预防。

刻诊：全身无力，睁眼无力，颈部不适，自觉抬不动头，拿重东西直不起腰，吃饭吞咽无力，走不远，走约 200m 就不想动了，常吐黏液，时感心慌，头晕，眠差，正常出汗，无头痛身痛，无恶寒发热，口苦，无咽干口干，二便正常。舌淡胖大尖边红，中后部白腻苔。左脉弦大，右脉寸关弦尺沉弱。

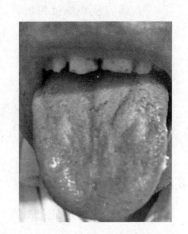

六病（法）脉证辨析：

（1）**表证：**精神差，全身无力，睁眼无力，颈不适，自觉抬不动头，拿重东西直不起腰，吃饭吞咽无力，走不远，走路约 200 米就不想走了，出虚汗，眠差，左脉细，右脉尺沉弱，辨为少阴病，真阳不足，气（津）血两虚，机能沉衰，表虚，营卫不和。

（2）**里证：**常吐黏液，时感心慌，头晕，舌胖大淡暗，中后部白腻厚苔，左脉弦，右脉寸关弦尺沉弱，辨为太阴病，中焦胃虚，水饮上逆。

六病（法）辨证：少阴太阴合病。

病机：表里虚寒，胃虚，津血（营）虚，机能沉衰。

核心病机：表里虚寒而津虚血（营）弱。

方药：桂枝加附子当归细辛人参干姜汤。

桂枝 10g，肉桂 5g（后下），赤芍 15g，炙甘草 10g，当归 20g，细辛 6g，黑附片 15g，党参 10g，干姜 10g，生姜 15g（切片），大枣6 枚（擘）。

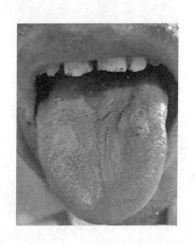

10 剂，日 1 剂，水煎分 2 次服。

二诊：患者精神明显好转，诸症尚有但在逐渐好转，自诉吃那么多药也没有这几剂药有效，现在空手能走 2 里路，虚汗明显减少，口干苦不渴，舌胖大暗红，尖边赤红，中后部薄白微黄苔，左脉弦，右脉寸关弦尺沉。

六病（法）脉证辨析：

全身无力，睁眼无力，颈不适，自觉抬不动头，拿重东西直不起腰，吃饭吞咽无力，虚汗，眠差，左脉细，右脉尺沉弱，辨为少阴病，真阳不足，气（津）血两虚，机能沉衰，表虚，营卫不和。

吐黏条，时感心慌，头晕，舌胖大暗红，中后部薄白苔，左脉弦，右脉寸关弦尺沉弱，辨为太阴病，中焦胃虚，水饮上逆。

口干苦，舌暗红，尖边赤红，中后部微黄薄苔，苔面裂纹，辨为少阳病，上焦郁火，伤津。

六病（法）辨证：少阴太阴少阳合病，属厥阴。

病机：表里虚寒，上焦郁火伤津，中焦胃虚，下焦水饮，津虚营弱

核心病机：胃虚饮逆，表里、三焦津虚营弱，兼夹郁火。

方药：《千金》前胡（竹叶）汤加附子。

前胡20g，旱半夏18g，黄芩10g，党参10g，黑附片15g，桂枝10g，肉桂5g（后下），赤芍15g，炙甘草10g，当归15g，竹叶15g，生姜30g（切片），大枣8枚（擘，去核）。

10剂，日1剂水煎分2次服。

三诊：诸症持续好转，强的松减量服用也没有反复，上方加黄芪40g，继服10剂。

后来一直间断用前胡（竹叶）汤，共服45剂，黄芪量加至120g。病情稳定，生活已经基本自理。

六病（法）辨治法度的思考

该案津虚血弱是关键病机。胡希恕先生说："少阴就是津液虚，就是津虚血少"（《胡希恕伤寒论讲座》）。

初诊脉舌证辨为阴证，核心病机为表里虚寒而津虚血（营）弱，机能沉衰，所以用桂枝加附子当归细辛人参干姜汤温阳固表除饮，温中养津，调和营卫。

本方出自桂林古本《伤寒杂病论·辨痉阴阳易差后病脉证并治》第 13 条："痉病，手足厥冷，发热间作，唇青目陷，脉沉弦者，风邪入厥阴也，桂枝加附子当归细辛人参干姜汤主之。桂枝三两，芍药三两，炙甘草二两，当归四两，细辛一两，黑附片一枚，人参二两，干姜一两半，生姜三两（切），大枣十二枚（擘）。"

痉病（项背强急痉挛抽搐）而手足厥冷（阴阳气不相顺接），发热间作，唇青目陷，脉沉弦，辨为少阴厥阴合病。为真阳亏虚，胃虚停饮，瘀饮阻滞，气不化津，津亏血无所化，津血两虚，经脉痹阻之证，阴证为主兼夹阳明。

症状： 面色无华，唇青目陷，但欲寐，咽痛，头痛项强，身痛，四肢微急或较重疼痛，难以屈伸，鼻鸣干呕，咳喘，恶风畏寒，手足厥冷，无热或发热间作，汗出多，或小便难，脉微细，或沉弦，或细小弱偏浮无力等

病机： 表里虚寒，胃弱津虚，饮滞血痹（里虚寒，表寒，表饮，表虚）。

治法： 温阳固表，温中养津，调和营卫，除湿通痹。

方中附子一味非常重要，扶真阳之功不可替代，能温阳祛寒饮，化气生津，古人认为其为百药之长。《本经》论附子："味辛温。主风寒咳逆邪气，温中，金创，破癥坚积聚，血瘕，寒温，踒（御览作痿）躄拘挛，脚痛，不能行步（御览引云：为百药之长）。"再加当归养血通脉；细辛温通经脉、祛寒化饮、除痹止痛。

二诊由阴转阳，诸症皆有但均在减轻，证见半表半里半虚实半寒热半营卫，病机为胃虚饮逆，表里、三焦津虚营弱，兼夹郁火。改方为《千金》前胡（竹叶）汤以调和营卫，温中降逆，养胃补津，养血祛瘀。因仍有真阳不足、机能沉衰的病机，故加黑附片温阳祛寒化饮而表里同治。

用经方能用纯方就尽量用纯方，但如果因个体差异或病情复杂，可以依据方势或药势、药症酌情合方或加药。但合方尽量少，加药尽量不要超过 3 味，否则会打乱经方用药的格局。我在临床上用纯经方较多，须合方时一般只合 1 个方，须加药时最多加 3 味药。

三诊诸症持续好转，强的松减量服用也没有反复。

该案病久，寒热错杂，虚实夹杂，后一直用前胡（竹叶）汤加黄芪，黄芪逐渐加量效佳。

《本经》论黄芪："味甘，微温。主痈疽久败疮，排脓止痛，大风癞疾，五痔鼠瘘，补虚，小儿百病。"《别录》论黄芪："无毒。主治妇人子脏风邪气，逐五脏间恶血，补丈夫虚损，五劳羸瘦，止渴，腹痛泄利，益气，利阴气。"

黄芪不仅主大风而解外（表），而且补中养胃气津液，利水温阳活血升阳，输布水谷精微以养脏腑四肢关节，强壮机体。

我用黄芪剂量的基本原则是：正盛邪实者用量宜少，正虚邪少者用量宜大。

医案三十三　手发背（手部感染）

刘某，男，59岁。2018年5月9日初诊。

主诉：右手红肿热痛4天。

病史：4天前在农田干活时不慎扎伤右手无名指，出血止住后，又在藕塘脏水里拔草，晚上就开始感到右手热痛肿胀，并逐渐加重。在当地诊所服西药无效，去县医院让住院治疗，说至少得输液半个月。患者不愿住院，求治。

刻诊：右手红肿热痛，全身感觉一阵阵发紧发热，体温37.8℃，头晕，无头痛身痛。手肿痛而心烦，眠可，口干不渴，口稍苦，出汗，乏力，纳可，食涩无味，无腹胀腹痛，二便调。舌体淡胖大，舌尖边红舌苔黄滑腻，中有多处裂纹。脉弦，左寸关滑，尺沉有力；右寸浮稍紧，关尺沉而有力。

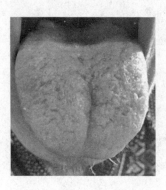
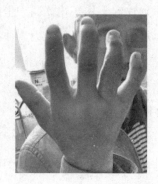
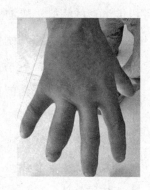

六病（法）脉证辨析

不慎扎伤右手无名指，出血止后，又在藕溏脏水里拔草，晚上就开始感到右手热痛肿胀，无名指及手背紫暗，辨为太阴病，水饮瘀血酿毒。

右手急性感染，红肿热痛，全身感觉一阵阵发紧发热，脉右寸浮稍紧，辨为太阳病，卫津郁滞于表。

右手急性感染，红肿热痛，出汗，心烦，乏力，口干，口稍苦，舌苔黄腻，多处裂纹，脉左寸关滑，尺沉有力，辨为阳明病，热伤津液，外证热结（热与瘀饮互结）酿毒。

饮食舌涩，口稍苦，心烦，舌尖边红，脉弦，辨为少阳病，上焦郁火，津伤。

饮食无味，舌体淡胖大舌苔滑腻，脉弦，左寸关滑，关尺沉，辨为太阴病，中焦胃虚。

六病（法）辨证：太阳阳明少阳太阴合病，属厥阴。

病机：卫津滞表，胃虚，水饮瘀血酿毒，热结，津血伤。

核心病机：热瘀饮互结酿毒。

方药：黄芩加半夏生姜汤加牡丹皮、银花。

黄芩20g，赤芍15g，半夏20g，甘草15g，牡丹皮15g，银花40g，生姜20g（切片），大枣6枚（擘）。

3剂，日1剂，水煎分3次温服。

嘱：停服任何抗生素类药，不用静脉点滴抗生素。

二诊（2018年5月11日）：诉服一剂药后疼痛就明显减轻，继服肿胀明显减轻，还有一汁没服完就赶紧来开药，唯恐中断服药。原方又开3剂。

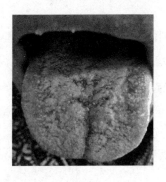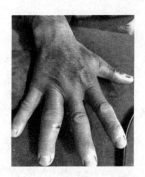

三诊（2018 年 5 月 13 日）：已基本痊愈，未开药，嘱余下的药服完后停药。手部情况见图片。

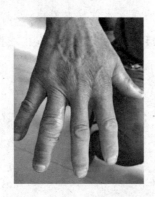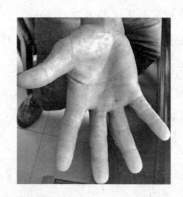

六病（法）辨治法度的思考

手部感染属于中医"手发背"的范畴，中医认为："毒邪聚于手背而发者，叫手发背。"《证治准绳·疡医》说："两手背发痈疽，初生如水刺，无头脑，顽然满手背肿满，后聚毒成疮，深入至骨，而为发手背。"以上对本病症状的描述比较确切，手发背一般多由风火湿热结聚，气血瘀结所致，或因外伤染毒而起，西医多用抗生素静脉点滴抗感染。该患者因没钱住院，所以选择了中医治疗。

该案从脉证辨为太阳阳明少阳太阴合病，属厥阴，寒热错杂，虚实夹杂，热瘀饮互结酿毒。所以选方黄芩加半夏生姜汤加牡丹皮、金银花。因脓毒感染较重，所以据药症加了牡丹皮、金银花。该方也可视为桂林古本《伤寒杂病论·温病脉证并治》中的"桂枝去桂加黄芩牡丹汤"合黄芩加半夏生姜汤加金银花。

黄芩加半夏生姜汤出自《伤寒论》第 172 条："太阳与少阳合病，自下利者，与黄芩汤；若呕者，黄芩加半夏生姜汤主之。"该条文所论实为少阳阳明合病，表证欲罢但未全罢，又入里化热与水饮互结而成湿热，此乃热多于饮，上逆而为呕，下趋而为利。黄芩加半夏生姜汤可降逆止呕，也可祛湿热而止利。从组方药症配伍来看，可以拓宽临证用方思路，辨治少阳阳明合病的热毒之证。

《金匮要略·呕吐哕下利病脉证治》也有一条："干呕而利者，黄芩加半夏生姜汤主之。黄芩加半夏生姜汤方：黄芩三两，芍药二两，甘草二两（炙），大枣十二枚（擘），半夏半升（洗），生姜一两半，一方三两（切）。上六味，以水一斗，煮取三升，去滓，温服一升，日再，夜一服。"

该方用黄芩入少阳阳明清热止利，芍药敷布津液除血痹治腹痛、利尿祛水湿，半夏、生姜降逆止呕，甘草、大枣养胃气津液。

病机：郁热轻证，胃虚津伤，水饮。

典型症状：腹中痛，干呕下利，无肛门灼热感。

可具症状：心烦，身热，口干渴，头目痛，小便黄。往来寒热，胸胁满闷，喜呕，口苦咽干目眩，或者耳聋、耳鸣，痈疮肿毒等。舌质红，舌苔黄薄，或者黄腻，脉弦或弦数。

方药功能：清热解毒，养胃生津，化饮降逆。

《本经》论牡丹皮："味苦辛寒，主寒热，中风，瘛疭，痉，惊痫，邪气，除癥坚，瘀血留舍肠胃，安五脏，疗痈创。"《别录》论牡丹皮："味苦，微寒。主除时气，头痛，客热，五劳，劳气，头腰痛，风噤，癫疾。"

《本草纲目》论金银花："治诸肿毒，痈常疥癣，杨梅诸恶疮，散热解毒。"引《别录》论金银花："治寒热身肿。"金银花可称为是中药中的抗生素，病重量小不行，需用至30g以上。

从此案看，只有8味药，3剂就明显好转，6剂痊愈，可见经方疗效名不虚传。中医不是慢郎中，如果辨证准确，用方合理，疗效不输于西医抗生素。纯中医疗效应该宣传，中医也要有自信。该患者如果不是因家庭困难住不起医院，如此严重的感染不会首选中医，如果输液半月，既耽误农活花钱也不会少。

医案三十四 银屑病

周某，男，28岁。2018年12月27日初诊。

主诉：反复发作严重皮肤瘙痒伴脱屑2年余，加重2个月。

病史：患者2年前全身出现粟粒样及绿豆样大小不等暗红色丘疹，瘙痒难耐，后逐渐扩大融合成暗红色斑块，表层覆盖多层干燥的白色鳞屑，抓挠后附着淡红色半透明发亮的薄膜及大量出血点。某医院皮肤科诊为银屑病，曾多次住院治疗，并多方诊治，疗效不明显。近2个月来病情加重，每天奇痒难忍，不断抓挠出血痕，又在某医院住院治疗10天，住院期间减轻，但出院后仍然瘙痒不止，求治。

刻诊：躯干部及双下肢暗红色状斑块及斑片，部分融合成片，水肿充血，瘙痒难忍，心烦异常，夜间难眠，无恶寒发热，无头晕、头痛、身痛、胸闷心慌、胁痛等症状。口苦无咽干，口渴喜饮常温矿泉水，出汗较多，纳可，大便2天一次，偏干，小便可。舌红，舌体胖大边有齿痕，苔白腻微黄，舌面裂纹。脉细，左寸浮滑，关尺弦；右寸滑，关尺沉而有力。

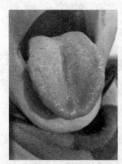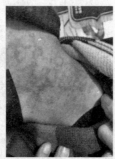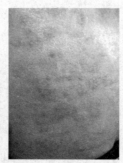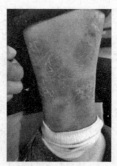

六病（法）脉证辨析

（1）**表证：**躯干部及双下肢暗红色状斑块及斑片，部分融合成片，水肿充血，瘙痒难忍，出汗较多，舌体胖大，舌尖边红，苔中白腻微黄，左寸浮，辨为太阳中风证，表虚，表滞（痰瘀互结于表，表位浊水浊血郁滞）。

（2）**半表半里证：**口苦，苔白腻微黄，舌面裂纹，脉弦细，辨为少阳病，上焦郁火，伤津。

口渴，心烦异常，大便2天一次，偏干，舌红，苔微黄，舌面裂纹，脉滑，关尺沉有力，辨为阳明病，里微结。

舌体胖大边有齿痕，脉弦，辨为太阴胃虚痰饮内停。

六病（法）辨证：太阳少阳阳明太阴合病，属厥阴。

病机：表虚，表滞，津伤，上焦郁火，中焦胃虚痰饮，下焦阳明微结。

核心病机：胃虚而痰饮瘀血郁久化火，表里、三焦津伤结滞。

方药：栀子大黄汤合栀子汤加防风。

栀子15g，淡豆豉40g，枳壳30g，大黄10g，旱半夏18g，黄芩15g，生甘草10g，防风10g。

7付，日1付，水煎分2次服。

嘱：忌烟酒，忌熬夜。

二诊：药后心烦明显减轻，仍然郁闷焦虑（初诊主要解决少阳阳明热扰上焦，未顾及气机郁滞），皮疹处瘙痒减轻，大便基本通畅，夜间已能入睡，躯干部及双下肢仍然有暗红色状斑块及斑片但有所减轻，口苦，出汗，纳可，大便2天一次基本通畅。舌边及舌前1/2红，舌体胖大边有齿痕，苔薄白腻微黄，舌面裂纹。脉细，脉左寸浮滑，关尺弦，右弦尺沉有力。

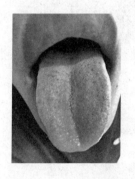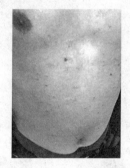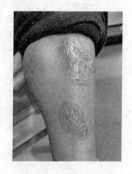

六病（法）脉证辨析

（1）**表证**：躯干部及双下肢暗红色状斑块及斑片，瘙痒，出汗，舌体胖大，舌尖边红，苔中白腻微黄，左寸浮，辨为太阳中风证，表虚，表滞（痰瘀互结于表）。

（2）**半表半里证**：口苦，郁闷焦虑，苔白腻微黄，舌面裂纹，脉弦细，辨为少阳病，上焦郁火，伤津，气机郁滞。

心烦，舌边及前1/2红，苔微黄，舌面裂纹，脉滑，尺沉有力，辨为阳明病，热扰上焦。

舌体胖大边有齿痕，脉弦，辨为太阴胃虚痰饮内停。

六病（法）经辨证：太阳少阳阳明太阴合病，属厥阴。

病机：表滞、表虚、气机郁滞，上焦郁火伤津、中焦胃虚痰饮内停，下焦阳明微结。

核心病机：胃虚而痰饮瘀血郁久化火，表里、三焦津伤结滞。

方药：前胡（竹叶）汤加防风、枳壳。

前胡 20g，旱半夏 20g，黄芩 10g，党参 10g，桂枝 10g，赤芍 10g，炒甘草 10g，当归 15g，竹叶 15g，防风 12g，枳壳 20g，生姜 30g（切片），大枣 8 枚（擘）。

7 付，日 1 付水煎分 2 次服。嘱忌烟酒，忌熬夜。

三诊：药诸症持续减轻，见有治好的希望，精神好转。上方不变，每服 7 剂，让患者停 3 天后继服，共服 35 剂，临床治愈。

因服药时间较长，所以嘱查肝肾功能各项指标，结果均无异常。

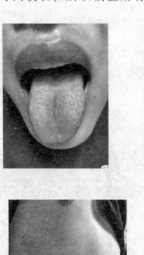
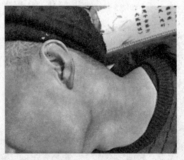
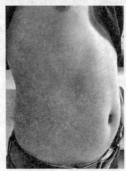
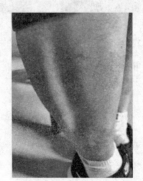

六病（法）辨治法度的思考

银屑病（俗称"牛皮癣"），是一种慢性炎症性皮肤病，病程较长，很难治，易复发，有的几乎终生不愈。发病以青壮年为主，对患者身体健康和精神状况影响较大。

从西医角度看，银屑病的病因尚不明确，目前已知有遗传、感染、免疫异常、内分泌因素、饮酒、吸烟、药物和精神紧张等影响因素。其分型为寻常型、脓疱型、红皮病型、关节病型。治疗多用甲氨蝶呤、维 A 酸类、糖皮质激素、抗生素等药。

该案患病 2 年之久，到处久求治不愈，心烦焦虑郁闷，表里皆有痰饮瘀血结滞，郁久化火，寒热错杂，虚实夹杂，表里三焦皆病，属厥阴。

初诊患者皮疹瘙痒难忍，心烦异常，夜间难眠，所以首先解决主要矛盾，即少阳阳明热扰、热结。用栀子大黄汤合栀子汤，清少阳阳明烦热，祛痰湿，化浊血郁滞，除寒热热结。

栀子大黄汤出自《金匮要略·黄疸病脉并治》："酒黄疸，心中懊侬，或热痛，栀子大黄汤主之。栀子十四枚，大黄一两，枳实五枚，豉一升。"

方证病机：湿热积滞于中焦，蒸于上焦，结于下焦。

栀子汤出自桂林古本《伤寒论·温病脉证并治》："病温，治不得法，留久移于三焦。其在上焦，则舌謇，神昏，宜栀子汤。栀子十六枚（擘），黄芩三两，半夏半升（65g）甘草二两。"

方证病机：胃虚湿热郁滞于上焦。

《本经》论栀子："味苦寒，主五内邪气，胃中热气，面赤，酒疱皶鼻，白赖、赤癞，创疡。"《别录》论栀子："大寒无毒，主治目热赤痛，胸心大小肠大热，心中烦闷，胃中热气。"

《本经》论枳实："味苦寒，主大风在皮肤中……除寒热热结，止利。"

《本经》论防风："味甘温，主大风，头眩痛恶风，风邪，目盲无所见，风行周身，骨节疼痹烦满。"《别录》论防风："味辛无毒，主治胁痛胁风头面去来，四肢挛急，字乳金创内痉。"防风止痒疗效很好。现代药理研究表明，防风有镇痛、镇静、抗炎、抑菌、抗组胺及增加机体非特异性免疫稳定的作用。

二诊阳明热结见效，但诸症虽减轻但仍在，特别是气郁初诊基本上没有顾及，从脉证辨，表里同病，气机郁滞，寒热错杂，虚实互结夹杂，气血水同病。符合《千金》前胡（竹叶）汤胃气虚，气机郁滞，而表里、三焦津血虚瘀的病机。所以方选前胡（竹叶）汤调和营卫，调和气机，养胃补津，祛瘀除结。

三诊诸症明显好转，说明方药辨治法度正确，针对病机靶点已经起效。效不更方，服了30多剂，基本临床治愈。服药时间较长，嘱查肝肾功能，无任何异常。

治疗这个病一定要嘱患者忌烟、酒，忌熬夜。

医案三十五　鼻聋（颅外伤后遗症嗅觉失灵）

刘某，女，55岁。2018年3月3日初诊。

主诉： 双侧鼻腔嗅觉缺失伴饮食无味半年余。

病史： 去年9月份患者在房顶上不慎将瓦踩断掉下，左后头顶部着地摔伤，短暂昏迷，住院治疗10余天后出院。摔伤后即感双侧鼻腔嗅觉缺失伴饮食无味，多方治疗无效。

刻诊： 双侧鼻腔嗅觉缺失，易饥能食，但饮食无味，味同嚼腊，食后嗝气，自觉舌涩。因家庭变故心情极度郁闷，时欲哭，口不苦不干稍渴。心烦，时心慌，遇事更甚，无头晕，无头痛，无身痛，无恶寒发热，无恶心呕吐干呕，无胸胁满闷，出汗稍多，二便调。舌质红边尖尤甚，舌体胖大边有齿痕，苔薄微黄，舌中有裂纹，脉细，左寸关滑尺沉有力，右弦。

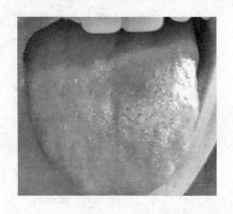

六病（法）脉证辨析：

不慎从房顶掉下，左后头顶部着地摔伤，短暂昏迷，辨为厥阴本证之一的"厥"。骤然摔伤而瘀血阻滞气机所致气机逆乱、阴阳气不相顺接，短暂昏倒不省人事。《伤寒论》第 337 条："凡厥者，阴阳气不相顺接，便为厥。"《内经》云："暴厥者，不知与人言。"

左后头顶部着地摔伤，辨为外伤致瘀血，太阴病（证）。

摔伤后即感双侧鼻腔嗅觉缺失，心烦，舌边尖红，苔薄微黄，舌中裂纹，脉弦细，辨为少阳病，气机阻滞，郁而化火伤津，阴阳气机出入之道失养。

因家庭变故心情极度郁闷，时欲哭，脉弦，辨为少阳病，气机郁结。

易饥能食，口稍渴，心烦，出汗稍多，舌红，苔微黄，舌中裂纹，脉弦细，左寸关滑尺沉有力，辨为阳明病，热伤津液，阳明中风轻证。

饮食无味，味同嚼蜡，食后嗳气，时心慌，遇事更甚，舌涩，舌体胖大边有齿痕，苔微黄，舌中裂纹，脉寸关滑弦，辨为太阴病，中焦胃虚（胃津虚久可至胃气虚），下焦气夹水饮上逆于上焦。

六病（法）辨证：少阳阳明太阴合病，属阳明气结（气与水火夹杂）

病机：气滞，气结，气逆，胃虚，津伤，瘀血。

核心病机：三焦气滞、气结。

治法：疏调三焦气机，养胃补津，行血化瘀。

方药：四逆散加桂枝。

柴胡 15g，赤芍 15g，枳壳 15g，炙甘草 15g，桂枝 15g。

7 剂，每日 1 剂，分 2 次服，米汤水煎药。

嘱：调畅情志，忌辛辣刺激及过于油腻饮食。

二诊：患者药后感觉能够隐约闻到汽油味，心情大好，说这是求医半年多从来没有出现过的好转，因为西医已对她讲这是摔伤脑部的后遗症，不可能恢复了。效不更方，原方各药均加至 20g，又开 7 剂。

三诊：诸症持续好转，双侧鼻腔嗅觉在近处能闻到厨房里的菜味，治病信心大增，继服 7 剂。

四诊：已经基本恢复味觉，嘱其停服汤药，继服逍遥丸 1 个月，以解郁巩固疗效。

六病（法）辨治法度的思考

从西医学来看，嗅觉神经为嗅觉上皮穿过筛板到嗅球的神经纤维，嗅觉能力是鼻黏膜中嗅细胞的特性。鼻黏膜、嗅球、嗅丝或中枢神经系统连接部损伤，都可能影响嗅觉。临床表现为嗅觉减退、嗅觉丧失、嗅觉缺失、嗅觉倒错、幻嗅和嗅觉刺激敏感性增加等。嗅觉失灵可由多种原因导致。而颅脑外伤时，经筛板的嗅神经嗅丝可被撕裂，或嗅球被撕碎（挫伤）是一个重要因素，正如该案。

嗅觉失灵属于中医"鼻聋"的范畴，泛指鼻不闻香臭的病证，如清代医家祁坤《外科大成·卷三》说："鼻聋者，为不闻香臭也。"是鼻病中常见的症状，很难治疗。

该案患者所苦为"双侧鼻腔嗅觉缺失伴饮食无味"，治之应针对目前患者所苦之核心病机靶点。核心病机乃三焦气滞、气结而津血不能敷布濡养，即胃气虚，气化不利，化源衰少，津血虚而鼻窍失养，当以疏畅三焦气机为要。

鼻为肺窍，以通为顺。《灵枢·脉度篇》："肺气通于鼻，肺和则鼻能知香臭矣。"四逆散可调表里上下，破郁积通结滞而调气机，并通清补兼施，除气结，通三焦，养胃气，清虚热又兼入血分、用后上焦得通而开肺气，中焦得通以和胃气，下焦得通则饮得气化为津，津液得以气化敷布濡养鼻窍。

加桂枝乃四逆散的方后注化裁法，桂枝在该案中非常重要，桂枝通阳通脉，温中降逆补津。《本经》论牡桂："味辛，温。主上气咳逆，结气喉痹，吐吸，利关节，补中益气。"《别录》论桂："味甘辛。大热。有毒。主温中，利肝肺气，心腹寒热，冷疾，霍乱，转筋，头痛，腰痛，出汗，止烦，止唾，咳嗽，鼻齆，能堕胎，坚骨节，通血脉，理疏不足，宣导百药，无所畏。得人参、麦门冬、甘草、大黄、黄芩调中益气。得柴胡、紫石英、干地黄治吐逆。"桂枝利肝肺气，可治齆鼻，加在四逆散方中，正对病机。

"齆鼻"一语，古人解释为："因鼻孔堵塞而发音不清"，如北魏崔鸿《十六国春秋·后赵·王谟》说："（王谟）齆鼻，言不清畅。"隋代医家巢元方在《诸病源候论》中说："鼻气不宣调，故不知香臭，而为齆也。"

用逍遥丸（《太平惠民和剂局方》逍遥散）以善后，其病机有三个层次：

肝郁、血虚、脾虚，有疏肝解郁健脾和营之功，用之养胃气、通畅气机以巩固疗效。

医案三十六　乳腺增生病

梅某，女，38 岁。2019 年 4 月 10 日初诊。

主诉：乳房胀痛 2 个月余，加重 10 余天。

病史：患者 2 个月前因工作的事生气，开始感到乳房及胸胁部胀痛并渐加重，去某医院做乳腺彩超等检查，诊为双侧乳腺增生，无可疑恶性病变。曾服 10 多剂汤药，同时服过逍遥丸、乳癖消等几种中成药，只是稍有所减轻。但好转不大，求治。

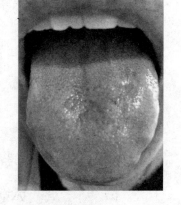

刻诊：乳房及胸胁部胀痛，轻度阵发性头晕，无恶寒发热，无胸闷心慌，纳可，口干不渴，心烦，郁闷，无口苦无干呕，无腹胀满，无嗳气，二便可。舌体胖大边有齿痕，淡暗嫩，舌尖红，苔薄白水滑。脉细，左弦，右寸关弦滑尺沉。

辅助检查：乳腺彩超：双侧乳腺皮下层回声清晰，未见异常。双乳腺体回声欠均匀，右侧乳腺 6 ～ 7 点钟方向乳头旁见大小约 16×9mm 弱回声结节，内部回声不均匀，形态尚规则，边界清楚，周边可见血流信号；10 点钟方向距乳头约 2cm 处见大小约 10×6mm 弱回声，形态欠规则，边界欠清晰，其内可见点状血流信号。左侧乳腺 10 点钟方向见大小约 8×5m 的稍强回声。诊断：右侧乳腺 6 ～ 7 点钟方向乳头旁弱回声结节（BI-RADS 分级 3 级）。双侧乳腺增生，无可疑恶性病变。

六病（法）脉证辨析：

乳房及胸胁部胀痛，轻度阵发性头晕，舌体胖大边有齿痕，淡暗嫩，舌尖红，苔薄白水滑，脉左弦，右寸关弦滑尺沉，辨为太阴病，胃虚停饮，水饮上逆。

乳房及胸胁部胀痛，郁闷，舌体胖大边有齿痕，淡暗嫩，舌尖红，苔薄白水滑，脉左弦，右寸关弦滑尺沉，辨为厥阴病，上焦气机郁滞，胸胁气结。

口干，心烦，舌尖红，脉细，辨为阳明上焦郁热，热扰津伤。

根据乳腺彩超结果，辨为上焦结滞。

六病（法）脉证： 太阴厥阴阳明合病，属厥阴。

病机： 胃虚停饮，水饮上逆，郁热，津伤，里结。

核心病机： 胃虚而上焦气结水停、气夹水逆兼津伤。

方药：《奇效良方》春泽汤。

桂枝 10g，白术 15g，茯苓 15g，猪苓 15g，泽泻 30g，党参 10g，柴胡 15g，麦冬 15g。

7 剂，日 1 剂，水煎分 3 次温服。

嘱： 忌辛辣刺激及过于油腻饮食。

二诊： 诉疗效很好，药后乳房及胸胁部胀痛明显减轻，头晕症状基本消失。上方又开 7 剂继服。电话回访，痊愈。

六病（法）辨治法度的思考

该案容易误认为是四逆散证或小柴胡汤证。所以用经方临证，首明阴阳、细察病机是非常重要的。该案患者所苦症状为乳房及胸胁部胀痛，看似病邪反应于少阳病位，但少阳病的其他证候并不突出。从舌脉证特别是舌象看，舌体胖大边有齿痕，淡暗嫩，舌尖红，苔薄白水滑，阴证多阳证少，有明显的气机郁结不通。因气机郁结而水停，水饮上逆，也属于"阴阳气不相顺接便为厥"的厥阴病证机，而非少阳病。

气在六经（病）都有体现，太阳为卫气（含于津液之中）趋表抗邪；少阳为气机（津液输布）郁滞不畅；阳明为气（津液）结胃家（胃肠）实；太阴为虚寒水饮，气（津液）不化，所以腹满。《金匮要略·水气病脉证治》第 30 条："……荣卫不利，则腹满肠鸣相逐。"是为虚寒气血不和，津虚水盛而溢出浊气（寒生膜胀。膜，起也，当云肉起也。素问曰："浊气在上则生膜胀。"王冰注：膜、胀起也）；少阴为气血俱衰（《胡希恕伤寒论讲座》）；厥阴病津液不足，血液也虚，则上虚，上热不下布；下寒，下面寒气乘上虚而上冲，从而"气上撞心"（《胡希恕伤寒论讲座》）。

该案六病（法）脉证为厥阴病。核心病机为胃虚而上焦气结水停、气夹水逆兼津伤。治疗关键在于健胃气、除气结而降逆化饮。所以选用五苓散为主，兼以疏调气机，养胃补津的方子，春泽汤最为合适。

春泽汤为五苓散加柴胡、麦冬、人参，出自明代医家方贤、杨文翰的《奇效良方》："治伏暑发热，烦渴引饮，小便不利，兼治伤寒阴阳不分，疑二之间，最宜服之。泽泻（三钱），猪苓（二钱），茯苓（二钱），白术（二钱），桂心（一钱），人参（一钱半），柴胡（一钱）麦门冬（一钱半）。每服七钱，水一钟半，灯心二十茎，煎至一钟，食远服。"

胃虚气结可致表里、三焦水津气化输布代谢障碍。五苓散养胃健运，调和气机，通阳散结，化气生津，降逆利水，表里双解。

五苓散中的茯苓非常重要，不仅化气生津利水，还可以开胸腹，调脏气，治疗水气结滞所致的胸胁逆气结痛。《本经》谓茯苓："味甘平。主胸胁逆气，忧恚惊邪，恐悸，心下结痛，寒热烦满，咳逆，口焦舌干，利小便。"《别录》论茯苓："无毒，止消渴，好唾，大腹淋沥，膈中痰水，水肿淋结，开胸腹，调脏气，伐肾邪，长阴，益气力。"

柴胡入少阳、厥阴，通表透里，清散郁火，除结通气，推陈致新。《本经》论柴胡："味苦，平。主心腹，去肠胃中结气，饮食积聚，寒热邪气，推陈致新。"《别录》论柴胡："微寒，无毒。主除伤寒，心下烦热，诸痰热结实，胸中邪逆，五脏间游气，大肠停积水胀，及湿痹拘挛。"

人参养胃调中补五脏，清热补津，降饮逆，通血脉。《本经》论人参："味甘，微寒（滋）。主补五脏，安精神，定魂魄，止惊悸，除邪气，明目，开心益智。"《别录》论人参："微温，无毒。主治肠胃中冷，心腹鼓痛，胸胁逆满，霍乱吐逆，调中，止消渴，通血脉，破坚积，令人不忘。"

麦冬很重要，并非我们通常所理解的仅仅是养阴清热药，其实麦冬在经方里更重要的作用是调中健胃气，通胃络。《本经》论麦冬："味甘，平。主心腹结气，伤中伤饱，胃络脉绝，羸瘦短气。"《别录》论麦冬："微寒，无毒。主治身重目黄，心下支满，虚劳、客热，口干、燥渴，止呕吐，愈痿，强阴，益精，消谷调中，保神，定肺气，安五脏。"

医案三十七　遗尿症

戚某，男，12岁。2018年7月2日初诊。

主诉：遗尿8年。

病史：患儿8年来间断尿床，每个月仅有几天不尿床，但还要夜间家长多次叫醒（行为干预），且很难叫醒。曾去某医院诊为遗尿症。服过中药、针灸，都无明显疗效，求治。

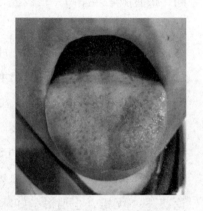

刻诊：遗尿，有尿不能被憋醒，夜晚靠控制饮水和行为干预起床排尿，思维反应稍有迟钝，记忆力差，上小学五年级，成绩不好，口干，口渴，饮水（温水）较多，正常出汗，无恶心呕吐，纳可，时腹胀，长年消化不好，每次饭后即欲排便，大便溏，有不消化块状物伴黏液，小便可。舌淡红胖大，舌苔前部薄微黄，中部稍厚腻白微黄，左脉浮弦细，右脉细滑。

六病（法）脉证辨析：

有尿不能被憋醒，思维反应稍有迟钝，记忆力差，舌苔前部薄微黄，左脉浮弦细，辨为太阳病，上焦心神郁闭（表闭）。

遗尿，口渴欲饮温水较多，纳差，时腹胀，长年消化不好，每次饭后即欲排便，大便溏，有不消化块状物，舌淡胖大，舌苔中稍厚腻白，脉弦细，辨为太阴病，中焦胃虚，气不化津，中不制下，水饮下注于下焦。

大脑思维反应稍有迟钝，记忆力差，舌红淡胖大，舌苔中稍厚腻白微黄，左脉弦细，右脉细滑，辨为太阴阳明水热痞结，阻滞蒙蔽神明。

时腹胀，长年消化不好，每次饭后即欲排便，大便溏，有不消化块状物伴黏液，舌红淡胖大，舌苔中厚腻白微黄，左脉浮弦细，右脉细滑，辨为太阴阳明水热互结于中焦、下焦，气机升降失常。

口干，口渴，舌红，舌苔中后部微黄，右脉滑，辨为阳明热扰上焦伤津。

六病（法）辨证：厥阴病。

病机：上焦热扰，津伤，上焦神明被蒙，中焦胃虚，下焦水热互结，三焦气机升降失常。

核心病机：三焦水热痞结而蒙蔽上焦神明。

方药：半夏泻心汤合麻黄加术汤。

旱半夏 15g，干姜 12g，黄连 3g，黄芩 9g，党参 9g，炙甘草 9g，麻黄 10g，桂枝 6g，杏仁 9g，白术 12g，红枣 6 枚（擘）。

10 剂，日 1 剂，水煎分 2 次服。

二诊：服第 4 剂药后，已经能自己被尿憋醒了，一家人都非常高兴。10 剂药服完，只有 2 次尿床，疗效初现，效不更方。嘱休息 3 天，继服 10 剂观察。

三诊：服药期间因有一夜睡觉比较晚，尿床 1 次，半夏减为 12g，又开 10 剂，嘱休息 3 天继服，并嘱去医院查肝、肾功能。

四诊：未再尿床，诉腹胀便溏基本消失，食欲也比以前好，肝、肾功能都无异常。继服三诊方 10 剂巩固疗效，停药 3 个月观察。

六病（法）辨治法度的思考

西医认为，遗尿症（俗称尿床）通常指小儿在熟睡时不自主地排尿。一般至 4 岁时仅 20% 有遗尿，10 岁时 5% 有遗尿，还有少数患者遗尿症状可持续到成年期。遗尿症的机理是因神经发育尚未成熟，大脑皮质或皮质下中枢的功能失调，或为膀胱脊髓神经支配的兴奋性发生变化所致。70%～80% 的为原发性遗尿，即没有明显的尿路或神经系统器质性病变。

西医治疗该病没有太好的办法，常联合应用阿米替林、去氨加压素和奥昔布宁，这是目前认为治疗顽固性混合型遗尿症比较有效的三联药物。但有不同程度的副作用，并且停药后易复发。

中医针灸或中药对此病有一定的疗效。

中医认为，遗尿多为先天禀赋不足、素体虚弱、肾气不足，或脾运失健、肺气虚弱、"上虚不能制下"，或湿热内蕴郁于肝经，肝经疏泄失利，移热于膀胱，或情志失调，突受惊吓所致，可以辨证察机而整体调治。

从六经（病）辨，该案患者虽所苦为遗尿，但病机靶点在上焦水热痞结，阻滞蒙蔽神明，三焦气机升降失常，气化不利。具备半夏泻心汤方证病机，故主方选半夏泻心汤辛开苦降，燮理中焦湿热，降逆除痞。

方合麻黄加术汤，因为该案治疗关键之一在于通表开窍醒神，并辅助健中祛湿（饮），有麻黄加术汤方证病机。麻黄加术汤为太阳太阴合病方，由麻黄汤加白术四两而成，出自《金匮要略》："湿家身烦痛，可与麻黄加术汤发其汗为宜，慎不可以火攻之。"这一条是说，太阳伤寒证夹太阴湿邪滞表，麻黄得白术虽发汗而不致过汗，术得麻黄，能行表里之湿（饮）。还可健胃，开窍醒神。

麻黄加术汤病机：胃虚，外邪束表，寒湿闭表，湿瘀阻络。核心病机：胃虚而寒湿闭表而表实。病机特点：胃虚而津血聚表，表实而无汗。

麻黄汤又称"还魂汤"，《千金要方·卷二十五》中说还魂汤别名还魂散、追魂汤。"还魂"乃神苏醒而复活也。《金匮要略》附方中的"还魂汤"无桂心，曰："救猝死，客忤死，还魂汤主之方。"《千金要方》云："主卒忤鬼击飞尸，诸奄忽气绝，无复觉，或已无脉，口噤拗不开，去齿下汤。汤下口不下者，分病人发左右，捉肩引之。药下复增取一升，须臾立甦。麻黄三两，去节，一方四两，杏仁去皮尖，七十个，甘草一两，炙。《千金》用桂心二两。上三味，以水八升，煮取三升，去滓，分令咽之，通治诸感忤。"

《本经》论麻黄："味苦温。主中风伤寒，头痛，温疟，发表出汗，去邪热气，止咳逆上气，除寒热，破癥坚积聚。"《别录》论麻黄："微温，无毒. 主治五脏邪气缓急，风胁痛，字乳余疾，止好唾，通腠理，疏伤寒头痛解肌，泄邪恶气，消赤黑斑毒。不可多服，令人虚。"麻黄不仅发表通腠理，而且有个重要功效就是破癥坚积聚、泄邪恶气而开窍醒神，所以为还魂汤的主药。该案遗尿用麻黄很是对症，服药 1 个多月，效果明显且并未见任何毒副作用。

结 语

仲景经方之道术，赅千病而法不尽，统万机而用无穷，病证穷变而法度一以贯之。临证贵在"观其脉证，知犯何逆，随证治之"。经方医学辨治的核心理念在于圆机活法，但此圆机活法是在谨遵仲景经方法度规范下的圆机活法，在于精准审证察机、精准对应脉证病机的圆机活法，而不是随心所欲、立方立药待病的圆机活法。经方配伍严谨，理法圆融，道法自然，药简效宏，临证辨治最好以纯经方施治为主，但也可随证机而合方、加药，但一定要以证机为准绳，合方不可疏于整体思辨，不可合方太多；加药不可疏于以药套症，不可加药过滥。经方辨治法度总以疗效为硬道理。